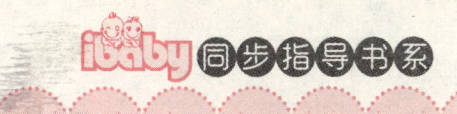

# 准妈妈怀孕 280 天

王玉萍  谢燕青  编著

中国妇女出版社

图书在版编目（CIP）数据

准妈妈怀孕280天／王玉萍，谢燕青编著.—北京：中国妇女出版社，2011.12

ISBN 978-7-5127-0149-6

Ⅰ.①准… Ⅱ.①王… ②谢… Ⅲ.①妊娠期—妇幼保健—基本知识 Ⅳ.①R715.3

中国版本图书馆 CIP 数据核字（2011）第221111号

## 准妈妈怀孕280天

| | |
|---|---|
| 作　　者： | 王玉萍　谢燕青　编著 |
| 策划编辑： | 刘　冬 |
| 责任编辑： | 刘　冬 |
| 封面设计： | 吴晓莉 |
| 责任印制： | 王卫东 |
| 出　　版： | 中国妇女出版社出版发行 |
| 地　　址： | 北京东城区史家胡同甲24号　　邮政编码：100010 |
| 电　　话： | (010) 65133160（发行部）　　65133161（邮购） |
| 网　　址： | www.womenbooks.com.cn |
| 经　　销： | 各地新华书店 |
| 印　　刷： | 北京联兴华印刷厂 |
| 开　　本： | 170×240　1/16 |
| 印　　张： | 18.75 |
| 字　　数： | 249千字 |
| 版　　次： | 2012年1月第1版 |
| 印　　次： | 2012年1月第1次 |
| 书　　号： | ISBN 978-7-5127-0149-6 |
| 定　　价： | 29.80元 |

版权所有·侵权必究　　（如有印装错误，请与发行部联系）

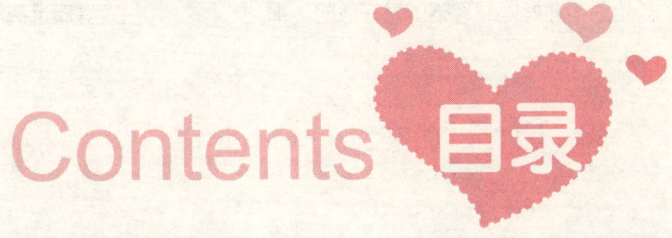

# Contents 目录

##  想要宝宝，你准备好了吗

了解受孕的生理过程 / 1
　　强大的精子 / 1
　　神奇的卵子 / 3
　　当精子遇上卵子 / 4
　　怀孕从受精开始 / 6
孕前准备工作进行时 / 7
　　孕前必知的心理准备 / 7
　　孕前健康的饮食理念 / 10
　　孕前饮食禁忌大盘点 / 11
　　准妈妈孕前锻炼与健身 / 14
　　做好孕前身体检查 / 15

提前注射防疫疫苗 / 16
暂时远离有害的工种和环境 / 18
选择最佳的受孕时机 / 20
　　选择最佳的生育年龄 / 20
　　选择最佳的受孕季节 / 21
　　选择最佳的受孕日期 / 23
　　排卵期的准确预测 / 23
　　选择最佳的受孕时刻 / 25
　　找准最佳的同房时机 / 26
　　注重房事细节 / 28

##  准妈妈妊娠一个月全护理

怀孕第 1~3 周 / 30
　　怀孕早期的自我诊断 / 30
　　摸清胎儿发育情况 / 32
　　准妈妈的饮食与健康 / 33
　　别忽略产前检查的重要性 / 35

避免药物对胎儿的危害 / 36
怀孕第 4 周 / 38
　　摸清胎儿发育情况 / 38
　　准妈妈的身心变化 / 39
　　准妈妈的日常饮食 / 40

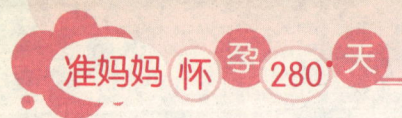

生活中准妈妈易忽略的潜在危险 / 41　　为宝宝健康远离厨房 / 44

##  准妈妈妊娠两个月全护理

**怀孕第 5 周** / 46
 摸清胎儿发育情况 / 46
 准妈妈的身心变化 / 48
 冷静面对孕早期的妊娠反应 / 49
 做好孕早期的胎教 / 50
 准妈妈孕吐饮食指南 / 53

**怀孕第 6 周** / 55
 摸清胎儿发育情况 / 55
 准妈妈的身心变化 / 56
 提防化妆品对胎儿的影响 / 56
 把握好孕期运动的劳逸度 / 58
 注意调节良好的夫妻感情 / 60

**怀孕第 7 周** / 62
 摸清胎儿发育情况 / 62
 准妈妈的身心变化 / 63
 准妈妈的营养与饮食 / 63
 准妈妈本周需要注意的几个问题 / 65

**怀孕第 8 周** / 67
 摸清胎儿发育情况 / 67
 准妈妈的身心变化 / 67
 准妈妈本周需要做的三件事 / 68
 准妈妈忌接种风疹疫苗 / 69
 准妈妈食用维生素过量对宝宝的危害 / 70

##  准妈妈妊娠三个月全护理

**怀孕第 9 周** / 73
 摸清胎儿发育情况 / 73
 准妈妈的身心变化 / 74
 准妈妈如何远离水肿困扰 / 76
 呵护五个部位温暖准妈妈一冬 / 78

**怀孕第 10 周** / 80
 摸清胎儿发育情况 / 80
 准妈妈的身心变化 / 81
 挑食准妈妈的饮食营养 / 82
 正确认识妊娠并发症 / 85

**怀孕第 11 周** / 87
 摸清胎儿发育情况 / 87
 准妈妈的身心变化 / 88
 准妈妈如何安全吃火锅 / 89
 治疗准妈妈感冒的食疗法 / 90

**怀孕第 12 周** / 92
 摸清胎儿发育情况 / 92
 准妈妈的身心变化 / 93
 判断胎儿是否健康的方法 / 93
 保证准妈妈睡眠良好的十个要点 / 95

# 目录

准妈妈的孕期营养总动员 / 97

##  准妈妈妊娠四个月全护理

**怀孕第13周** / 99
    摸清胎儿发育情况 / 99
    准妈妈的身心变化 / 100
    选购合适得体的孕妇装 / 101
    准妈妈必知的孕期保健 / 103

**怀孕第14周** / 107
    摸清胎儿发育情况 / 107
    准妈妈的身心变化 / 108
    孕期不同阶段用药的影响 / 109
    准妈妈可以吹空调吗 / 110
    孕期食物七宗"最" / 111

**怀孕第15周** / 114
    摸清胎儿发育情况 / 114
    准妈妈的身心变化 / 115
    准妈妈要当心孕期贫血 / 115
    孕期要科学地选用胸罩 / 117

**怀孕第16周** / 119
    摸清胎儿发育情况 / 119
    准妈妈的身心变化 / 119
    孕中期应注意均衡膳食 / 120
    准妈妈应该如何补钙 / 123

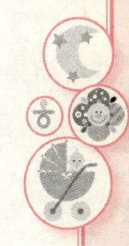

## 准妈妈妊娠五个月全护理

**怀孕第17周** / 125
    摸清胎儿发育情况 / 125
    准妈妈的身心变化 / 126
    准妈妈不可忽视的饮食保健 / 127
    阳光也是母婴的宝贵营养 / 129
    正确面对孕期各种疼痛现象 / 130

**怀孕第18周** / 132
    摸清胎儿发育情况 / 132
    准妈妈的身心变化 / 133
    准妈妈要学会正确计数胎动 / 134
    孕中期准妈妈的最佳睡姿 / 135

**怀孕第19周** / 136
    摸清胎儿发育情况 / 136
    准妈妈的身心变化 / 137
    似是而非的病症别忽视 / 138
    最适宜准妈妈的身体姿势 / 141

**怀孕第20周** / 142
    摸清胎儿发育情况 / 142
    准妈妈的身心变化 / 143
    学会看懂孕检B超数据 / 144
    孕中期的营养与饮食 / 147

##  准妈妈妊娠六个月全护理

**怀孕第21周** / 151
　　摸清胎儿发育情况 / 151
　　准妈妈的身心变化 / 152
　　孕六月准妈妈要做的三件事 / 153
　　孕期适量运动有益宝宝健康 / 154

**怀孕第22周** / 156
　　摸清胎儿发育情况 / 156
　　准妈妈的身心变化 / 157
　　妊娠中期产检知多少 / 158
　　准妈妈应警惕这些不正常信号 / 159

**怀孕第23周** / 163
　　摸清胎儿发育情况 / 163
　　准妈妈的身心变化 / 164
　　准妈妈如何安然度过三伏天 / 164
　　胎儿脐带绕颈怎么办 / 167

**怀孕第24周** / 169
　　摸清胎儿发育情况 / 169
　　准妈妈的身心变化 / 170
　　孕24周是音乐胎教的最好时期 / 171
　　近视准妈妈孕期如何保护眼睛 / 172

##  准妈妈妊娠七个月全护理

**怀孕第25周** / 175
　　摸清胎儿发育情况 / 175
　　准妈妈的身心变化 / 176
　　准妈妈怎样舒服地工作 / 177
　　准妈妈整天在电脑前工作安全吗 / 179

**怀孕第26周** / 181
　　摸清胎儿发育情况 / 181
　　准妈妈的身心变化 / 182
　　超重怀孕准妈妈的孕期保健 / 183
　　几种行之有效的胎教方法 / 185

**怀孕第27周** / 187
　　摸清胎儿发育情况 / 187
　　准妈妈的身心变化 / 188
　　准妈妈要警惕孕妇高热 / 189
　　早产的认识和预防 / 190

**怀孕第28周** / 193
　　摸清胎儿发育情况 / 193
　　准妈妈的身心变化 / 193
　　准妈妈不可过度打麻将 / 194
　　准妈妈春节健康五大纪律 / 196

# 目录

##  准妈妈妊娠八个月全护理

**怀孕第29周** / 199
 摸清胎儿发育情况 / 199
 准妈妈的身心变化 / 200
 准妈妈如何应对鼻出血 / 201
 妊娠晚期的营养需要 / 202

**怀孕第30周** / 204
 摸清胎儿发育情况 / 204
 准妈妈的身心变化 / 205
 准妈妈如何应对产前出血 / 206
 孕晚期产检的内容 / 208

**怀孕第31周** / 209
 摸清胎儿发育情况 / 209
 准妈妈的身心变化 / 210
 计算预产期的方法 / 211
 胎位不正的矫正方法 / 212

**怀孕第32周** / 214
 摸清胎儿发育情况 / 214
 准妈妈的身心变化 / 215
 孕晚期的胎心监护 / 216
 什么情况下必须施行剖宫产 / 217

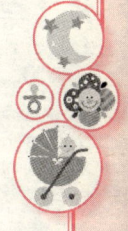

## 准妈妈妊娠九月全护理

**怀孕第33周** / 219
 摸清胎儿发育情况 / 219
 准妈妈的身心变化 / 220
 预防孕期静脉曲张的妙招 / 221
 孕9个月的饮食与营养 / 223

**怀孕第34周** / 225
 摸清胎儿发育情况 / 225
 准妈妈的身心变化 / 226
 孕晚期脚腿肿常见护理方法 / 226
 谨防"胎儿杀手":子痫 / 228

**怀孕第35周** / 230
 摸清胎儿发育情况 / 230
 准妈妈的身心变化 / 231
 不要把孕期腹痛当成胎动 / 231
 增加顺产概率的几种方法 / 234

**怀孕第36周** / 236
 摸清胎儿发育情况 / 236
 准妈妈的身心变化 / 237
 孕晚期常见症状及对策 / 237
 分娩前的征兆有哪些 / 240

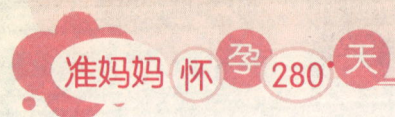

 **准妈妈妊娠十个月全护理**

**怀孕第37周** / 243
　　摸清胎儿发育情况 / 243
　　准妈妈的身心变化 / 244
　　孕10月准妈妈的营养关注 / 245
　　为宝宝做好孕晚期乳房护理 / 247

**怀孕第38周** / 248
　　摸清胎儿发育情况 / 248
　　准妈妈的身心变化 / 249
　　双胎妊娠的注意事项 / 250
　　几种需要引产的情况 / 253

**怀孕第39周** / 255
　　摸清胎儿发育情况 / 255
　　准妈妈的身心变化 / 256
　　准爸爸也要做好产前准备 / 257
　　如何选择分娩医院 / 259

**怀孕第40周** / 261
　　摸清胎儿发育情况 / 261
　　准妈妈的身心变化 / 262
　　超时生产的危险和对策 / 263
　　了解有关剖宫产的知识 / 264

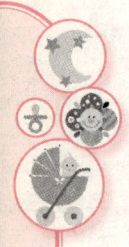

 **产后保健，让妈妈开心**

缓和产后痛的方法 / 267
如何防治产褥热 / 269
产后恶露的处理 / 271

产后检查不可少 / 273
产后日常饮食与营养 / 275

**精心护理，让宝宝幸福**

新生儿护理的主要方法 / 278
新生儿特有的16个生理现象 / 280
早开奶有益 / 283
初乳的营养价值 / 284

如何呵护早产儿 / 285
新生儿的脐部护理 / 287
新生儿不宜洗澡的几种情况 / 288
新生儿乙肝疫苗的接种 / 289

# 想要宝宝，你准备好了吗

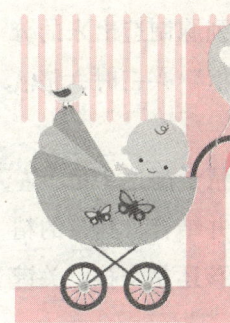

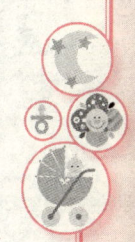

每一位想要宝宝的妈妈，都希望自己的宝宝既聪明又健康，那么，周全的孕前准备将会满足妈妈们的这一愿望。因为，在怀孕的最初几周内，也许连妈妈自己也不知道自己已经怀孕了，然而，在这几周内，宝宝的发育却最容易受到影响。所以，在怀孕前，做好最充分的准备，不仅会给妈妈的孕产带来最好的开始，而且也会给宝宝的聪明健康带来最佳的保证。

## 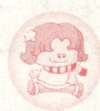 了解受孕的生理过程

### 强大的精子

我们知道，精子是由男性体内的睾丸制造出来的，是男性独有的生殖细胞。如果我们把睾丸比做制造精子的"工厂"，那么，睾丸里的曲细精管就是制造精子的"车间"。也就是说，精子的诞生地是睾丸里的曲细精管。

男性青春期开始后，睾丸就在雄性激素的作用下，开始制造精子，每天大约可以制造出2亿~4亿个精子，这个数量是非常惊人的。然而，值得一提的是，这些刚制造出的精子还不成熟，还不具有运动和受精的能力。因此，它们还需要在附睾里逗留些日子，在男性激素的作用下，逐渐成熟起来，逐步获得运动和受精的能力。

精子在曲细精管内的产生过程需要74天左右，在附睾里成熟的时间大约为16天，这样，精子从制造到成熟前后总共需要90天左右的时间。

精子在附睾内进一步成熟后进入输精管，与精囊及前列腺制造出来的分泌液混合起来，形成精液。当足够的性刺激引起"射精中枢"兴奋时，精液就通过尿道，经由尿道前端射出体外，这就是射精。

正常性成熟的男性，经由做爱一次进入女性阴道内的精子高达2亿个左右，但这些精子仅仅只有一个或两个能够有幸与卵子相遇并结合，其余的精子则在24～36个小时内先后死亡。因此，生下的宝宝是男孩还是女孩，关键在于最后那个与卵子结合的精子。

  **温馨提示**

### 维生素E、锌有益生育

维生素E是精子生成必需的元素，因此又称"生育酚"；锌与精子代谢、精子活动力等有关，对性腺发育、促性腺激素的释放也有影响，它直接影响到睾丸、前列腺、精子和精液以及男性的生育能力。因此，适量地补充维生素E、锌，有益于生育。

  **专家提示**

### 精子有"六怕"

精子是一支数以亿计的大军，数目十分庞大，人们往往以为它们非常强大，然而，它们却十分脆弱，归纳起来总共有"六怕"。

（1）怕烟、酒。香烟中的尼古丁不仅能够降低性激素的分泌，而且还可以直接杀伤精子。如果成年男性每天抽30支烟，那么，精子的存活率将降低为40%，而且还会促使精子的畸形率增高。此外，如果成年男性长期酗酒，将会致使70%的精子发育不良或失去活力。因此，吸烟和酗酒堪称精子的大敌。

（2）怕饿。由于微量元素锌直接影响着男性的性欲及性功能，如果某些男性偏食或挑食，不喜欢吃动物性食品（如肉、蛋、禽、鱼和奶制品等），天长日久，造成体内含锌量下降，精子数目就会下降30%～40%，甚至导致男性丧失生育能力。因此，男性饮食一定要繁杂、丰富，不能过于单调。

（3）怕热。由于睾丸内的温度通常比体温低1℃~2℃，因此，精子对热十分敏感，如果温度过高，就会影响精子的生成和产量。比如，某些男性喜欢洗热水澡，就会造成睾丸温度升高，时间长了，就会使精子产量减少，甚至导致其不育。此外，牛仔裤等紧身裤会使睾丸难以散热、血液流通不畅，也会使睾丸局部温度升高，对精子的生成不利。

（4）怕频。由于精子的生长、成熟需要一个较长的周期，所以如果房事过频，就会使每次射精所含的精子量减少，从而影响生育。如果每毫升精液中的精子少于2000万个，女性怀孕的概率就会降低很多，如果少于400万个，女性怀孕的概率就几乎为零。

（5）怕忧。这个"忧"就是指忧愁、忧虑。如果男性长期陷于忧愁、忧虑之中，就会导致睾丸的生精功能发生紊乱，从而引起不育的病症。

（6）怕"药"、"线"。这里的"药"就是指镇静药、抗肿瘤药及化学药物中的马利兰、呋喃类药、激素等，如果经常使用这些药物，就会引起精子生长障碍、精子染色体损害和断裂。"线"就是指放射线，大量受放射线照射，就会引起精子染色体畸变。因此，处于生育期的男性，不要随意滥用药物，也不要长期照射放射线。

### 神奇的卵子

卵子是女性独有的生殖细胞，承担着人类繁衍生命的任务，它是由人们通常所说的女性性腺——卵巢制造出来的。卵巢是两个像核桃一样的器官，分别位于女性的骨盆两侧，它们不仅分泌造成青春期的激素，同时也含有创造新生命的原材料——女性的卵子。卵巢制造卵子的周期大约为28天，每一周期只由一侧的卵巢产生一个卵子，并且卵子必须成熟以后才能从卵巢中排出。

正常的卵子是直径约为0.1~0.3毫米的球体细胞，是人体中最大的细胞，在显微镜下用肉眼便可以看见。一般来讲，女性一生成熟的卵子约为300~400个，最多也不过500个，有的甚至更少。排卵后的卵子没有自己运动的能力，必须进入输卵管前端的开口被送进输卵管内，再借着覆盖在输卵管上的无数纤毛的运动，才能被送到子宫内，并在子宫内受精。

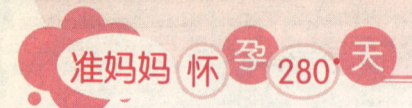

一个卵子在排出后约可存活48小时,在这48小时内,它等待着与精子相遇、结合。在这一时期,如果由于种种原因,卵子没有等到精子,不能与精子相遇、结合,那么它便会在48~72小时后自然死亡,等到女性来月经的时候,随着经血一起排出体外。卵子一旦失去这次与精子相遇、结合的机会,那么,就要等到一个月后另一个卵子成熟并被排出,再重复同样的过程了。

 **专家提示**

### 卵子的秘密

女性还在胚胎时期,就已形成卵巢的雏形,并且卵巢中已有大量的卵泡,数量可以多达700万个,但它们大多会退化、闭锁、消失。新生女婴的卵泡约有70万~200万个,到了青春发育期,就只剩下4万个了。但是,即使是这4万个卵泡,也并不能全部发育成熟。因为两侧卵巢每月只让一个成熟卵子输送出去,这个月由左侧卵巢负责生产,下个月则由右侧卵巢负责生产。到50岁左右绝经后,卵巢就不生产卵子了。所以,女性一生成熟的卵子约为300~400个,其余的便自生自灭了。

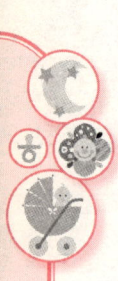

## 当精子遇上卵子

人们常说:"有缘千里来相会,无缘对面不相逢。"在人类的受孕过程中,精子和卵子的相遇、结合也是一种缘分,它们要冲破重重关隘才能"终成眷属"。精子和卵子相遇、结合的整个过程奇妙而艰险,甚至有点惊心动魄。

当女性排卵期到来时,卵巢就会排出一个卵子,然后,在输卵管的推进功能下,缓缓地向子宫方向移动。由于卵子的个头比较大,又没有自主活动能力,所以,在它"旅行"到输卵管的壶腹部时就走得非常缓慢,显得漫不经心、悠闲自得,有时候甚至干脆停下来"休息"上24小时,等待"追求者"精子的到来。

当卵子悠闲地"旅行"或"休息"时,"追求"卵子的精子们则在进行着一场艰难、残酷的战斗。在经过一次成功的做爱之后,男性将数以亿计的精子射入女性的阴道内,它们就会依靠尾部摆动,游过阴道、子宫颈和子宫,然后游入输卵管,前去与卵子"约会"。在这一过程中,精子不仅要与同胞一争高下,还要冲破前方的重重关卡,才能与终点处的卵子幸福地相遇、结合。

首先,由于精子自身不耐酸性,一旦遇到阴道内的酸性分泌物,精子的运动能力就会减弱,所以,那些发育不良或受损的精子,就会在这一关被淘汰掉。接着,就到了宫颈黏液这一关,由于宫颈黏液会阻碍精子活动,所以,只有那些头部形态正常、活动能力好的精子才有可能穿过黏液防线,到达宫颈管内。此时路程虽然才走了一半,但已有95%左右的精子被淘汰。然后,剩下的精子还要通过子宫腔向输卵管冲刺。幸运的精子可以在短短几分钟内就冲到输卵管内,而速度慢的则要花上1~2个小时才能到。最后,仅有几十至200个精子到达卵子附近,而最终只有一个最棒的精子能杀出重围,第一个冲上前去与卵子结合。

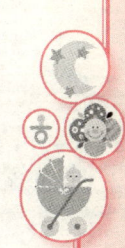

 **温馨提示**

### 男人一生有多少精液

有些人不禁要问,男人一生到底有多少精液呢?其实,一个男人到底有多少精液是无法计算的。然而,若射精过度频繁,将会导致精子的库存量不足,发生"供不应求"的局面。当然,这种情况所造成的精液过少,并不是疾病,因此,不必担心,也不必治疗,只需延长排精间隔时间就会不治而愈。相反,如若每次排精量都过少,那就是病态了。

一般来说,一个男人一次射精所放出的精液数量,虽因人而异,但大约都在2~7毫升之间,其中所含精子的数量,可以按照下列公式计算出来: $50 \times 10^6 \times$ 射精量,即2毫升的射精量中约含有1亿个精子,7毫升的射精量中约含有3亿5千万个精子。

 **专家提示**

### 男性为什么要做精液检查

精子和卵子的功能、结构正常,保证精卵结合和受精,是生育的生物学

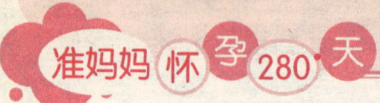

本质。而男性的生育力主要体现为精子的功能,产生正常的精液是判定男性生育能力正常的直接标志。精液检查的内容包括精液量、精子活动力、精子密度、精子形态等,由此可以评价精子的功能。因此,精液检查是判断男性生育力的重要方法,是男性必须要检查的项目。

正常精液的标准如下:

容量:2~6毫升

pH值:7.2~7.8

果糖:6.7~25毫摩/升(120~450毫克/分升)

液化时间:小于30分钟

精子总数:约4亿~5亿

精子密度:≥6千万/毫升

精子活力:前向运动;好至很好

活动强度:3级以上

定量:第一小时活动精子率≥60%,第六小时活动精子率>20%

存活率:死亡精子数目≤35%

精子形态:正常精子≥60%

未成熟精子:2%~3%

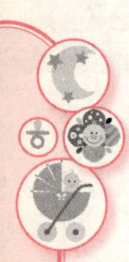

## 怀孕从受精开始

从医学的角度来讲,精子和卵子戏剧性的结合叫受精或受孕,精子和卵子结合后所形成的就是受精卵,而受精就是怀孕的开始。怀孕是一个神奇而又复杂的生理过程,虽然受精只是这个神奇而又复杂的过程的开始,然而,这已经足以令人们难以想象:怀孕只不过是一个微粒般大小的卵子与一个精子结合的结果。

具体来讲,就是说当卵子和精子结合成为受精卵以后,受精卵在24小时后经过一系列复杂的活动,便开始在输卵管内一边发育一边逐渐向子宫腔移动了。大约在受精后7~8天,受精卵即可到达子宫腔,植入子宫内膜里,并在这里居住下来,不断地吸取营养,经过生长发育,就会逐渐发育为成熟的胎儿。从这以后,怀孕的过程就真正开始啦!

通常情况下,女性体内左右两个卵巢都是轮流排卵,每次只排出一个卵子，因此，大多数妈妈一次只能生下一个宝宝；但是，在少数情况下，两个卵巢也能同时排出两个或两个以上的卵子，一旦这些卵子分别与精子相结合，妈妈就会生下双胞胎或多胞胎宝宝了。

 **专家提示**

### 精子与卵子是怎样结合的

当精子冲破重重障碍，来到输卵管与卵子相遇后，两者需经过两个重要的过程才能结合在一起。

第一个过程：由于卵子外围有一层阻止精子与卵子结合的保护层，它们由丰富的粘多糖和糖蛋白组成，因此，当精子与卵子相遇后，精子首先必须释放一系列的酶，以消化粘多糖与蛋白质，破除卵子外围的保护层，才能进入卵子内。

第二个过程：当精子完全进入卵子内以后，两者就开始了融合的过程。开始融合时，卵子膜上的绒毛先将精子包合；然后，两者的细胞膜逐渐融合，并释放出皮质颗粒，阻止其余精子再进入，以免多个精子与一个卵子结合；接着，卵原核与精原核互相交错对插，直到融合、形成受精卵，才宣告受精完成，同时，也标志着新生命就此诞生了。

## 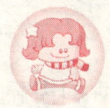 孕前准备工作进行时

### 孕前必知的心理准备

据了解，有心理准备的准妈妈与没有心理准备的准妈妈相比，前者的孕期生活要顺利、从容得多，妊娠反应一般也轻得多。因此，经过深思熟虑、有计划地怀孕，要比意外怀孕好得多。如果已经开始策划要宝宝了，那么，在准备怀孕时，双方不仅要把生活习惯、身体状态调整到最佳，还要做好心

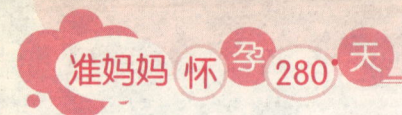

理准备，要调整好心理、精神状态，做好迎接未来九个月孕期的准备，迎接新生命的诞生。

### 1. 树立生男生女都一样的新观念

面对陈旧的"重男轻女"的思想桎梏以及强大的社会舆论压力，相当一部分女性，哪怕没有来自家庭直接的压力，往往也会自觉不自觉地为宝宝的性别而担心。有了这样的思想顾虑，准妈妈的孕前心理负担就会很大，这对优生优育非常不利。因此，无论是准妈妈本人，还是准爸爸或其他家庭成员，尤其是老一辈人，都要对宝宝的性别有正确的认识，树立生男生女都一样的新观念，解除准妈妈的后顾之忧，这样可使准妈妈不再有思想包袱，对优生优育大有好处。

### 2. 调节孕前心绪，保持乐观稳定的情绪状态

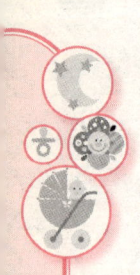

怀孕是一件喜事，几乎是每一位女性都要历经的人生过程，也是每一位女性神圣而光荣的使命。作为一名成熟、健康的女性，只有亲身体会到十月怀胎的艰辛和甜蜜，才无愧于"母亲"这一光荣的称号。因此，准妈妈在怀孕之前，不要把怀孕、生产宝宝等事情想得那么可怕，更不必为此背上思想包袱。由于准妈妈孕前的心理状态和情绪状态，对宝宝未来的健康有着异乎寻常的作用和意义，所以，准妈妈在怀孕之前，一定要尽量放松自己的心态，及时调节和转移各种不良情绪，使自己始终保持一种乐观稳定的情绪状态。

### 3. 学习和掌握一些孕育知识

由于在怀孕期间，母体为了适应胎儿生长发育的需要，准妈妈全身的各个系统都会发生不同程度的生理改变，尤其是精神与神经系统会出现兴奋与抑制不协调；再加上一些准妈妈对妊娠、分娩感到不安或恐惧，很容易出现烦躁、易激动、失眠、食欲差等症状，这对母体和胎儿的身心健康非常不利；此外，不少准妈妈由于受到"重男轻女"思想的影响，往往会因为宝宝的性别紧张、焦虑和不安，很容易产生情绪波动。所以，准妈妈在怀孕之前，学习和掌握一些孕育知识，加强自我保健，调节孕前心绪，积极防治焦虑症的发生，是非常必要的。

### 4. 要从心理上重视和接受产前检查

一般来说，产前检查应包括两个方面：一是孕前检查，二是孕后检查。孕前检查是指夫妻准备生育之前到医院进行身体检查，以保证生育出健康的婴儿，从而实现优生。孕后检查是指准妈妈怀孕后的定期检查，这有利于循序掌握准妈妈的妊娠情况，使得发现新的问题可及时得到解决，可以有效保证准妈妈和宝宝的平安、健康，是优生优育的关键。因此，准妈妈一定要懂得产前检查的重要性，从心理上要重视和接受产前检查，并接受医生的指导和嘱咐。

### 5. 要对孕后出现的妊娠反应有足够的心理准备

妊娠反应是准妈妈孕育宝宝经历的第一步。准妈妈在怀孕以后，常常会出现头晕、恶心、呕吐、乏力、嗜睡，甚至出现不能进食、不能工作等种种不适的反应。尽管大多数准妈妈在要宝宝之前，已经做好了种种心理准备，然而，孕后种种妊娠反应仍然会让不少准妈妈措手不及。因此，准妈妈在怀孕之前，一定要对妊娠反应给予充分重视，有足够的心理准备，同时，准妈妈也要从生活作息、科学饮食、体育锻炼等方面进行准备，使自己的身体、情绪等都保持在良好的状态范围，这不仅有利于准妈妈自身的健康，而且最终也有利于宝宝的正常生长发育。

从家庭伦理角度来看，怀孕、生育，不仅是夫妻传宗接代的需要，更是一种以夫妻双方的情感发展为基础的爱的传递。从孕前准备到期待妊娠，从妊娠反应再到分娩生育，整个过程不仅激发了准妈妈对生活和生命的热爱，同时，也应该是准爸爸与准妈妈之间激烈的爱的碰撞和交融。因此，准爸爸对准妈妈的关爱、呵护，不仅是平衡准妈妈妊娠心理的强有力的支点，而且也是做好孕前心理准备的关键。

 **温馨提示**

#### 孕前心理准备是夫妻双方的事

养育孩子是夫妻双方共同的责任和义务，孕前心理准备也是夫妻双方共同的事情，因此，在计划怀孕之前，准爸爸和准妈妈都要做好心理准备，创

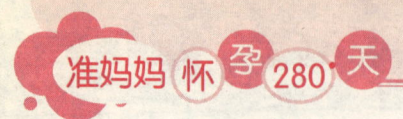

造和谐的心理环境。对准爸爸和准妈妈而言,所谓的孕前心理准备,应从彼此之间的关心与体谅开始,同时,双方还要善于安排适宜的生活节奏,主动调节相互之间的心理平衡,以消除容易导致心理失调的因素。此外,准爸爸和准妈妈还应加大相互之间的容忍度,将平时可能要进行适当争论的非原则性问题,留待以后在适当时机解决,或采用其他方法使之自然消化,以保持双方之间的和谐状态。

## 孕前健康的饮食理念

大家都知道,父母健康是宝宝健康的基础。很多准妈妈往往都习惯于在怀孕之后开始补充营养。然而事实上,宝宝的健康与智力,尤其是先天性体质,往往从其成为受精卵的那一刻起就已经决定了。可以毫不夸张地说,准妈妈吃什么食物将直接影响到宝宝是否健康!所以,为了能够优生优育,让自己的宝宝健康地成长,各位准妈妈应该在怀孕之前,就在饮食上多下一些工夫。

首先,准妈妈要树立起健康的饮食理念。

(1)宝宝的生长发育需要多种营养物质提供帮助,世上没有哪一种营养素能够单独承担起宝宝生长发育的需要,因此,千万不要以为吃了所谓最好的营养补充剂,就不需要正常的食物营养。

(2)再好吃的食物,再有营养的食物,都不能为宝宝的生长发育需要提供全部的营养,因此,准妈妈应通过饮食品种的多样性来保证营养的均衡性和膳食结构的合理性。

(3)只要准妈妈平时身体健康,无论是孕前还是孕后,凡是正常的食物,都可以根据不同时期的营养需要安排饮食。

其次,对准妈妈而言,合理的膳食结构尤为重要。

(1)凡是平时身体健康的准妈妈,只要做到饮食品种丰富多样、营养搭配全面均衡就可以了。

(2)饮食是最主要的营养来源,因此,无论是在孕前还是在孕后,准妈妈都不能单靠营养约或补养剂,而要通过饮食摄取营养。

(3)有时候食物并不能完全满足准妈妈和宝宝的营养需要,因此,准妈妈可根据营养需要的不同情况,在一定程度上通过营养药或补养剂补充所需要的营养。

总之，饮食是健康最基本的要素。无论是在孕前还是在孕后，准妈妈一定要学会健康合理地饮食。

 **专家提示**

### 健康饮食金字塔

"健康饮食金字塔"共分为四层，每层包括了不同种类的食物和建议进食的分量比例。最宽阔、最底层的食物当然是日常饮食中占份额最多的主要食粮，而随着金字塔的形状逐渐收窄，最顶层的食物所需要的比例亦相对为最少，因此取名为"金字塔"。

（1）第一层（即塔底）是以五谷为主的主要食粮，比如馒头、面条、米饭等，其在三餐的食物中所占的份额最多，要吃得最多。

（2）第二层是蔬菜和水果，其在三餐的食物中所占的份额排在第二，应多吃一些。

（3）第三层是蛋、肉、鱼、豆和奶，其在三餐的食物中所占的份额相对要少一些，不能多吃，但一定要吃，且要吃得适量。

（4）第四层（即塔顶）是油、脂肪、盐和糖，其在三餐的食物中所占的份额最少，要吃得最少。

## 孕前饮食禁忌大盘点

据有关研究发现，通过吃水果、蔬菜和豆类，摄入叶酸等维生素或铁元素较多的女性，其怀孕的概率会大大增加。同样，每天吃少量的牛奶、冰激凌、干酪等全脂乳制品，也有助于女性怀孕。相反，油炸食品、人造黄油及其他加工类食品中含有反式脂肪，能干扰激素的分泌，女性若食用这类食品，则会降低怀孕的概率。因此，准妈妈孕前在兼顾饮食品种丰富多样、营养搭配全面均衡的同时，还需要警惕一些影响怀孕的食物。

**1. 不要长期食用棉子油**

棉子油是一种以棉花的种子榨成的油，长期食用可使人患日晒病，其表

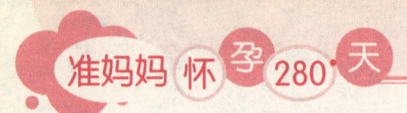

现症状为在晒后发作,全身无力或少汗,皮肤灼热、潮红,心慌气短,头昏眼花,四肢麻木,食欲减退。

### 2. 不要吃含咖啡因的食品

咖啡因是从茶叶、咖啡果中提炼出来的一种生物碱,它是一种兴奋中枢神经的药物。据专家研究发现,咖啡因是一种能够影响女性生理变化的物质,它可以在一定程度上改变女性体内雌、孕激素的比例,从而间接抑制受精卵在子宫内的着床和发育。因此,专家们建议,准备怀孕的妈妈不要过多饮用咖啡、茶以及其他含咖啡因的饮料和食品。

### 3. 不要过量食用胡萝卜

虽然胡萝卜含有丰富的胡萝卜素、多种维生素以及对人体有益的其他营养成分,但妇科专家研究发现,女性若过多地食用胡萝卜,其摄入体内的大量胡萝卜素就会抑制卵巢的正常排卵功能,有的甚至会造成无月经、月经紊乱、不排卵。因此,准妈妈在孕前不宜多吃胡萝卜。

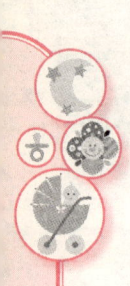

### 4. 不要食用腌制类食品

腌制类食品是指禽畜鱼肉经过熏烤腌制、豆制品及蔬菜瓜果经过腌制发酵而制成的食品,如咸菜、咸鱼、咸蛋、咸肉、酱豆腐等。虽然腌制类食品味道鲜美,长期以来深受人们的欢迎和喜爱,已成为家庭餐桌上的常备菜,但这类食品中所含的亚硝酸盐、苯丙芘等,对身体非常不利,因此,准妈妈在孕前应尽量避免食用。

### 5. 不要食用烤牛羊肉

现在,不少人都喜爱吃烤牛羊肉,但经过调查和现代医学研究发现,爱吃烤生羊肉的女性很容易在不自觉的情况下感染弓形虫,而弓形虫感染则是导致胎儿畸形的主要因素。因此,准妈妈在孕前不宜食用烤牛羊肉,同时,准妈妈在婚前或孕前有必要进行弓形虫抗体检查。

### 6. 不要过量食用辛辣食物

大家都知道,辣椒、胡椒、花椒等辛辣食物常会引起正常人的消化功能紊乱,比如,胃部不适、消化不良,甚至发生便秘等。准妈妈若大量食用辛辣食物,同样会出现消化功能紊乱现象,这样不仅会影响自身的健康,而且也会影响到下一步对胎儿营养的供给，甚至增加分娩的困难。因此，准妈妈应在计划怀孕前3~6个月，避免大量食用或停止食用辛辣食物。

### 7. 不要过量食用高糖食物

孕前，准妈妈应避免大量食用高糖食物。若经常食用高糖食物，一方面会引起体内糖代谢紊乱，危害准妈妈自身的健康，甚至使其成为潜在的糖尿病患者；另一方面糖在体内代谢会大量消耗钙，孕期准妈妈钙的缺乏，则会影响胎儿牙齿、骨骼的发育，危及宝宝的健康发育和成长，甚至会导致早产、流产或死胎。

在日常生活中，每个人都可能有很多嗜好，比如，有的人喜欢吃烤牛羊肉，有的人喜欢辛辣食物或高糖食物，还有的人喜欢吸烟、饮酒等，这些嗜好对于普通人来说也许不算什么问题，但对于计划怀孕的夫妻及已怀孕的孕妇而言，则是非同小可的事情。所以，计划怀孕的夫妻，一定要注意孕前的饮食宜忌和饮食结构。

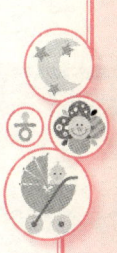

总而言之，准妈妈的孕前饮食固然需要格外注意，但也不要因此而过度担心，对所有食物都疑神疑鬼，以致顾虑重重、无所适从。其实，准妈妈不用太过谨慎、多疑，只要食用正常的家常饭，注意荤素搭配和饮食多样化，就一定能够顺利地怀孕并生育一个健康的宝宝。

 **温馨提示**

#### 某些食物中的咖啡因含量

目前，咖啡因作为食品添加剂已经被广泛地应用在食品中。现在，含有咖啡因的食品或饮料主要包括咖啡、可乐、茶和巧克力等。不同的食品或饮料，其咖啡因的含量各不相同。

（1）咖啡类饮料。新鲜咖啡的含量为130~680毫克/升，无咖啡因咖啡的含量为13~20毫克/升，速溶咖啡的含量为130~400毫克/升，意大利特浓咖啡的含量为3400毫克/升。

（2）可乐类饮料。可乐类饮料的含量约为45毫克/罐。

（3）茶类饮品。茶类饮品的咖啡因有时被称为茶因、茶色素，虽然其含

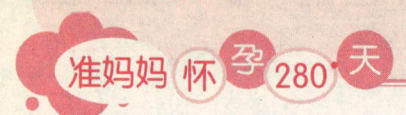

量与泡茶的方法、时间有关,但通常来说,红茶的含量为100~470毫克/升,绿茶的含量为85毫克/升,白茶的含量为68毫克/升,乌龙茶的含量为120毫克/升,低咖啡因茶的含量为17毫克/升。

(4)巧克力类食品。甜苦巧克力的含量为875毫克/千克,奶油巧克力的含量为100~210毫克/千克,可可的含量为17毫克/升。

## 准妈妈孕前锻炼与健身

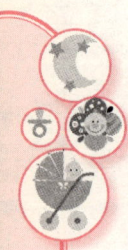

常言道:"生命在于运动。"大家可以通过锻炼达到强身健体的目的,也可以通过锻炼达到塑造体形的目的。由此不难看出,在日常生活中健身锻炼对大家是多么重要。同样,对于准备怀孕的准妈妈来说,健身锻炼亦十分重要。

在准备怀孕的过程中,准爸爸和准妈妈经常锻炼身体,不仅可以保持身体健康,控制体重和体形,而且可以提供健康、活跃的精子和卵子,为孕育健壮聪明的宝宝打下基础。因此,从优生的角度考虑,计划怀孕的准妈妈应根据自己的身体状况和听从专业人员的指导,在怀孕前半年到一年,就着手进行积极的健身锻炼。

准妈妈在选择锻炼的方法时,应注意根据自己的生理状况和身体状况,选择与自身相适应的运动项目。一般来说,女性的身体具有柔韧性和灵活性较强而耐力和力量较差的特点,慢跑、快走、健美操、游泳、瑜伽、旅游等都是比较理想的运动项目。这些运动项目不仅有助于准妈妈提高免疫力,保持良好的身体状态,而且能缓解准妈妈在孕期的不适,有助于日后顺利、自然地分娩,使宝宝的健康得到更好的保障。

 **专家提示**

### 运动,让孕期轻松起来

准妈妈孕前锻炼的时间每天应不少于15~30分钟,并且最好在空气新鲜的清晨进行,同时,也可在运动时与音乐结合起来,使单调、乏味的运动更生动活泼,让自己不会失去锻炼的兴趣。

孕后，准妈妈不宜疲劳过度，也不宜进行剧烈的体育锻炼，但健身锻炼不宜就此停止下来，而应进行适当的锻炼。在孕前和孕中进行科学的健身锻炼，对顺利生产和产后体形恢复都有很好的效果。

无论是孕早期、孕中期，还是孕晚期，散步是准妈妈最安全、有效的锻炼方法。准妈妈每天散步应在3千米以上，时间选在早餐或晚餐后较为合适。此外，准妈妈最好从孕前就开始采用散步的锻炼方法，并养成一种习惯，使自己在孕期也能将锻炼顺利地进行下去。

## 做好孕前身体检查

每一个家庭都希望孕育一个健康聪慧的宝宝，那么，如何才能做到这一点呢？其实，孕育宝宝跟农民播种有一点共通之处：农民在播种前选择饱满的种子和肥沃的土壤，才能种植出茁壮茂盛的庄稼；同样，只有在准妈妈和准爸爸双方都健康的前提下，才能孕育出一个健康聪慧的宝宝。因此，做好孕前身体检查是孕育健康宝宝的第一步，也是一项必不可少的安全保障。

所谓孕前身体检查，就是指准妈妈和准爸爸双方在计划怀孕前进行的一次身体全面检查，以做到明明白白怀孕，安安全全优生。孕前身体检查的项目除一般的体格检查外，还有血常规、尿常规、乙肝表面抗原和一些特殊病原体的检测。同时，在孕前身体检查中，医生还会询问准妈妈和准爸爸双方有无遗传疾病家族史、是否患有先天性疾病等。

准妈妈和准爸爸既可以通过孕前身体检查了解到孕前自身的健康状况，对能否安全怀孕有一个正确的认识和把握，同时，准妈妈和准爸爸也可以通过孕前身体检查提前发现一些疾病，及时与医生沟通交流，排除影响优生优育的不利因素。此外，准妈妈和准爸爸还可以通过孕前身体检查从医生那里得到孕产、保健等知识及优生优育指导，为孕育出健康聪慧的宝宝打下良好的孕育基础。

因此，不论是对准妈妈和准爸爸来讲，还是对即将出生的宝宝而言，孕前身体检查的重大意义都是不言而喻的。有计划要宝宝的准妈妈和准爸爸们，应在计划受孕前4～6个月进行孕前身体检查。

> **温馨提示**
>
> **孕前身体检查，男女双方都有责**
>
> 生育宝宝是准妈妈和准爸爸两个人的事情，虽然准妈妈承担了更多的生育责任，但是，如果想孕育一个健康聪慧的宝宝，准爸爸的健康也十分重要。事实证明，一些准妈妈习惯性流产、怀死胎都与男性精液质量不高有关。因此，在计划要宝宝之前，准妈妈和准爸爸应一起做一个全面的身体检查。

## 提前注射防疫疫苗

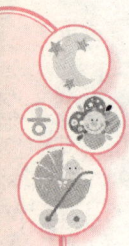

每一位准妈妈都希望在孕育宝宝的10个月里平平安安，让自己的小宝宝健健康康地出生和成长，不受疾病的烦扰。虽然准妈妈在孕前加强健身锻炼、增强机体抵抗力是根本的解决之道，但是，针对某些传染性疾病，最直接有效的办法就是准妈妈在孕前注射防疫疫苗了。

准妈妈做好孕前防疫保健，既可以增强自身的免疫能力，也可以减少宝宝受到病毒侵害的可能性。因此，为了宝宝健康出生和成长，准妈妈在孕前不仅要注意饮食营养、积极锻炼身体，以增强机体抵抗力，要注意饮食安全和环境安全，在孕前进行合理有效的疫苗注射也很关键。

虽然我国目前还没有专为准备怀孕的女性设计的免疫计划，但为了保证宝宝正常发育，将来健康地出生和成长，准妈妈在准备孕育宝宝之前，千万不要忘记接种疫苗。那么，准妈妈在孕前需要注射哪些疫苗，又有哪些注意事项呢？就我国的现状而言，目前准妈妈在孕前需要注射的疫苗主要有乙肝疫苗、甲肝疫苗、风疹疫苗、水痘疫苗和流感疫苗五种。

### 1. 乙肝疫苗

乙肝是一种流行性传染病，目前我国是乙肝流行大国，宝宝一旦被感染上乙肝病毒，就有可能成为乙肝病毒携带者，因此，准妈妈在孕前9个月到1年注射乙肝疫苗，是最有效的预防方法。提前注射乙肝疫苗后，准妈妈的身体就会产生抗体，在体内形成保护膜，这样宝宝就可以免受乙肝病毒的侵害了。

### 2. 甲肝疫苗

甲肝病毒的感染率比较高，而且它通过饮食、喝水就可以传染。由于准妈妈在怀孕后，抵抗病毒的能力就会减弱，一旦经常出差或在外面吃饭，就很可能会被感染；并且，越是到妊娠后期，甲肝病毒的影响就越严重。因此，准妈妈一般应在孕前3个月就开始注射甲肝疫苗。

### 3. 风疹疫苗

风疹病毒是一种通过呼吸道传染的病毒，比较容易传播，它虽然对孕前女性没有多大的影响，但对于准妈妈来说，一旦在孕早期感染了风疹病毒，就有可能造成流产、死胎等现象，即使宝宝有幸出生，也可能会出现先天畸形的后果。因此，为了防止风疹病毒对宝宝造成不良影响，准妈妈至少应在孕前3个月注射风疹疫苗。

### 4. 水痘疫苗

水痘是因带状疱疹病毒感染而引起的。准妈妈一旦在孕早期感染了带状疱疹病毒，就可能会导致宝宝畸形，或者导致宝宝患上先天性水痘；准妈妈若在孕晚期感染了带状疱疹病毒，则会危及生命。因此，准妈妈最好在孕前3个月注射水痘疫苗。

### 5. 流感疫苗

流感疫苗主要是通过呼吸道传播的疾病，它的传染性很强。准妈妈一旦在孕期感染了流感病毒，就可能会导致宝宝畸形，或者引起流产或早产。因此，准妈妈最好在孕前3个月就注射流感疫苗。

总之，无论是在孕前还是在孕后，乙肝、甲肝、风疹、水痘和流感五种疫苗，并不是每一位准妈妈都需要注射，具体疫苗应该具体对待。比如，对于是否注射疫苗、何时注射、注射何种疫苗等问题，都应向专业医师咨询，按医嘱进行注射，以期平平安安地度过孕期，孕育出健健康康的宝宝，否则，若不考虑自身情况乱注射疫苗，可能就会得不偿失了。

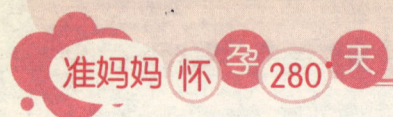

 **专家提示**

流感疫苗并不起永久预防的作用

由于流感病毒变种快，传染性强，即使注射了流感疫苗，也不一定会百分之百起到预防流感的作用。相反，由于个体差异等原因，一些人注射了流感疫苗之后，会出现发烧等情况，反而徒增一些不必要的担心。因此，一般正常体质的准妈妈，在长达10个月的孕期中，对于流感的预防，不能依靠疫苗，而要依靠平时的锻炼、良好的饮食和卫生习惯等；而对于那些抵抗力非常弱，平时又特别容易感染流感的准妈妈来说，如果准备怀孕时正赶上流感盛行，则可在医生的指导下注射疫苗。

## 暂时远离有害的工种和环境

现在，随着社会的不断发展，越来越多的女性从事着各行各业的工作。对于计划要宝宝的准妈妈而言，许多工作环境中所接触的物质都对生殖细胞和宝宝有损伤或毒害的作用。因此，为了保证准妈妈及宝宝的健康和安全，准妈妈应在孕前及妊娠期间，注意远离一些有害的工种和环境。

### 1. 要远离高温作业、振动作业和噪声过大的工种和环境

有研究结果表明，准妈妈在孕前及妊娠期间，若长期处于温度过高，或振动甚剧，或噪声过大的工作环境之中，对宝宝的生长发育均可产生不良的影响，甚至会引起早产、流产等现象。因此，在这些岗位工作的准妈妈应暂时调离岗位，以保障母婴的健康。

### 2. 要远离接触电离辐射的工种和环境

在科技日益发达的今天，各种先进的设备在为人们提供便利的同时，却又在无形之中伤害着人们的健康。有研究结果表明，电离辐射是健康生育的无形杀手。如果接受过多的电离辐射，不但会使精子、卵子质量下降，而且还会增加流产的概率，甚至严重损害胎儿健康，使宝宝患上某些先天性缺陷和疾病。所以，准妈妈在孕前要尽量避免接触电离辐射，如果从事电离辐射研究、电视机生产及医疗部门的放射线工作，均应暂时调离工作岗位。同时，

准妈妈在日常生活中也应该注意防护，避免接触电离辐射，比如，尽量缩短每天使用电脑、手机的时间，与电视、微波炉等保持一定的距离，冬天尽量不使用电热毯等。

### 3. 要远离密切接触化学品的工种和环境

虽然农业生产离不开农药，但经过证实，许多农药均可危害妇女及胎儿的健康和安全，会引起流产、早产、胎儿畸形、宝宝弱智等现象。因此，计划要宝宝的准妈妈（尤其是从事农业生产的准妈妈）从准备受孕起就应远离农药。此外，经常接触铅、汞、镉等金属，以及二硫化碳、二甲苯、苯、汽油等有机物的准妈妈，最好在怀孕前离开工作岗位。

### 4. 要远离医务污染

在医院中，无论是医生还是护士，他们都在临床的第一线，经常与各种病人密切接触，可能会因接触病人而感染某些病毒，而这些病毒（主要是风疹病毒、流感病毒等）往往都对宝宝的发育有着很大的影响，所以，从事医生或护士工作的准妈妈在孕前应适当调离工作岗位，若不能调离，也应做好预防工作，严防病毒危害。此外，医院的麻醉师、手术室的护士由于长期接触乙醚等麻醉药物，很可能造成不孕不育，因此，从事这类职业的准妈妈也应在孕前做好相应预防工作。

如果准妈妈所处的环境中有一些有害的化学物质、重金属物质等，一定要在准备怀孕时就远离此环境，以免给宝宝的健康和安全带来不必要的麻烦。此外，如果准妈妈不知道所处的环境中是否存在有害物质，应及早向专业人士请教，务必保证自己在孕前就处在安全、健康的环境之中。

 **温馨提示**

#### 准妈妈要远离宠物

现在，不少家庭都养有猫、狗等宠物，然而，这些宠物身上都生存着一些微小的寄生虫。这些寄生虫有可能使人感染一些疾病，很容易危害准妈妈及宝宝的健康。其中，最常见的就是弓形虫感染。这是一种人和牲畜都能患上的传染病，以猫和狗为主要的传染源，因此，猫和狗的弓形虫感染率极高。

弓形虫感染是导致婴儿畸形和弱智的一个重要原因。所以，为了孕育出健康聪慧的宝宝，准妈妈在孕前及孕期最好不要养宠物，若养有宠物，最好在准备怀孕时将宠物安置到其他地方，一旦接触了宠物，要马上洗手。

## 选择最佳的受孕时机

### 选择最佳的生育年龄

生儿育女是人生的一件大事，也是人类生存繁衍的重要程序。准妈妈生育的年龄不宜过早，也不宜过晚。如果准妈妈过早地生育，则很容易发生难产，给准妈妈及宝宝带来的危险性比较大，并且，准妈妈的年龄越轻，危险性就越大；相反，如果准妈妈的生育年龄过晚，就会增加生育的困难，并且还会因为卵巢功能逐渐衰退，致使先天性畸形和痴呆儿的出生率增加。因此，准妈妈选择在最佳的生育年龄期生育，这对于胎儿的生长发育和宝宝未来的成长都十分有利。

那么，选择在什么年龄生育最合适呢？

虽然我国婚姻法规定，男性的结婚年龄为22周岁，女性为20周岁，然而，法定的结婚年龄并不是最佳生育年龄。这主要是因为：20岁左右的女性仍处于发育阶段，其性腺和生殖器官尚未完全发育成熟，而准妈妈在孕期及分娩的过程中，需要消耗大量的体力和营养，这都需要母体来提供，如果准妈妈本身尚未发育成熟，就要为十月怀胎提供大量的体力和营养，这样不仅对准妈妈自身的健康不利，而且也不利于宝宝的发育和成长。

据研究表明：我国女性最佳生育年龄为24～29岁。其中，父亲在30～40岁、母亲在24～29岁时，生下的宝宝比较健康。这主要是因为：在这一时期准妈妈自身已完全发育成熟，可降低流产、早产、胎儿发育不良等现象的发生率，并且这一时期准妈妈精力充沛，有利于孕育和抚育宝宝，从而可以使宝宝生长发育良好；同时，准爸爸在这一时期不仅智力成熟，且生活经验较丰富，懂得关心和照顾女性和宝宝，这对准妈妈的健康和宝宝的生长发育也十分有利。

**温馨提示**

### 父母的生育年龄对宝宝的影响

按照传统观念来看,母亲的生育年龄直接影响到宝宝的健康,与优生优育密切相关。据报道,黑龙江省对13个地、市、县25所医院的近20万例新生儿的监测显示:缺陷儿的发生与母亲的生育年龄有着密切的关系,比如,20岁以下及35岁以上的产妇所生新生儿的出生缺陷发生率较高,而20~24岁的产妇所生新生儿的畸形发生率最低;新生儿出生缺陷发生率随产妇文化程度的提高而下降,而随产妇的产次、胎次及孕次的增多而升高,比如,2胎以上者的新生儿出生缺陷发生率明显高于1胎者。

除此之外,宝宝的智力和体质跟父亲的生育年龄也有一定的关系。有人曾对302个家庭的1150名子女进行了调查,其结果显示:智力和体力最好者出生时,其父亲的年龄为29岁左右。此外,科学家在调查了世界上大量的杰出人物之后认为,父亲在30~45岁时生育的宝宝最聪明。比如,歌德出生时,父亲39岁;肖伯纳出生时,父亲45岁;爱因斯坦出生时,父亲32岁;契诃夫、马克·吐温出生时,父亲均为36岁等。另外,从优生的角度考虑,男女生育的优化年龄组合应是:男方的年龄比女方大5~6岁。

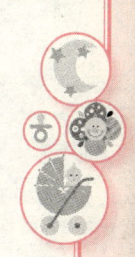

## 选择最佳的受孕季节

经研究发现,四季变化对人类受孕、怀孕和生育有着明显的影响,选择理想的受孕季节,对准妈妈的健康和宝宝的生长发育有着非常重要的意义。因此,准妈妈不仅要选择最佳的生育年龄,而且还要选择最佳的受孕季节。

有些人认为,准妈妈最佳的受孕季节是春末或秋初,即3、4月份或9、10月份。其实,准确地来说,准妈妈最佳的受孕季节是夏末秋初,即7月下旬到9月上旬这个时间段。这个季节之所以是最佳的受孕季节,主要是因为:

(1)当准妈妈受孕之后,在妊娠初期40~60天发生妊娠反应时,正好处在9月或10月,此时,准妈妈大多胃口差,爱挑食,且睡眠较多,而9、10

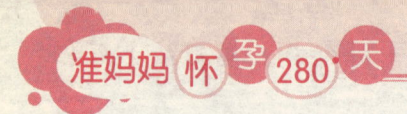

月份秋高气爽，气候温暖舒适，准妈妈的睡眠、食欲均不会受到影响，并且这时蔬菜、瓜果品种繁多，正好可以为准妈妈调节、增进食欲，补充营养和各种维生素，保障宝宝生长发育过程中的营养需求。

（2）由于准妈妈孕后的两三个月正值秋季，一方面气候适宜，利于准妈妈饮食、睡眠，并且对宝宝的生长发育也十分有利；另一方面日光充足，光照条件良好，准妈妈可经常晒晒太阳，使体内能产生大量维生素D，促进钙、磷吸收，有助于宝宝生长发育的骨骼钙化，减少患佝偻病的概率。

（3）当寒冷的冬天和携带着感冒、风疹等流行性病毒的春天到来时，宝宝的胎龄已超过了3个月，既不怕冬天的寒冷，又不怕细菌和病毒的侵害，可以平安、健康地度过胎儿致畸敏感期。

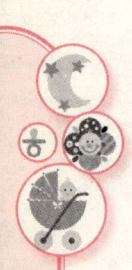

（4）到了次年5月份前后，宝宝的预产期也就来临了。当准妈妈分娩之时，正是春末夏初的季节，此时，天地气交合，万物繁茂，气温适宜，正是优生季节。妈妈给宝宝哺乳，或给宝宝沐浴时，均不易着凉，并且这时水果、蔬菜、鱼、蛋等各种食品比较充足，有利于妈妈摄取营养和各种维生素，保证乳汁的营养，有助于满足宝宝生长发育的营养需求，是"坐月子"的最佳季节。

（5）由于妈妈"坐月子"这段时间正是春末夏初，气候温和，既有利于妈妈身体的康复，又利于护理宝宝。当寒冬和春天再次来临时，宝宝已半岁左右，已逐渐长大，抵抗力已得到加强，平安度过冬春季节就较为容易了。

 **专家提示**

### 怀孕，顺其自然就好

准妈妈在最佳季节按期怀孕固然很好，但有时候怀孕并不一定能够如计划按期进行，那么此时该怎么办呢？也许有人会想：既然不是在最佳季节按期怀孕的，那就先流产好了，以后再设法按期怀孕。其实这种想法是不对的。流产不仅会给准妈妈的健康带来伤害，而且也会给准妈妈的子宫内膜带来一定的损害，甚至造成不能再怀孕的后果。因此，准妈妈一旦怀孕，即使不是在最佳季节按期怀孕，只要顺其自然就好，没有必要因为没在最佳季节怀孕而懊悔。

## 选择最佳的受孕日期

准妈妈要想计划受孕成功，选择受孕的日期也很重要。一般来说，女性的月经周期为28～30天，排卵日通常在下次月经来潮前的第14天，卵子排出后一般只能存活12～24小时，精子在女性生殖道内的成活期为1～3天，因此，准妈妈最易受孕的日期为排卵前3天至排卵后1天，医学上称这一时期为"易孕阶段"。准爸爸和准妈妈如果抓住了这个理想的受孕日期，准妈妈就可以成功受孕，从而揭开一个新生命的序幕。

  **温馨提示**

### 最佳健康条件亦不容忽视

由于生理性变化，即使在排卵日做爱也难确保当天百分之百受孕。所以，有生育计划的准爸爸和准妈妈虽然可以参考排卵日期做爱，但也不能固守排卵日做爱。为了成功受孕，生育"优质宝宝"，准妈妈在受孕前的日子要努力做到以下几点：

（1）在双方身体状况良好、精神饱满、心情舒畅的情况下受孕；

（2）合理安排饮食结构，在物质营养能够充分满足生育需求的情况下受孕；

（3）受孕前双方远离烟酒，在未受烟酒等干扰的情况下受孕；

（4）特别注意日常生殖系统的护理，在双方没有生殖性疾病的情况下受孕；

（5）不要在嘈杂的环境和恶劣的天气受孕。

## 排卵期的准确预测

正确地掌握自己的排卵期，对于年轻的准妈妈来说非常重要：如果想怀孕，在排卵期保持两天一次的做爱频率，坚持几个月，若无特殊情况，一般都会怀孕；如果不想怀孕，则需要错过排卵期这几天过性生活，否则，"排卵

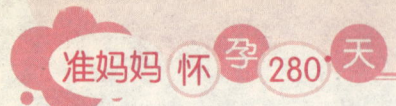

期"就会变成"危险期"。

其实，女性排卵期的预测方法并不麻烦，主要有以下几种推算方法。

### 1. 月经周期推算法

由于女性的月经和排卵都受内分泌激素的影响而呈现周期性变化，其周期长短都是每1个月1个周期，而排卵又发生在两次月经中间；虽然每位女性的月经周期有长有短，但排卵日与下次月经开始之间的间隔时间比较固定，一般在14天左右，因此，女性的排卵日期一般是在下次月经来潮前的14天左右。

如果女性月经周期有规律的话，排卵期的具体推算方法是：从下次月经来潮的第1天算起，倒数14天或减去14天就是排卵日，排卵日及其前5天和后4天加在一起，即为排卵期。比如，月经周期为30天，这次月经来潮的第1天在8月29日，那么，下次月经来潮即在9月29日，用9月29日减去14天，则9月15日就是排卵日，排卵日及其前5天和后4天，也就是说从9月10日到19日这10天即为排卵期。

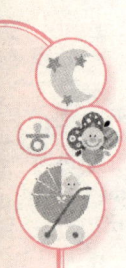

如果月经不正常的话，排卵期计算公式为：排卵期第一天＝最短一次月经周期天数减去18天；排卵期最后一天＝最长一次月经周期天数减去11天。比如，月经期最短为28天，最长为37天，那么，将最短的规律期减去18（即28－18＝10），再将最长的规律期减去11（即37－11＝26），即可推算出在月经来潮后的第10～26天都属于排卵期。

### 2. 基础体温测量法

所谓基础体温，就是指每天早晨醒来后，在没有进行任何活动之前所测量到的体温。一般情况下，女性排卵前基础体温较低，波动在36.2℃～36.6℃之间，排卵时是基础体温的最低点，排卵后基础体温升高，大约回升0.3℃～0.5℃，一直持续到下次月经来潮再开始下降。

因此，准妈妈可以准备一支体温计和一张基础体温记录表，从月经第一天开始，每天早上醒来后在不进行任何活动的情况下（包括不说话、不穿衣、不喝水、不排尿、不下地），立即测量体温，并将测量结果记录在基础体温记录表上，画出曲线图，以便掌握自己体温上升、下降的规律，从而确定自己的排卵日。一般来讲，这种测量需要坚持测量3个月经周期以上。

### 3. 宫颈黏液检测法

女性通常在月经刚过后，阴道分泌物很少，即使有也显得浓浊、黏性大；到了月经中间，即排卵前1~2天，阴道变得越来越湿润，分泌物不仅增多，而且像鸡蛋清一样清澈、透明，用手指尖触摸时能拉出很长的丝，出现这样的分泌物就表明马上要排卵了。这种情况一般会持续3~5天，之后，阴道分泌物又会逐渐减少，又变得浓浊、黏稠，不再能拉丝。因此，准妈妈可以通过检查宫颈黏液来判断自己是否处于排卵期。

此外，准妈妈也可以在医生指导下，借助排卵测试纸、避孕优生检测镜等找出自己的排卵期。准爸爸和准妈妈只要掌握住了排卵期的预测方法，就可以灵活运用最佳生育时机，创造"聪明宝宝"了。

## 专家提示

### 卵巢大小可推测何时排卵

一般情况下，卵泡约为2~3毫米大小，接近排卵日时，会逐渐增大，到了排卵日前两天，通常可达到18毫米左右，排卵日当天会增大至20毫米以上。目前国内很多大医院都采用通过观察卵巢的大小、测定卵泡的大小的测试方法，推测女性的排卵期。虽然这种测试方法的准确率比较高，但是费用也比较高，而且比较麻烦。

## 选择最佳的受孕时刻

在了解了最佳的生育年龄、最佳的受孕季节、最佳的受孕日期后，不禁会问：一天当中是否也有一个最佳的受孕时刻呢？究竟何时受孕最为合适呢？

首先，从生理角度上讲，由于卵子和精子排出后的成活期分别为12~24小时和1~3天，而且卵子的最佳受精能力只能维持20个小时，所以，准妈妈最佳的受孕时刻为卵子从排出时到15~17小时以内这一段时间。

其次，科学家又通过对生物钟的研究发现，在正常情况下，人体的生理现象和机能状态在一天24小时内是不断变化的，人体在一天内的生理周期变化规律是：上午7~10时，人的生理现象和机能状态都呈上升的趋势；10~

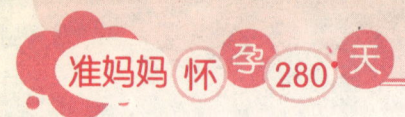

13时，是人一天中精力最旺盛、最能调动积极情绪的时段；14时以后，人的生理现象和机能状态都逐步下降；到了17时之后，人的生理现象和机能状态又重新开始呈上升趋势；到23时以后，人的生理现象和机能状态则急剧下降。所以，人们普遍认为21~22时是一天当中受孕的最好时刻。

在日益繁忙的当今社会，要正确把握受孕时机：准确来说，在准妈妈排卵期的21~22时，是不可错过的最佳受孕时刻。

 **温馨提示**

### 提高怀孕概率的小技巧

做爱之后，准妈妈平躺在床上睡眠，有利于精子游动，增加精子和卵子接触的机会，从而能够进一步提高怀孕的概率。最好的办法是仰面平躺，并用枕头把臀部抬高，使精子在重力的帮助下，沿着输卵管进一步向卵子运动。

### 找准最佳的同房时机

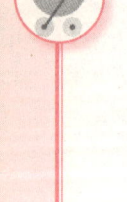

以正常的男女而言，在自然情况下受孕，生男孩和生女孩的概率是一样的，各占50%。但宝宝的性别是由男性的X精子和Y精子决定的，而男性X精子和Y精子各自的性质与寿命各有不同。所以，准爸爸和准妈妈在孕前有目的地选择同房时机，在某种程度上或多或少可以达到控制性别的效果。

相比较而言，在碱性环境下，Y精子的运动能力比X精子强，但缺乏持久力，寿命较为短暂；而在酸性环境下，X精子的持久力则比Y精子强。更加有趣的是，女性阴道内的pH值（酸碱度）在平时通常呈现酸性，而在接近排卵日时，则呈现碱性，并且在排卵日当天pH值达到最高，因为子宫颈管会分泌强碱性黏液。

因此，准爸爸和准妈妈如果想生男孩，可在排卵日的前5天左右开始禁欲（在此之前仍可以有正常的性生活），一直到排卵日前及排卵日再行房，使Y精子在碱性环境下早点与卵子结合，这样就可以提高生男孩的概率。以此类推，准爸爸和准妈妈如果想生女孩，则不必特别节制行房的次数，在排卵日前两三天仍然可以有正常的性行为，这样则可以使X精子在酸性环境下早点与卵子结合，以提高生女孩的概率。

由于酸性环境对 Y 精子不利，如果 Y 精子离宫颈入口较远，那么，受伤害的 Y 精子就会增加，从而降低了生男孩的概率。因此，如果想生男孩，男性应尽量将阴茎深深插入女性阴道后再射精，使 Y 精子接近宫颈入口处，减少 Y 精子的伤亡；反之，如果想生女孩，则应尽量让阴茎在阴道入口附近射精，让射出的精子在酸性环境中多停留一会儿，使 Y 精子被自然淘汰，只留下 X 精子。

其实，阴茎插入的深浅往往取决于同房的姿势，因此，同房的姿势也能决定宝宝的性别。

如果想生男孩的话，可采用后背位或屈曲位的同房姿势，让男性的阴茎与女性的阴道尽可能深入地结合在一起，以减少 Y 精子进入宫颈入口的距离。所谓后背位，就是指女性趴着或跪在床上，男性抱着女性的腰，从后方插入阴茎；屈曲位则是指男上女下，女性双腿尽可能上抬，屈膝，甚至可放在男性的肩上，让他的阴茎深入体内。

如果想要一个可爱的女孩的话，则可以采用侧卧位或平卧位的同房姿势，让男性的阴茎与女性的阴道浅浅地结合在一起，以增加 Y 精子进入宫颈入口的距离，使 Y 精子半途夭折，给 X 精子制造更多机会。所谓侧卧位，就是指男女双方面对面侧躺，双腿交叉，使男性的阴茎不致进入过深，以达到在阴道浅处射精的效果；平卧位则是指女性仰卧，两腿并拢、伸直，男性在上，身体的重量尽量不要压在女性身上，这样男性的阴茎也不致进入过深。

### 温馨提示

#### 调节阴道酸碱度可选择宝宝性别

国外医学专家建议，准妈妈可以通过阴道灌洗的方法，调节阴道内的 pH 值，以期选择宝宝的性别。

德国的医学博士乌答伯加为了治疗不孕症患者，曾采用2%重碳酸钠溶液来为患者冲洗阴道。不料，在第一年的治疗中，竟然有53名准妈妈怀孕成功，并且她们怀上的全部是男孩。于是，用重碳酸钠溶液冲洗阴道的方法，

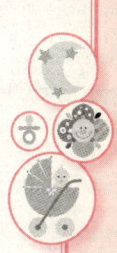

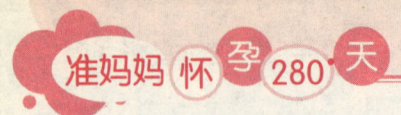

就成了催生男孩的经典方法。

所以，想生男孩的准妈妈，可以用15毫克苏打溶于600毫升温水中，冲洗阴道1~2分钟之后再同房，即可提高生男孩的概率。而想生女孩的准妈妈，则可以在同房前15分钟左右，用15毫升白醋加入600毫升温水中，冲洗阴道1~2分钟之后再同房，亦可使生女孩的概率提高。

但是，需要注意的是：这种阴道灌洗的方法虽然简单易行，但由于影响宝宝性别的因素还有很多，所以并不能保证百分之百成功。

## 注重房事细节

生男生女是一个复杂的孕育过程，准妈妈要想成功受孕，不仅需要注意受孕的年龄、季节、日期，以及同房的时机等，而且还有很多房事细节需要注意，主要包括房事的频率、性交的温度、阴茎插入的深浅和同房的姿势等几个方面。

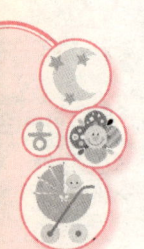

### 1. 房事的频率

一般来说，男性同房的次数过多，就会影响到精子的质量，使Y精子数量减少，相反，如果同房的次数过少，则又不利于精子与卵子的相遇，从而使受孕机会减少，就更别提生男孩还是生女孩了。

因此，准妈妈若想成功受孕，以每隔一两天同房一次的频率最佳，切忌"日日做爱"。如果想生男孩，准爸爸和准妈妈则要适当减少同房次数，以免Y精子数量不足，降低生男孩的概率；如果想生女孩，则可在准妈妈受孕前，适当增加同房次数，以降低Y精子含量，提高生女孩的概率。

### 2. 性交的温度

德国研究人员曾针对当地1946~1995年的出生记录进行了追踪调查，其结果显示：当地4月、5月是男孩出生最多的月份，而10月则是男孩出生最少的月份。研究人员分析发现，受精卵结合前一个月的环境温度，即男性与女性发生性行为前的一个月所处环境的温度，是影响宝宝性别的重要因素——高温环境容易创造男孩，低温环境容易创造女孩。因此，研究人员认为：性交前的温度之所以会影响宝宝性别，主要是因为高温会影响男性的X精子，使其不易与卵子结合；而低温则会影响男性的Y精子，使其不易与卵子结合。

**专家提示**

### 人工受精法可以控制生男生女吗

　　人工受精技术应用至今已经有两百多年的历史，随着人工受精技术的改进和发展，它主要分为体外人工受精和体内人工受精两大部分：体外人工受精就是胚胎移植；体内人工受精，则是指将采取到的男性精液，做筛检处理之后注入女性子宫内，使之受孕的方式。

　　人工受精原本是用于治疗不孕症的，但由于美国利用人工受精的方式所生下的孩子中大多是男孩，于是很多人认为用人工受精的方式生男孩的概率比较高，希望通过人工受精的方式生男孩。然而，现在的研究结论却认为，人工受精不见得就能提高生男孩的概率。换句话说，人工受精法并不可以控制生男生女。

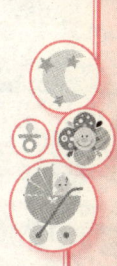

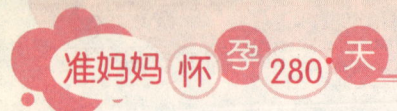

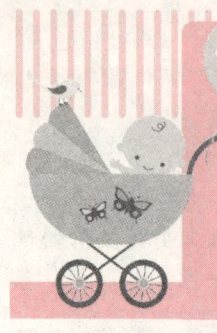

# 准妈妈妊娠一个月全护理

妊娠第一个月是指准妈妈从末次月经第一天算起4周以内的时间。在这段时间里,准妈妈往往不容易觉察到新生命的开始。但是,有一些重要的征兆会提醒准妈妈:你已经怀孕了。因此,准妈妈应多注意自己平时的身体变化情况,一旦出现怀孕的征兆,就立即做好各项保健措施,以呵护宝宝的健康成长。

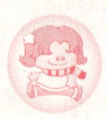 怀孕第1~3周

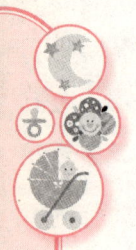

## 怀孕早期的自我诊断

在受孕后的两周之内,准妈妈一般没有什么明显症状,也不会有特别不适的感觉,还是比较轻松的,但少部分人可能会出现类似感冒的症状:身体疲乏无力、发热、畏寒、轻微地咳嗽等。这个时候,如果你没有采取避孕措施,并且准备要一个宝宝的话,那么千万不要擅自服用感冒药,应再多等几天,看看是否有下列情况出现,如果有下列情况发生,那么恭喜你:你怀孕了!

### 1. 月经期不来潮

通常情况下,健康女性的月经一向是按月来潮,如果未能如期来潮,那么,你首先应该想到的就是:我怀孕了!一般来说,如果你的月经过了1周还未来潮,医生大致能查出怀孕征象;如果过了3周或3周以上尚未来潮,那怀孕的可能性就更大了。但也有一部分准妈妈在怀孕之后最初3个月里,

仍然会行经一两次，不过，来的经血比平常要少，日期也短些，这就致使一些女性在怀孕3个月之后，才意识到自己怀孕了。

### 2. 乳房的变化

准妈妈在怀孕之后，乳房往往会发生一些微妙的变化：乳房会增大，变得坚实和沉重；乳房会有一种饱满和刺痛的感觉；乳头周围深黄色的乳晕上小颗粒显得特别突出等，这些都是怀孕的征兆。

### 3. 恶心、反胃、呕吐

几乎所有的女性在怀孕之后，都要在怀孕早期经历恶心、反胃、呕吐的情况。这种恶心、反胃、呕吐的情况大多发生在早上（约有60%~80%的妈妈在最初的怀孕阶段经受过早上恶心、反胃、呕吐的痛苦），并且在怀孕最初的几周内它往往会持续一整天。

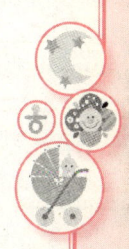

### 4. 胃口的变化

很多准妈妈在怀孕之后的1~2周内，就开始发生胃口的改变：一些平时爱吃的东西，现在不喜欢吃了；一些东西吃过一次，就不想再吃第二次了；有一些人根本提不起胃口，什么都不想吃，甚至一说到吃就想呕吐；常常对酸味的东西青睐有加等。胃口变化的这些症状一般持续2~4周就会自然消失。

### 5. 昏晕感

一旦站或坐得时间太长，甚至不动，就会出现昏晕感，这也是怀孕的征兆。女性在怀孕后之所以会产生昏晕感，主要是因为：一方面孕酮扩张血管平滑肌，使血液流到了腿部；另一方面更多的血流到了子宫，致使血压过低。

### 6. 精神疲乏

精神疲乏、没有力气、想睡觉是准妈妈在怀孕初期的一大症状，它开始于第一次月经未来之后，一直持续到怀孕后的第14~20周。缓解的方法很简单：多睡觉！在怀孕最初三个月，建议准妈妈每晚大约睡10个小时。

### 7. 尿频、便秘等情形

不少准妈妈在怀孕初期都有尿频的情形，这是一种自然现象，不用担心，也用不着治疗。此外，还有一些准妈妈在怀孕初期会出现便秘的情形，主要

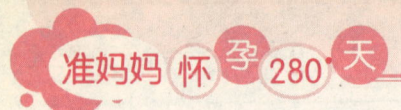

是因为孕酮松弛了大小肠平滑肌，减缓了消化过程，造成了便秘的现象。

 **专家提示**

### 孕期应从何时算起

医学上，孕期习惯用周来计算，孕期就是怀孕的周数。孕期要从末次月经的第一天起开始（并不是从同房的那天算起），一直到分娩结束。整个孕期共为40周（280天），10个妊娠月（故怀孕又称"十月怀胎"）。分娩的大体日期（即预产期）由下面的方法推算：从末次月经第一天算起，末次月经第一天所在的月份加9或者减3，算出来就是预产期月份数，然后末次月经第一天的日期加7算出来的日期就是预产日期。其中，只有10%或更少的孕妇按计算的预产期分娩，50%在预产期前后一周内分娩，90%的孕妇是在预产期前后两周内分娩的。因此，孕妇在妊娠38~42周内（即预产期前后两周内）分娩，均为正常的足月分娩。

### 摸清胎儿发育情况

当卵子与精子结合成为具有发育能力的受精卵之后，受精卵就会从输卵管进入子宫，在妈妈体内的子宫中继续生长、发育，逐渐长大成为成熟的胎儿，直到最后出生。胎儿在妈妈体内发育的过程就是通常人们所说的怀孕。由于在刚怀孕的第1~3周，很多准妈妈往往还不知道自己已经怀孕了，而这一时期恰恰是胎儿生长发育最关键的时期。因此，妈妈们千万不能掉以轻心，不仅要及时进行怀孕早期的自我诊断，准确把握自身的生理和心理状况，而且还要对胎儿在这一时期的生长发育有所了解。

当准妈妈怀孕到第1周时，胎儿长约0.2毫米，重约1.05微克。准确来讲，这一时期的"胎儿"其实还不能称为胎儿，它仅仅是由受精卵形成的小小胚芽（因为，医学上将怀孕9周之前的胎儿称为胚胎或胚芽，从9周开始才称为胎儿）。当小小的胚芽生长、发育到第2周周末时，就可以看到心脏的外形了，但它要到第3周才开始跳动。当第3周来到时，小胚芽的心脏便开始跳动了，并且脑和脊髓的原形也开始慢慢出现了。从此以后，小胚芽的身

材便开始增长了。有趣的是，小胚芽长着长长的尾巴，头和尾弯向腹侧，折成圆筒的形状。随即，小胚芽的胎盘雏形逐渐形成，血液循环也建立了起来，此时，小胚芽身长已长达0.5～1毫米，体重增加至0.5～1克重，并且他还能爬行蠕动了呢！

  **温馨提示**

### 孕早、中、晚期是如何划分的

准妈妈在怀孕以后，为了便于医生、准妈妈熟悉、掌握妊娠期不同阶段的特点，人们将妊娠分为三个时期：①孕早期，就是指妊娠1～3个月，即12周以前；②孕中期，就是指妊娠4～6个月，即13～27周；③孕晚期，就是指妊娠7个月至分娩前，即28周后。此外，人们又将每四个妊娠周称为一个妊娠月，所以，整个孕期为10个妊娠月（40周），共280天。

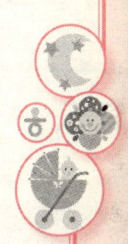

### 准妈妈的饮食与健康

刚怀孕的第1～3周，是一个新生命的开始，也是准妈妈新生活的开始。在这一时期，准妈妈要特别注意营养：首先，选择食物应以"易消化、少油腻、味清淡"为原则，可以多吃富含蛋白质、维生素和矿物质的食物，适当吃点香蕉、动物内脏、坚果等；其次，饮食应以"吃得多不如吃得好"为原则，只要保证吃的食物包含各种营养即可，饮食可以根据自己的食欲而定。

此外，准妈妈在这个时期还要注意补充叶酸，同时也应该加强多种微量元素的吸收，因为微量元素锌、铜等也参与了宝宝中枢神经系统的发育。所以，为了避免宝宝由于孕期微量元素的缺乏而造成神经系统发育障碍，准妈妈在均衡饮食的同时，也可以适当地吃一些富含锌、铜等元素的食品，比如瓜子、花生、香蕉、动物内脏等。

需要注意的是，芦荟、薏米、马齿苋、甲鱼、螃蟹五种食物容易引起流产，准妈妈不宜食用，同时准妈妈也应向烟、酒、咖啡等说"不"！由于足够的钙质可以预防准妈妈出现紧张、头痛、腿部抽筋、失眠、蛀牙等问题，也可以预防宝宝出现骨骼、牙齿发育不良等问题，因此，准妈妈应适当地吃一

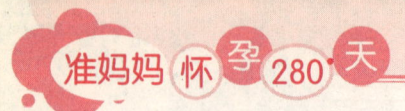

些含有丰富钙质的食品，比如牛奶、蛤蜊、苋菜、发菜、小鱼干、黄豆、黑豆、黑芝麻等。

 **推荐食谱**

### 蘑菇小肉丸

材料：

鲜蘑菇50克，猪肉150克，菜心100克，鸡蛋清30克，淀粉、精盐、味精、葱姜汁、麻油、绍酒、胡椒粉各适量。

做法：

（1）蘑菇洗净切成片；菜心洗净切成适当大小；将猪肉剁成泥，加上淀粉、精盐、味精、鸡蛋清、葱姜汁、绍酒搅拌均匀。

（2）将锅放在火上加水烧沸，将搅拌均匀的猪肉泥团成肉丸子，放入开水中煮熟，接着放入菜心、蘑菇片，烧沸至熟，再加入适量的精盐、味精、胡椒粉、麻油，即可起锅装碗食用。

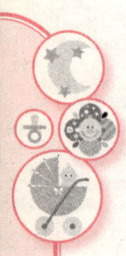

### 什锦豆腐

材料：

豆腐150克，鲜香菇25克，冬笋25克，油菜200克，金华火腿50克，熟猪油15克，精盐、味精、高汤各适量。

做法：

（1）将香菇、冬笋、油菜、火腿洗净切丝，豆腐切片。

（2）将高汤和熟猪油放入锅内烧沸后，放入香菇丝、冬笋丝、油菜丝、火腿丝，并加入适量精盐和味精，煮熟后捞出盛入碗内；然后，再将锅内的汤烧开后，放入豆腐片，待豆腐片浮起，立即捞出盛入碗内，即可食用。

功效：

这两道菜均富含钙、磷、铁、膳食纤维、蘑菇醇以及动物性蛋白质与脂肪等营养物质，不但可以补益肠胃、化痰散寒，而且还可以降血糖，因此，非常适宜营养不良、有贫血倾向的准妈妈食用。

## 别忽略产前检查的重要性

准妈妈在怀孕后进行产前检查是宝宝迈向健康的第一步。人们通常认为，产前检查应在怀孕10周左右开始，但事实上，准妈妈最好在月经没来后两周即到医院就诊，以确定是否怀孕。其目的有两个：一方面，借助医疗检查，确定是否真的怀孕，以避免接触X光、药物等不利于宝宝健康的因素，同时维持规律的饮食及生活起居等；另一方面，通过超声波（即B超）检查，鉴别诊断胚胎是否确实着床于子宫腔内，并了解胚胎的发育情形，以确保准妈妈的安全和宝宝的健康。

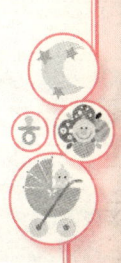

在当今社会，随着优生优育观念的普及，虽然产前检查的观念已十分普遍，但是仍然时有先天性疾病或肢体不健全宝宝出生的消息传出，因此，准妈妈在怀孕后进行产前检查，就更需要引起人们的关注和重视。准妈妈越早确定是否怀孕，就可以越早为照顾自己与胎儿的健康做准备。所以，建议有怀孕计划的女性，如果发现月经到期没来时，最好立刻前往医院进行检查确认。

对于第一次到医院进行产前检查的准妈妈来说，一定要尽量选择离家比较近的正规医院，以保证检查结果的可靠性和权威性。准妈妈在去医院进行检查时，宜穿宽松易脱的衣服，鞋子的跟不应为高跟，但也不能为全平跟，2~3厘米的低跟比较好。由于产前检查的项目很多，准妈妈最好提前准备一个袋子，将所需的检查单通通放置在一起，以免需要用的时候手忙脚乱找不着。此外，准妈妈还应准备好确实的问诊内容，如有关自己身体反应上的疑惑，或是看不明白的检查结果，一定要向医生询问清楚。

 **专家提示**

### B超检查会伤害宝宝吗

每位准妈妈在怀孕后至少要做2次B超检查，作为孕期常规检查手段，B超曾经一度被认为是安全无副作用的。然而近年来，生物学家却对此提出了质疑，他们认为高强度的脉冲超声波很可能会使胚胎细胞受损。B超既然为

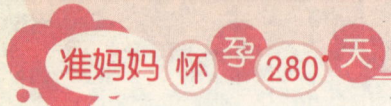

超声检查的一种,所以很多准妈妈在接受检查时都忧心忡忡,担心B超检查会伤害宝宝。

据专家介绍,自1958年B超第一次应用于临床已有50余年了,B超检查的安全性在临床已得到充分的肯定。虽然从理论上讲高强度的脉冲超声波很可能会对胚胎细胞有损伤作用,但事实上,医学上所使用的B超仪多是低强度的,一般不会对胎儿造成影响。又由于B超检查在确诊妊娠的同时,最主要的作用还是要排除宫外孕,因此进行产前B超检查是非常必要的。

但这也并不是说准妈妈可以在妊娠期任何时间都能做,做多少次也无妨。因为胚胎在形成的早期阶段,对物理、化学刺激都很敏感,所以准妈妈应尽量慎照B超。一般说来,正常妊娠B超检查以不超过3次为宜。

### 避免药物对胎儿的危害

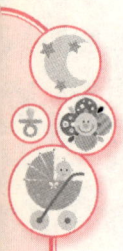

对准妈妈而言,腹中胎儿能否健康地成长是她们最关注的问题。据医学研究报告指出,准妈妈在怀孕期间如果随便服用药物,可能会导致胎儿出现胎儿畸形、死胎、流产等不良现象。然而,人吃五谷杂粮,生病在所难免。因此对于准妈妈来说,怀孕期间如果不慎生病,最担忧的莫过于用药安全了。其实,孕期用药并没有想象的那样可怕,只要具备正确的观念,在医师的指导下合理用药,就能兼顾母体和胎儿的健康。为了腹中胎儿的健康,孕期的正确用药观念是准妈妈必备的知识。

有些准妈妈担心用药会对胎儿造成不良影响,就一味地排斥就医、吃药;还有些准妈妈以为一旦用药必然会造成严重伤害,所以拿掉胎儿才是唯一的选择。其实这些都是非常错误的观念。一方面,准妈妈在怀孕期间若不慎生病,如果不适当治疗或延误了治疗时机,疾病本身则可能伤害胎儿,引发非常严重的问题。所以准妈妈一旦感觉身体不适,就应该立刻找专家、医师咨询、诊治,按医嘱用药。另一方面,由于用药时间及药物种类不同,所产生的影响也有差异,所以准妈妈如果不慎使用了药物(尤其是在不知道自己怀孕的情况下),应记下药名、用药时间、用药剂量,及时找专家、医师咨询、问诊,然后按医嘱再进一步决定是否要留下胎儿。

需要注意的是,在医学统计上,有很大一部分女性在怀孕的头几天,会产生类似感冒的症状,比如低烧、轻微地咳嗽等。这个时候,如果没有采取避孕措施，又准备怀孕的话，那么一定要谨慎用药，不可擅自服药，应根据医生的诊治情况，按医嘱用药。如果已不慎服用了感冒药，只要药量不大，一般不会对胎儿产生很大影响。但如果服用的是一些抗病毒药物，或是服用的剂量较多，就可能影响腹中的胎儿，为了确保准妈妈的安全和宝宝的健康，最好向医院的专家、医师咨询、问诊较为妥当。

 **温馨提示**

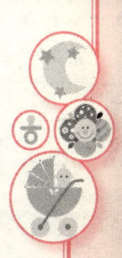

### 准妈妈孕期需要慎用的药物

（1）抗生素：如氯霉素、庆大霉素、四环素、新生霉素、链霉素、卡那霉素、无味红霉素等，这些药物可导致胎儿短肢畸形、乳齿变黄、骨骼发育障碍、先天性耳聋、肾脏损害和溶血等。

（2）感冒药：常见的有感冒通、白加黑、克感康、速效伤风胶囊、快克、康必得、康泰克等。这些抗感冒药大多是复合制剂，大都含有抗组胺剂、解热镇痛剂等多种成分，会给胎儿带来不良影响。

（3）抗结核药：如利福平、卷曲霉素、紫霉素、吡嗪酰胺、环丝氨酸、异烟肼等，这些药物可导致母体出现视力障碍、下肢麻木感、暂时性肝障碍、精神障碍，导致胎儿有听力障碍等。

（4）镇静药：如苯巴比妥、眠而通、鲁米那、反应停、利眠宁、安定等，这些药物会引起胎儿短肢、无耳、无眼、唇裂、视网膜病变、骨骼畸形和先天性心脏病，并能抑制新生儿生长。

（5）子宫收缩药、引产药：如奎宁、催产素、前列腺素、麦角剂等，这些药物可引起母体子宫收缩，导致胎儿死亡、畸形等。

（6）激素：如强的松、可的松、肾上腺皮质激素和甲状腺素等，这些药物可导致胎儿唇裂、腭裂或无脑。再如，孕酮、睾酮等性激素，可诱发胎儿外生殖器畸形、脑部畸形，男胎儿尿道下裂、女性化或女胎儿男性化等。

（7）某些中药：如大戟、商陆、芫花、甘遂、大黄、芒硝、巴豆、牵牛子等药物，会刺激孕妇肠道，反射性地引起子宫强烈收缩，进而导致早产或流产；麝香、红花、当归、蒲黄等药物，则具有兴奋子宫肌的作用，会引起

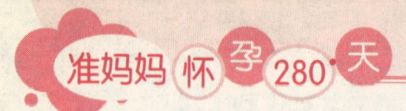

子宫强烈收缩,导致宫内胎儿缺氧、发育不良或出现畸形,甚至引发流产、早产和死胎。

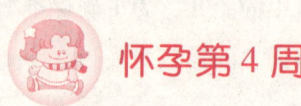

## 怀孕第4周

### 摸清胎儿发育情况

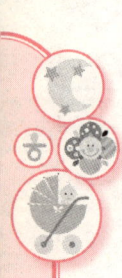

怀孕第4周时,小胚芽刚刚在子宫内完成"着床",其长度已达到0.36~1毫米。此时,胎儿是一个由三层胚层——外胚层、中胚层和内胚层构成的胚胎,它们将发育形成宝宝身体的不同部分,分化形成一个完整的人体:外层发育成为宝宝的脑和神经系统以及皮肤和毛发;中胚层发育为宝宝的肌肉、骨骼、软骨、血管和肾脏;而内胚层则形成宝宝的肝、胰、膀胱、甲状腺以及胃肠道的内壁。此外,最初的胎盘也是在这个阶段由这三层胚层构成的。

在第4周的时候,胎儿的年龄实际上才两周,而这个时期却是宝宝飞速发育的阶段。此时,胎儿的外胚层会出现神经管道,将来宝宝的脊髓、大脑、神经、骨干会由此发育形成;泌尿系统、肠肺等器官脏腑也会在内胚层开始形成;而心脏和循环系统则已经在中胚层出现。同时,到第4周周末时,早期供给胎儿营养和氧气的胎盘、绒毛和脐带,便已经开始工作了。

### 专家提示

**节制性生活,防止胎儿流产**

在怀孕第1~12周内,由于受精卵在子宫内着床不久,胚胎还处于不稳定的状态,这个时候,准爸爸和准妈妈如果过性生活,很容易导致准妈妈的情绪激动和性交时的机械性刺激,使子宫受到震动,尤其是在出现性高潮时,准妈妈的会阴、阴道和骨盆底部肌肉会产生强烈的、不自主的、有节律的收缩,甚至使子宫也出现收缩,从而导致胎盘脱落,造成流产。此外,再加上在性生活过程中,很容易给细菌感染以可乘之机,进而影响准妈妈的健康和小宝宝的生长。所以,准妈妈一旦确定怀孕了,在妊娠的头三个月里准爸爸和准妈妈就要暂时节制性生活。尤其是婚后多年不孕和曾经有过自然流产史的准妈妈更应注意。

## 准妈妈的身心变化

进入第4周后,由于体内激素的升高,有些敏感的准妈妈,可能会感到比平时疲倦些,或者下腹部有些胀闷的感觉,同时,部分准妈妈可能会出现类似感冒的症状,常常会在没有任何原因的情况下出现发烧、畏寒等症状。不过,不用担心,等过几天,这些症状会自动消失。此外,因为孕激素的作用,准妈妈的嗅觉和味觉会发生变化,情绪也会有所波动,所以计划怀孕的准妈妈有可能意识到自己怀孕了。

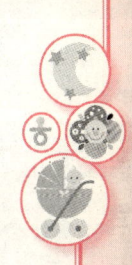

但由于宝宝在这个阶段仍然比较小,准妈妈的体形和体重都没有变化,从外表上看不出妊娠的迹象,同时,各种怀孕的症状很容易被一些准妈妈忽视,有的准妈妈甚至把疑似感冒的早孕症状错当成了真感冒,所以虽然宝宝此时早已在准妈妈的子宫内扎下根了,但仍然有很多准妈妈不知道自己已经怀孕了,在不知情的情况下照X射线、剧烈运动、服药等。

因此,为了不让自己后悔和遗憾,不为宝宝的健康平添担忧和焦虑,应该做一个细心的准妈妈,留意早孕征兆,防患于未然。

 **温馨提示**

### 怀孕了,还能用电脑吗

在孕前及怀孕期间,准妈妈应戒烟、戒酒,不滥用药物,回避有害的生活及工作环境。电脑是有辐射的,对于刚刚确定怀孕的准妈妈来说,无疑是一枚谈虎色变的"大地雷",不少准妈妈为了宝宝的健康成长而告别了电脑。

其实完全不必太紧张。据研究人员研究发现,没有发现任何证据表明孕妇坐在电脑前会导致宝宝出生缺陷或流产。所以,准妈妈在怀孕期间使用电脑或处在有电脑的环境里是安全的。如果你是上班族准妈妈,大可不必因为

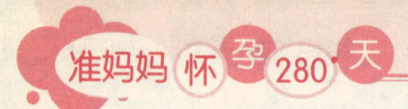

担心电脑辐射对宝宝不利而停止工作。如果你仍然放心不下，那么，穿上防辐射孕妇服就可以了。

需要注意的是，不论是使用电脑，还是做其他的事情，都应该至少每隔一个小时就起来走动走动，放松放松身体和情绪，同时，还要及时补充水分。

### 准妈妈的日常饮食

在这个阶段，很多准妈妈甚至并未意识到自己已经怀孕了，因此，在饮食方面也不会特别留意。其实，只要保持积极的生活方式，在饮食方面稍加注意，让身体的状态保持在一个适当的水平就可以了。

一般来说，准妈妈的营养要素主要是蛋白质、糖类、脂肪、维生素和微量元素。蛋白质是生命的物质基础，如果准妈妈体内蛋白质不足，就会影响胎儿的成长发育；糖类是胎儿生长发育所需的主要能源物质，胎儿需要的葡萄糖全部依靠准妈妈供给，如果准妈妈体内糖类不足，也会影响胎儿的成长发育；脂肪、维生素和铜、铁、锰、锌、碘等微量元素，也对胎儿的生长发育起着十分重要的作用。因此，准妈妈在确定怀孕之后，应均衡地摄取营养，不可过于偏食，或麻痹大意。

此外，在怀孕期间，准妈妈一定要戒烟、戒酒，少喝或不喝咖啡和浓茶，饮食要以清淡为主，少吃咸、口味重的食物。

（1）抽烟对胎儿发育的影响众所皆知：准妈妈若接触过量的尼古丁及一氧化碳，不仅会让胎儿的体重过轻，而且也容易让胎儿早产或流产。因此，准妈妈最好在准备怀孕前就戒烟，以减少对胎儿的不良影响。

（2）至于酒精的影响就更不容忽视了：准妈妈若在怀孕期间饮酒，酒精就可以通过胎盘，进入胎儿的血液里面，破坏胎儿的中枢神经系统，使生下的宝宝智能低下。临床上发现，准妈妈每周饮酒的次数如果超过3～5次，就比较容易产下畸形儿。因此，建议准妈妈在准备怀孕时，就要提早戒酒。

（3）咖啡和浓茶只要适度饮用，其本身对怀孕并无大碍，但由于浓茶、咖啡及可乐型饮料具有刺激作用，不利于胎儿的健康发育，尤其是咖啡因具有成瘾性，长期或大量饮用，会刺激中枢神经系统，造成心跳加快，对胎儿非常不好。因此，准妈妈最理想的饮料是白开水，应避免饮浓茶、咖啡及可乐型饮料。

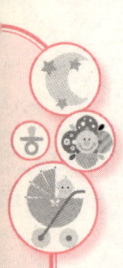

（4）过咸、口味过重的食物会刺激胎儿，甚至造成胎儿过敏，因此，准妈妈饮食应以清淡为主，以降低胎儿过敏的概率。

 **推荐食谱**

### 莲子糯米粥

材料：

莲子 50 克，糯米 100 克，白糖、水适量。

做法：

（1）将莲子用温水泡软去心，糯米洗净后浸泡 1 小时，之后，捞出沥干。

（2）在锅中放入适量的水，将莲子和糯米一起倒入，煮成粥之后，加入适量白糖调匀，即可食用。

### 蒜香茄子

材料：

蒜头 10 克，茄子 500 克，葱、姜、香菜、盐、酱油、花生油、味精、料酒、白糖各适量。

做法：

（1）将蒜头去皮后切成片；茄子洗净去蒂，撕成块状；香菜洗净切成段；葱、姜洗净切成末。

（2）在炒锅中加上油烧热，放入蒜片、葱末、姜末爆炒，之后，倒入茄子，翻炒至软熟时，加入盐、酱油、白糖、料酒，炒至茄子熟透，用旺火收浓汤汁，再放入味精、香菜，翻匀后即可出锅食用。

功效：

莲子糯米粥具有补中益气、清心养神、健脾和胃的作用，蒜香茄子则具有消化性溃疡调理、胃炎调理、水肿调理、消化不良调理的功效，适宜于因怀孕而腰部酸痛的准妈妈食用，适量食用可防止习惯性流产，起到养胎的作用。

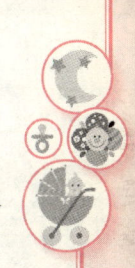

## 生活中准妈妈易忽略的潜在危险

从确定怀孕的那一瞬间开始，为了让自己和宝宝安全地度过整个怀孕过

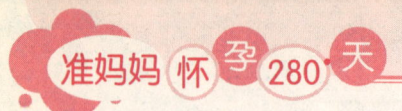

程，准妈妈一定要对生活中的有些事情特别注意。因为在生活中有不少潜在的危险，可能会在准妈妈不注意的时候，对妈妈和宝宝的健康造成威胁。

### 1. 爱逛街、购物或去人多的地方

很多女性都喜欢逛街、购物或去人多的地方，即使做了准妈妈仍然乐此不疲。然而，在人群中、大街上或商场里，准妈妈难免会被推挤或碰撞，这就很容易造成流产等意外的发生。因此，准妈妈应避开人潮时段，在非假日或非周年庆时期到较宽敞的商店购物，同时，准妈妈也可穿着孕妇装，让别人知道自己是孕妇，以减少被推挤或碰撞的危险。另外，准妈妈在购物后不要将所有东西全扛在身上，而应腾出一只手挡在腹部前方，以防在人流比较密集的地方发生碰撞的危险。

### 2. 搭乘公车或骑坐摩托车

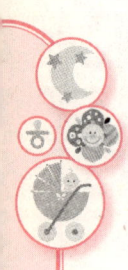

准妈妈在搭乘公车时，很容易因人多拥挤造成推挤或碰撞的危险，因此准妈妈应避免搭乘公车，若必须搭乘公车，则应避开上下班高峰时间段，如果车内乘客过多，尽量改乘下一班车。此外，由于马路上的坑坑洼洼无法避免，也很难预料，准妈妈骑坐摩托车的危险性比较高，所以准妈妈最好不要骑或搭乘摩托车，尤其是在怀孕初期及末期，准妈妈都应该格外注意出行的安全，以避免意外危险的发生。

### 3. 上下楼梯

准妈妈在上下楼时，应多使用直梯，少搭扶梯，并且要尽量避开电梯使用的高峰时段。如果准妈妈必须使用手扶梯上下楼，要尽量扶着把手行走，并且要避免在行走时打电话、拿东西，以防摔倒。

### 4. 拿高处的物品

准妈妈在拿取高处物品时，有可能会因重心不稳而摔倒，或被掉落的物品砸到，因此，准妈妈需要拿取高处的物品时，最好由他人代劳，尤其忌讳站在椅子或桌子上拿高处的物品。

### 5. 搬重物或晾晒衣物

准妈妈搬重物或晾晒衣物时，可能会造成腹部过度用力，引起子宫收缩，容易造成流产；而且准妈妈有时为了用力，必须以腰部前挺的方式来支撑，

这样很容易因姿势不良而引起背痛。所以，准妈妈最好不要搬重物或晾晒衣物，尤其是有早产前兆的准妈妈更要注意。

### 6. 泡盆浴或温泉

在怀孕初期，准妈妈若泡过热的盆浴或温泉，可能会造成胎儿畸形、流产，到了怀孕晚期，泡过热的盆浴或温泉，则容易造成早产。此外，不干净的盆浴或温泉，则会使准妈妈发生阴部感染，对准妈妈和宝宝的健康产生不良影响。所以，准妈妈在怀孕初期应避免泡盆浴或温泉，到了怀孕中期，身体状态稳定的准妈妈若想要泡盆浴或温泉，最好选择水温不过高的盆浴或温泉，时间尽量控制在 15 分钟左右，或选择只泡泡双脚。

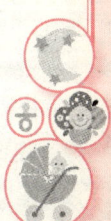

### 7. 行走时滑倒

在日常生活中，准妈妈需特别小心光滑的地面，尤其是在湿滑浴室中，以防发生滑倒的意外。因此，准妈妈在浴室、温泉或泳池等环境里，都要留意行走的安全。另外，为防止发生滑倒，准妈妈在浴室洗完澡走动时，一定要记得先抓好一旁固定的把手，如果需要洗头，最好是坐着洗或小心站好，提防重心不稳或晕眩而摔倒。此外，浴厕最好保持地板干燥，也可多增加一些防滑垫。

### 8. 穿高跟鞋或拖鞋

准妈妈应避免穿重心不稳、易腰酸背痛的高跟鞋及容易脱落的拖鞋，以有弹性且较为平底的包鞋或凉鞋为宜，同时，应选择鞋底防滑的包鞋或凉鞋，以增加行走的安全。如果在某些特殊的场合需要穿高跟鞋，准妈妈不妨多带一双平底鞋随时更换。

 **温馨提示**

**孕期健康小贴士**

准妈妈是幸福的一个代名词，但是，如果准妈妈不注意日常生活中这些健康细节的话，往往会引起一些不必要的麻烦。因此，女性朋友们在做了准妈妈以后，无论是对自己还是对宝宝都要格外小心，一定要注意日常生活中

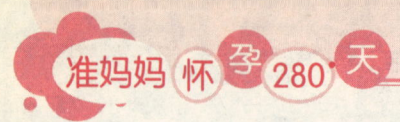

的这些健康细节。

### 为宝宝健康远离厨房

根据国内外有关研究表明，粉尘、有毒气体密度最大的地方，不是在工厂、街道，而是在生活中天天都离不开的厨房里。只要检查一下厨房里的物品，就会发现厨房里的空气污染相当严重：厨房的墙壁上往往有许多黑色斑点，而且厨房里的铁器特别容易生锈。因此，准妈妈应减少在厨房里的时间。

通常情况下，人们都用煤或煤气做燃料，而煤或煤气燃烧后会产生二氧化硫、一氧化碳等污染物质，而这些都是对孕妇和胎儿有害的气体。特别是二氧化硫，它易溶于水，会继续氧化为三氧化硫，而三氧化硫则会溶于水变成硫酸，硫酸有强烈的腐蚀作用。当二氧化硫通过人的鼻腔、气管、支气管时，常和管腔内壁水分结合形成亚硫酸、硫酸和硫酸盐，从而刺激呼吸道，腐蚀肺泡壁，引起慢性肺气肿，诱发支气管哮喘。如果准妈妈长期在厨房里活动，二氧化硫不但具有致癌的作用，一旦进入孕妇的血液中，还会与维生素 $B_1$ 相结合，从而影响胎儿维生素 C 的代谢，使胎儿的正常生长发育受到干扰和影响。

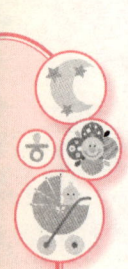

此外，在煎炒食物时产生的油烟，不仅会污染厨房的空气，而且它所释放的粉尘和油烟中均含有强烈的致癌物——苯并芘。准妈妈一旦把这些有害气体吸入体内，它们就会通过呼吸道进入血液之中，然后通过胎盘进入胎儿的组织和器官内，进而影响胎儿的正常生长发育。

所以，为了准妈妈和宝宝的健康，减轻厨房里有害气体对孕妇和胎儿的污染，准妈妈应减少进入厨房的次数，如果必须去，一定要尽量减少停留的时间。同时，应在厨房中安装抽油烟机或排风扇，改良厨房的通风设施，让厨房保持良好的通风，并选择优质煤或煤气做燃料。此外，也不要将蔬菜、肉蛋等新鲜的食物存放在厨房里。

 **温馨提示**

#### 准妈妈健康小贴士

（1）寒冷刺激有诱发流产的危险，因此，准妈妈不要用冷水洗衣服，淘米、洗菜时也不要将手直接浸入冷水中。

（2）洗衣粉及某些洗洁精含有对胎儿不利的物质，因此，准妈妈要选用不含有害物质的洗洁精洗碗，洗衣不宜用洗衣粉，而要用肥皂。

（3）生的蔬菜和肉类会带来弓形体原虫等细菌感染，对怀孕产生隐性的危害。所以，准妈妈在切生肉后一定要把手洗干净，在炒菜、吃涮羊肉等时一定要把肉炒熟、涮透，达到十分熟再食用。

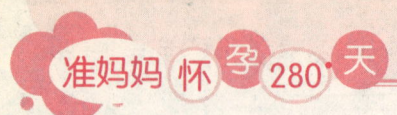

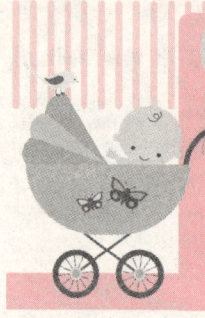

# 准妈妈妊娠两个月全护理

古人曾形象地说:"妊娠二月,名始膏。"意思就是说,准妈妈在怀孕第二个月时,肚子里的宝宝就像膏脂一样精美。此时,宝宝的五脏六腑刚刚建立起来,一切都还很脆弱,因此,这一时期是胎儿流产和畸形的高发期。所以,准妈妈需要在这个时期好好地养胎,宝宝才会更加健康、漂亮。

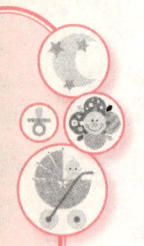

 怀孕第 5 周

### 摸清胎儿发育情况

进入第 5 周后,胎儿仍然是胚胎状态,但胚胎细胞分化的速度非常快。此时,胎儿的长度已经达到 4~6 毫米,大小像苹果子一样,外形很像个"小海马",从形状上看,胎体可以分为躯体和头部。虽然胎儿在这个时期仍然很小,别人也很难从外表上看出准妈妈已经怀孕了,但准妈妈并不能因此而小觑了这个小不点。实际上,胎儿此时正在妈妈的子宫里迅速地生长着,开始了一系列令人惊异的行动——此时,胎儿的脑部形成大脑半球并迅速增大,最初的脑囊形成;心脏已经开始有规律地跳动,并开始供血;循环系统的基础组织率先开始分化,连接脑和脊髓的神经管也开始工作;细胞迅速分裂,肾脏、肝脏等主要的器官开始生长;胚胎的上面和下面开始形成肢体的幼芽,将来形成宝宝的手和腿;将来发育成宝宝的脖子和下巴的地方也出现了小皱褶。此外,从本周开始,宝宝的面部器官开始形成,鼻孔可以清楚地看到,

就连眼睛的视网膜也开始形成了。这实在就是一个奇迹！

**专家提示**

### X光射线对胎儿有危害吗

在医学上，人们习惯将怀孕后8周以内称为胚胎期。由于胚胎期是人体各器官分化发育的时期，对许多导致畸形的因素都非常敏感，所以多数人的先天畸形都发生在胚胎期。此外，再加上X光射线本身就具有致畸作用，尤其是受孕后的第4~5周，是胎儿的心脏、血管系统最敏感的时期，最容易受到射线损伤。所以，准妈妈在这个阶段要禁止接触X光及其他射线。但一般的体检、胸透，及其他在常规条件下进行的医院检查，胎儿平均受照剂量均小于致畸剂量，致畸危险性非常小。

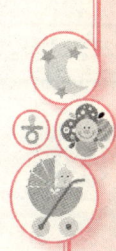

## 小贴士：孕期防辐射秘籍

胎儿的生长发育只有一次，不能重来，身为准妈妈的您，除了为胎儿生长发育提供足够的营养，还应该远离可能对胎儿造成危害的电磁辐射。

添香防辐射专家指出，在受精卵刚开始发育时，细胞、基因、蛋白质等的复制过程都牵涉到电流的流动，微量电磁波会改变钙离子通过细胞膜的速率，进而改变细胞内蛋白质的表达。此外，细胞内遗传物质DNA信息受到电磁波影响，可能无法准确传达到遗传因子。所以在怀孕期间，特别是孕早期，准妈妈应适当躲着点儿电磁波，具体方法如下：

★ 别让电器扎堆。不要把电器摆放得过于集中或经常一起使用，特别是电视、电脑、电冰箱不要集中摆放在卧室里。

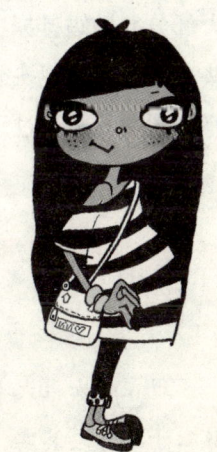

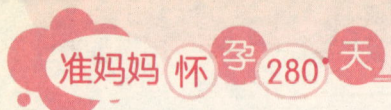

★ 不要在电脑背后逗留。电脑显示器背面辐射最强，其次为左右两侧。

★ 用水吸电磁波。水是吸收电磁波的最好介质，可在电脑的周边多放几杯水。

★ 减少待机。当电器暂停使用时，不要长时间处于待机状态，待机时间长会产生辐射积累。

★ 及时洗脸洗手。电脑显示器表面存有大量静电，其聚集灰尘可转射到皮肤裸露处，引起皮肤病变，因此在使用电脑后应及时洗脸洗手。

★ 接手机别性急。手机在接通瞬间及充电时通话，释放的电磁辐射最大，最好在手机响过一两秒钟后再接听。充电时不要接通电话。

★ 穿上防辐射服装。因为很难把握电磁波的安全范围，所以最放心的办法就是穿上防辐射服。现在防辐射服装的款式越来越接近时装，所以穿着上班、逛街都不会难看哦。

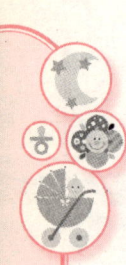

### 准妈妈的身心变化

在第5周，大部分准妈妈的下腹部和腰部会稍微凸出，但从外表上看，准妈妈的体形和体重并没有特别明显的变化。在这段时间，准妈妈的基础体温会呈现高温状态，并且这种状态会持续14～19天。同时，准妈妈还会感到身体慵懒犯困，嗅觉变得非常灵敏，令人恶心难受的气味可能到处都是。

此外，由于激素的作用，准妈妈可能会感到乳房开始发胀，乳头有时会有阵痛，仔细观察，还会察觉到乳头和乳晕的颜色在逐渐变深变暗。同时，大部分准妈妈排尿次数增加，心情烦躁，感到恶心，并且出现孕吐情形，有些人甚至会出现头晕、鼻子出血、心跳加速等症状。但这些都是怀孕初期特有的现象，不必过于担心。

 **温馨提示**

#### 准妈妈要适度减轻工作负担

现在的女性大多数都要兼顾工作和家庭，因此不少女性在怀孕之后仍然醉心于工作。其实，无论是夜以继日醉心于工作的女性，还是自认为体力上还能应付工作的女性，到了怀孕期都应该量力而行，适度减轻自己的工作负担，以免操劳过度，影响胎儿的成长。此外，繁忙的工作加上孕早期的妊娠反应，会将准妈妈弄得十分紧张，甚至焦虑不堪，这对准妈妈和胎儿都没有益处。所以，准妈妈要为自己和肚子里的胎儿着想，必须学会休息，尽量减少工作量，慢慢调适新的生活。

### 冷静面对孕早期的妊娠反应

怀孕本是一件好事，可是孕早期的妊娠反应，往往让初为人母的准妈妈们始料不及。超过半数的准妈妈在此时会出现孕早期的妊娠反应，包括低烧、头晕、乏力、嗜睡、流口水、食欲不振、喜食酸物、厌恶油腻、恶心、晨起呕吐等，这都是准妈妈的身体为了适应胎儿变化而产生的反应。

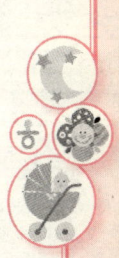

孕早期的妊娠反应一般不会太重，恶心、呕吐等都是正常的反应，准妈妈的心理状态在应对孕早期的妊娠反应中起着十分关键的作用。那些出现严重妊娠呕吐的准妈妈，多数是由于精神过于紧张焦虑造成的，只有极个别是因为消化道疾病引起的，只要通过积极的心理调适和配合治疗，基本都可以痊愈。

由于许多止呕、去除早孕反应的药物，都会对胎儿的发育造成严重影响，因此一般情况下，不建议准妈妈采用药物疗法应对孕早期的妊娠反应。不过，为减轻严重的妊娠反应对怀孕造成的不良影响，准妈妈可通过放松身心、积极转换情绪等自我调整的办法使妊娠反应减轻。

比如，准妈妈可以在怀孕期间阅读一些关于孕产的书籍，正确认识怀孕中出现的不适，学会调整自己的情绪，以积极的心态度过早期的妊娠反应阶段。此外，准妈妈还可以选择一些自己喜欢的食物，能吃什么就吃什么，能吃多少就吃多少；在闲暇之时，也可以做一做自己喜欢做的事情，与朋友聊聊天、散散步等，使自己的情绪保持积极的状态。

总之，生命的孕育是一件很自然的事情，孕育生命是苦乐相伴的一个自然过程。准妈妈要正确认识孕早期的妊娠反应，不要过多焦虑妊娠反应的问题，从生理和心理上增加自身对妊娠反应的耐受力，使自己轻松度过妊娠反应期。

### 专家提示

#### 警惕怀孕后的"妊娠月经"

顾名思义,"妊娠月经"就是指女性在怀孕期间还会来月经。但是,"妊娠月经"并非是真正的月经,而是女性在怀孕后出现的阴道流血的现象。它的特点是流血少、颜色淡、天数短,与以往任何一次月经都不同。"妊娠月经"的现象都发生在怀孕3个月以内,一般只出现1次,也有个别的女性出现2～3次。

女性在怀孕后一般不会再来月经,只有具有双子宫的女性才会在怀孕后仍有正常月经出现,但这样的情况十分罕见。因此,有很多女性在怀孕后如果出现了"妊娠月经",往往会认为这是月经,以致不知道自己已经怀孕了。

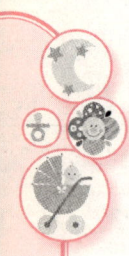

目前,"妊娠月经"真正的原因尚不十分清楚,可能是受精卵着床时的一种生理反应。女性在孕早期如果出现阴道流血的现象,很可能是先兆流产,或是人身并发蜕膜息肉、子宫颈息肉等引起的出血。因此,对于已经确定怀孕的准妈妈,一定要警惕"妊娠月经",如果出现阴道流血的现象,就应当及时去医院检查,以排除上述这些病变。

### 做好孕早期的胎教

随着时间的推移,到了妊娠第二个月时,胎儿不仅个子长大了许多,而且所有的器官原基已初步形成,也就是说,大自然赋予人的一切素质胎儿都已经基本具备了。此时,胎儿不仅在形态上已产生了巨大的变化,而且他还能够感受到外界的刺激。所以,南北朝时北齐医学家徐之才曾强调说:"二月之时,儿精成受于胞里,当慎护之,勿惊动也。"意思就是说,在妊娠第二个月时,受精卵已经在准妈妈的子宫里形成胎儿,正是胎儿发育最关键的时刻,必须小心谨慎地护理,不要随便地惊动他。

在对胎儿进行孕早期的胎教时,准妈妈首先面临的一个主要问题就是如何处理好孕早期的妊娠呕吐。原因主要有两个方面:一是准妈妈对待孕早期妊娠呕吐的方式和态度,决定着胎儿能否有一个良好的生长环境;二是准妈妈可能会因妊娠呕吐减少饮食量，若饮食量过少，就会导致体内营养缺乏，进而影响胎儿的正常生长发育。因此，准妈妈在这段时间切不可认为怀孕不久，胎儿尚未成形而掉以轻心，一定要慎之再慎，从思想感情和观念上确立母儿同安的观念，以很好地在精神与饮食营养上养胎、护胎及对胎儿进行孕早期的胎教。

### 1. 情绪胎教

在妊娠第二个月，准妈妈大多都会有恶心、呕吐、口中发酸、头痛、焦躁等孕早期妊娠反应现象发生，不同的人妊娠反应的程度和表现各有不同，有的人反应小，而有的人反应会很大。妊娠反应的难受和不舒服，会让一些准妈妈认为怀孕是一件很可怕的事情，进而就会产生烦躁、恐惧的情绪，如果准妈妈这种不良的情绪无休止地持续下去，不仅会影响到自己的身心健康，而且还会将这种不良的情绪通过母体直接传递给体内的小生命，影响胎儿的正常发育。所以，准妈妈一定要认清这一点，树立"宁静养胎即胎教"的观点，学会自己调控心情，确保自己的情绪在整个怀孕期间乐观稳定，千万不要生气、着急，更不要吵骂争斗，即使遇到不愉快的情境，也应想办法转移注意力，力求始终保持平和的心态。

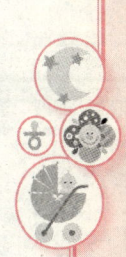

### 2. 营养胎教

胎儿发育成长的整个过程全依赖于母体供应营养，并且宝宝的身体发育及智力发育与胎儿期的营养因素息息相关，再加上胎儿在怀孕早期正处于胚胎细胞分化增殖和主要器官形成的重要阶段，因此这一时期准妈妈自身的营养对胎儿的健康发育起着至关重要的作用。但由于孕早期不同程度妊娠反应的作用，大部分准妈妈会改变饮食习惯及营养的摄入量。所以为了防止妊娠反应引起母体严重营养缺乏，从而导致胎儿发育不良，准妈妈应合理调配膳食，以确保自身的营养需要和胎儿的正常发育成长。

### 3. 音乐胎教

优美的旋律不仅能陶冶准妈妈的情操，同时也能使母体产生有益于身心健康的激素和酶。这些激素和酶会随着血液进入胎盘，并进入胎儿体内，起到调节血液流量和兴奋细胞的作用，使胎儿向健康的方向发育成长。因此，从妊娠第二个月月末开始，准妈妈可以播放一些优美、柔和的乐曲，以每天

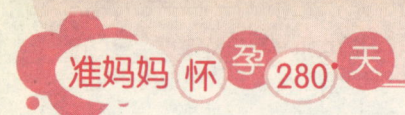

放1~2次、每次放5~10分钟为宜,这样既激发了准妈妈愉快的情绪,也可以给胎儿的听觉以适应性的刺激作用,为进一步实施音乐胎教和听觉胎教开个好头。但需要注意的是,准妈妈和准爸爸千万不能盲目地迷信音乐胎教,既不要不加选择地听,也不要不喜欢听偏要听,一定要保持良好的心态,自然、随心地听一些抒情、欢快、柔婉的音乐,否则,就会适得其反,不仅达不到胎教的目的,甚至还会影响准妈妈的情绪,对胎儿造成不利的影响。

### 4. 联想胎教

联想胎教也是一种重要的胎教形式。由于准妈妈与胎儿具有心理与生理上的相通性,因此,准妈妈可通过自身的意念影响胎儿。也就是说,准妈妈可以利用自己和胎儿之间情绪、意识的传递,通过对美好事物和意境的联想,使自身处于一种美好的意境中,再把这种美好的情绪和体验暗示、传递给胎儿。在日常生活中,我们经常会看到许多相貌平平的父母却能生出非常漂亮的宝宝,这与怀孕时准妈妈经常强化宝宝的形象不无关系。因为准妈妈在为胎儿形象构想的过程中,会使自己的情绪达到最佳状态,促进体内具有美容作用的激素增多,使胎儿面部器官的结构组合及皮肤发育良好,从而塑造出自己理想中的胎儿。

总之,准妈妈在怀孕期间要尽量做一些令自己愉快的事情,保持愉悦舒畅的心情,同时,准爸爸及家人也要尽量理解和体谅准妈妈,解除她的顾虑,丰富她的物质生活和精神生活,为她和宝宝创造一个良好的环境,以促进胎儿的健康成长。

 **温馨提示**

#### 孕期呕吐是不是正常现象

在怀孕期间,大约会有两三个月,甚至更长的时间,准妈妈会出现经常恶心、呕吐的症状,人们称之为孕吐。这是一种正常的现象,只要在正常范围内,不用担心会给胎儿造成不良影响。但是,目前医学界对孕吐的成因尚没有定论。不过,近年来部分医学家提出了一种新的理论:准妈妈在孕期恶心、呕吐,实际上是身体为保护胎儿,对毒素以及有害食品所作出的一种自然反应。

### 准妈妈孕吐饮食指南

根据调查,世界上大约有70%的准妈妈都会有孕吐的现象。有关孕吐的原因有很多种说法,不少人认为心理因素对准妈妈孕吐的影响比较大,但最新的调查结果显示,其实饮食也是准妈妈孕吐的主要原因,比如,如果食物中所含的肉类或糖分较多,准妈妈孕吐的情况就会比较严重一些。因此,准妈妈在运用心理疗法缓解孕吐的同时,不妨也采用饮食疗法缓解孕吐的症状。

在怀孕期间,准妈妈所吃食物应遵循"能吃什么就吃什么"的原则,尽可能根据自己的饮食习惯和爱好,进行选择和安排,如酸、甜、咸、辣等不同口味。比如,大部分准妈妈偏爱酸性食品,而带酸味的食品则恰恰可以增加食欲,帮助准妈妈顺利地进行糖代谢,改善身体状况,所以准妈妈可以根据自己的饮食习惯和爱好,适当进食一些酸性食品。

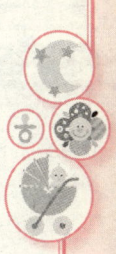

需要注意的是,若准妈妈孕吐较严重时,其饮食应以"清淡可口,容易消化,富于营养"为原则;在孕吐症状减轻,精神好转,食欲增加后,可适当吃一些鱼、虾、瘦肉、乳类、蛋类及其他富含优质蛋白质的食物,同时还要注意补充一些糖类、矿物质和维生素,以确保准妈妈自身的需要和胎儿生长发育的需求。

此外,在进食方法上,准妈妈应以"少食多餐"为原则。虽然在妊娠过程中,准妈妈要保持营养均衡,但也不能为此而强行进食,否则即使吃了也会吐出来,反而对身体不利;或者,有时候觉得胃口很好,就一次吃很多食物,尤其是在空腹的情况下大量进食,很可能会因食物刺激胃,诱发呕吐。因此,准妈妈不要一次进食很多,最好"少食多餐",以每2~3小时进食一次为宜。

早晨空腹时,吃一些体积小、含水分少的食物,如饼干、鸡蛋、巧克力等,可抑制、缓解孕吐;进食以后,卧床休息30分钟左右,也可起到抑制、缓解孕吐的作用;晚上孕吐反应较轻时,可适当增加食量和食物的种类;若在进食后出现呕吐,准妈妈千万不要紧张,应屏气呼吸,放松情绪。早晨起床就想吐,往往是因为胃内没有食物引起的,因此,在晚上入睡前适量加餐,既可以满足自身的健康需要和胎儿的营养需要,也可以适度缓解、减轻孕吐

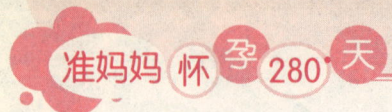

的症状。

因为在怀孕最初的三个月,是受精卵分化最旺盛、胎儿各器官形成的关键时刻,所以准妈妈在此期间的饮食调理十分重要。需要格外注意的是,无论孕吐的程度如何,准妈妈要绝对禁止酒类等具有强烈刺激性的食物,肥腻、不易消化的油炸食物也应忌食。

 **推荐食谱**

**陈皮卤牛肉**

材料:

瘦牛肉250克,陈皮、葱、姜、糖、酱油、水各适量。

做法:

(1)牛肉洗净切成薄片,加酱油拌匀,腌10分钟。

(2)把陈皮用水稍微泡软,葱洗净切段。

(3)将腌好的牛肉一片一片放到热油里,炸到稍干一些,盛出。

(4)把陈皮、葱、姜先爆香,然后加入牛肉稍炒一下。

(5)放入拌好的卤料,即陈皮、葱、姜、酱油、糖,炖至卤汁变干,即可食用。

功效:

瘦肉类含有丰富的B族维生素,对抑制、减轻准妈妈孕早期的呕吐症状有良好的效果,而且还可减轻精神疲劳等;姜、陈皮等则可减轻准妈妈的恶心感。因此,陈皮卤牛肉非常适宜孕早期有呕吐症状的准妈妈食用。

**姜汁牛奶**

材料:

鲜牛奶200克,姜汁10克,白砂糖20克。

做法:

将鲜牛奶、生姜汁、白糖混匀,煮沸后即可食用。

食用方法:

温热服,每日2次。

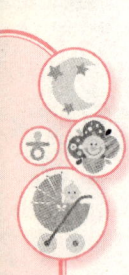

功效：

该食品味道清香，具有益胃、降逆、止呕的功效，因此，非常适宜准妈妈做呕吐调理之用。

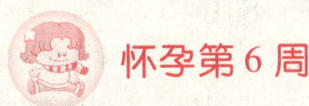

## 怀孕第6周

### 摸清胎儿发育情况

从怀孕第6周开始，胎儿进入胚胎期。胚胎期就是指妊娠6～10周，这是胎儿生长发育的重要时期，许多重要的器官和脏器都在这一时期形成。在本周，胎儿的生长速度非常快，其身长已达到6毫米左右，其形状就像一枚蚕豆。此时，胎儿呈"C"字形蜷缩，漂浮在充满液体的羊膜囊中。

 **专家提示**

#### 宫外孕会有早孕反应吗

在正常情况下，受精卵会由输卵管迁移到子宫腔内着床，然后安家落户，慢慢发育成胎儿。但由于种种原因，某些受精卵在迁移的过程中出了问题，并没有迁移到子宫腔内着床，而是在别的地方停留下来，在子宫外着了床，造成了宫外孕，医学上又称异位妊娠。

宫外孕虽然不是一种正常怀孕，但毕竟也是受孕。因此，宫外孕也会有早孕反应。此外，宫外孕患者除了会出现早孕反应外，还会出现停经、腹泻、阴道出血、面色苍白、腹痛、晕厥与休克等几种非常典型的症状。

宫外孕是一种相当危险的疾病，危害极强，这种情况下的受精卵不但不能发育成正常胎儿，而且还会像定时炸弹一样引发危险。因此对于宫外孕，早发现、早治疗是非常重要的，并且在日常生活中就要对其保持高度警惕性，做好防治宫外孕的保健工作，以减少宫外孕的机会或防止出现严重后果。

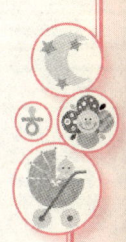

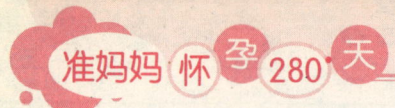

## 准妈妈的身心变化

到了这周,准妈妈身体已经开始发生变化,怀孕的症状也开始明显起来:①现在准妈妈的基础体温持续升高,还没有降下来;②约半数的准妈妈开始出现头晕、乏力、食欲不振、喜食酸食、厌油、恶心、晨起呕吐等早孕反应;③由于雌激素与孕激素的刺激作用,准妈妈的胸部感到胀痛、乳房增大变软、乳晕有小结节突出;④大多数准妈妈会感到异常疲倦,需要更多的睡眠;⑤膀胱在盆腔内受增大的子宫的压迫,出现尿频现象;⑥从心里厌倦多说话,不愿做家务,只是希望静静地待在家里等。这些令人心烦的症状都是正常的妊娠反应,大约在三个月之后,准妈妈的恶心与晨吐就会结束,所以不要担心,也不要紧张。

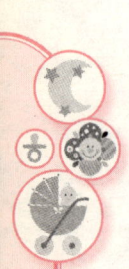

 **温馨提示**

### 小心早期流产

流产对于准妈妈来说是一个比较沉重的打击。然而,在怀孕早期的三个月,由于胚胎刚刚植入子宫内膜、在其内生活不久,与母体的连接还不是很稳定,并且胎盘功能尚未完整,卵巢功能也不完全,黄体素(即安胎激素)因而分泌不足,一旦受到外界干扰,比如剧烈运动、劳累过度、孕期性生活等,就有发生流产的可能。因此,怀孕前三个月是最容易流产的危险期,准妈妈要特别注意自己的身体情况,一旦发生异常现象,应及时去医院检查,千万不要擅自使用偏方保胎,以免造成无法挽救的伤害。

## 提防化妆品对胎儿的影响

"爱美之心,人皆有之。"爱美是女人的天性,而爱美的女性都喜欢化妆,因为装扮以后,会显得更加年轻漂亮、容光焕发。化妆本来并非禁止或禁忌的事情,如今,女性化妆已成为现代社会一种时尚和文明的标志,可是,当准妈妈怀孕之后,就要警惕某些化妆品中包含的有害化学成分了。

瑞典的研究人员曾对2410名女发型师和3462名从事其他职业的普通妇

女的生育情况进行了对比，其结果显示，女发型师所生的婴儿中，低体重儿或先天缺陷儿的概率比其他人高，低体重儿达4.5%，先天缺陷儿达2.8%。研究人员表示，这很可能与她们经常接触喷发胶和洗发水等有关。

因此，爱美的准妈妈们一定要注意了，为了宝宝的健康，最好远离这些化妆品，就算在哺乳期内也不要使用。那么，准妈妈应该禁用哪些化妆品呢？

### 1. 染发剂

据国外医学专家调查，染发剂对准妈妈的皮肤和胎儿都有影响，它不仅会引起皮肤癌，而且还会引起乳腺癌，导致胎儿畸形。因此，建议准妈妈和月经不调的女性最好不要用染发剂。

### 2. 烫发精

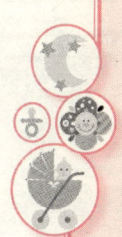

据法国医学专家多年研究，女性在怀孕以后，头发非常脆弱，极易脱落。如果再使用烫发精烫发，反而会加剧头发脱落，并且少数女性还会对其产生过敏反应。此外，由于烫发精是一种化学制剂，它会经过头皮侵入血液中，影响体内胎儿的正常生长发育。因此，准妈妈在怀孕期和哺乳期不宜使用烫发精。

### 3. 口红

口红是由各种油脂、蜡质、颜料和香料等成分化合而成的，一般情况下对人体无明显危害性，但在怀孕期间最好不用。因为口红中的油脂通常采用羊毛脂制成，而羊毛脂具有一定的渗透性，同时能吸附空气中各种对人体有害的重金属等元素，还能吸附能进入胎儿体内的大肠杆菌等微生物。准妈妈在涂抹口红以后，空气中的一些有害物质就容易被吸附在嘴唇上，并随着唾液进入体内，从而影响到体内胎儿的健康。因此，准妈妈最好不要涂口红，尤其是不要长期涂口红。

### 4. 指甲油

目前，市面上销售的指甲油，大多是以硝化纤维为基料，配以丙酮、乙酯、丁酯、苯二甲酸等化学溶剂和增塑剂及各色染料制成的，而这些化学物质对人体是有一定毒害作用的。准妈妈涂了指甲油后，在用手拿东西吃的时候，指甲油中的有毒化学物质很容易随食物进入体内，并能通过胎盘和血液进入胎儿体内，日积月累，就会影响胎儿健康。因此，准妈妈也不应涂指甲油。

### 专家提示

#### 美白类化妆品危害多

在盛夏季节，容易被晒黑是众多女性共同关心的话题，许多人除使用防晒霜外，更多的是选用增白祛斑美容化妆品。然而近年来，我国脑瘫患儿的发病率呈上升趋势，临床医生发现，98%以上的患儿的母亲都喜欢使用美白类化妆品。这是为什么呢？

原来，这些美白类化妆品中含有铅，而铅很容易被人体吸收，而且能够通过胎盘进入胎儿体内，危害胎儿的神经系统，因此，长期使用美白类化妆品的准妈妈，生育脑瘫患儿的概率就比较大。

此外，美白类化妆品中还含有汞，汞的某些化合物具有很好的增白美容效果，但对人体的神经、消化道、泌尿系统等有严重的危害。同时，汞还可以通过胎盘进入胎儿的血液循环，引起胎盘结构和生化方面的改变，间接影响胎儿在宫内发育，另外，它还可以导致胎儿脊柱裂、唇腭裂及肋骨融合等先天性畸形。

因此，育龄女性及准妈妈应尽量少用这类化妆品。

## 把握好孕期运动的劳逸度

在日常生活中，经常见到很多准妈妈，一旦知道自己怀孕了，就马上推掉工作、娱乐及一切体力活动，进入全程"戒备"状态，静等着宝宝出生。其实，在怀孕以后保持一定的运动量，无论是对准妈妈还是对宝宝都是非常重要的事情。

### 1. 不运动的坏处

准妈妈在孕期若不运动则很容易导致胎儿畸形。畸形的原因主要有两个：一是准妈妈在怀孕过程中暴饮暴食、乱补营养、饭量过大造成胃部下垂，在一定程度上压迫了胎儿的发育；二是准妈妈在怀孕以后几乎不运动，胎儿在发育过程不断长大，而活动空间却被固定在一处不能动，久而久之就形成了畸形。同时，准妈妈在孕期若活动太少，会使胃肠蠕动减少，从而引起食欲下降、消化不良、便秘等，不利于准妈妈的健康，甚至还会使胎儿发育受阻。

**2. 运动的好处**

对准妈妈而言，适量的运动能够促进血液循环和新陈代谢，增强心肺功能，使骨骼和大脑保持健康，而且运动还可以阻止和减轻便秘、静脉曲张和疲惫以及孕期疼痛，预防和降低在孕期罹患高血压和糖尿病的风险。规律的运动能增强准妈妈的体力，使肌肉有弹性，这对顺利分娩非常有益；同时，适量、规律的运动还可以使准妈妈在孕期保持健康的情绪，并且可以帮助准妈妈更快地恢复分娩中的身体损伤，更快地恢复产后体形。

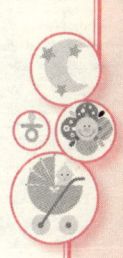

对胎儿而言，适量、规律的运动为准妈妈的大脑提供了充足的氧气和营养，从而促使准妈妈的大脑释放出脑啡肽等有益物质，这些有益物质则通过胎盘进入胎儿体内，加快了胎儿的新陈代谢，从而促进胎儿生长发育；此外，运动可以摇动胎儿周围的羊水，就像给胎儿做按摩一样，能够刺激胎儿全身的皮肤，非常利于胎儿的大脑发育，使出生后的宝宝更加聪明。

总而言之，准妈妈在怀孕期间运动对胎儿和大人都有多方面的好处。但是，准妈妈做运动要根据自己的身体情况进行，注意劳逸结合，盲目运动可导致流产。那么准妈妈如何运动和做哪些运动是安全的、健康的呢？准妈妈在怀孕期间的运动强度是否适合，又该如何判断呢？通常情况下，准妈妈可以照常上班，也可以参加一些诸如家务杂事类的轻体力劳动，还可做简单的伸展操或散步。准妈妈运动的强度是否适合则可以通过掌握自己在运动时的心率来判断。一般而言，准妈妈在运动时的心率以不超过 140 次/每分钟为原则，每一次运动的时间以不超过 15 分钟为宜。

此外，需要格外注意的是：①运动不要在炎热天气中进行，同时在运动前后要注意补充水分，以免体温过高，在运动过程中要尽量避免跳跃、震荡和快速改变身体方向；②怀孕期间不宜做下蹲或长时间弯腰的工作，以免增加腹部压力，影响胎儿的血液循环；③怀孕 4 个月后，应禁止做背部仰卧运动；④如果已确诊妊娠期高血压，而且怀孕已经有 8 个多月，应多休息，保持镇静，暂时不宜运动；⑤对于性爱"运动"，在怀孕前 3 个月和后 3 个月应禁止同房，中间 3 个月可以适度进行性生活，其间若出现腹部疼痛和阴道流

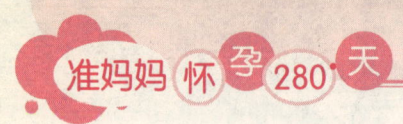

液，应及时到医院就诊。

 **温馨提示**

### 怀孕初期也要多运动

俗话说，生命在于运动。运动对准妈妈来说是两条生命，因此意义格外重要。有大约10%的准妈妈错误地认为，怀孕初期要多运动比较好。事实上，从怀孕的第一个月开始，到怀孕的第三个月，为了宝宝的安全，最好不要做激烈运动和重体力劳动，因为此时胎盘着床多不稳定，胎儿尚未牢固地"扎下营盘"，运动过度会导致流产。并且有些准妈妈胎盘着床的位置比较低，甚至有出血，因此这些准妈妈应该多卧床休息，而不宜多活动，以免发生早产或流产的问题。

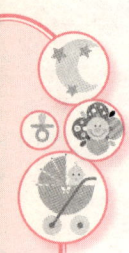

此外，怀孕7个月后准妈妈也不适宜做运动，因为此时宝宝已经长得很大了，运动过度可能导致早产；同时，生活在城市中的准妈妈，应避开16：00～19：00这段时间做运动或者外出，因为这段时间空气污染相对严重。另外，曾有流产史的准妈妈，以及心脏、肾脏患有疾病的准妈妈，或者检查出是前置胎盘或出现不规则出血、宫缩等现象的准妈妈，千万不要随意做运动。

### 注意调节良好的夫妻感情

在确定怀孕之后，准妈妈和准爸爸往往都非常激动和高兴，对未来充满了幸福的憧憬。可是过了一段时间以后，准爸爸往往就会发现，准妈妈的性情发生了巨大的变化：原本温柔娴静、知书达理的妻子，经常会因为生活中的小事大动肝火；原本活泼开朗、爽朗好动的妻子，竟然变得郁郁寡欢、忧郁懒散或者焦躁不安。这究竟是为什么呢？其实，这些也是准妈妈在妊娠期所特有的正常现象，主要是由生理和心理两方面的原因引起的。

从生理方面来讲，主要是因为准妈妈在怀孕之后，大脑皮质功能暂时失调，引起了兴奋与抑制不平衡，从而致使准妈妈的自制力减弱；同时，准妈妈的雌激素在怀孕期间会升高，这也是引起准妈妈情绪波动的一个重要因素；此外，再加上妊娠反应、便秘等造成准妈妈身体不适，也会直接或间接地引起准妈妈的情绪波动。与此同时，准妈妈在心理和情感上也经历着许多巨大变化，脑海里常常会冒出各种无端的问题，或担忧，或恐惧，或不安。所以，准妈妈在多种因素的影响下，性情往往会发生巨大的变化。此时，就需要家人，尤其是准爸爸多多体谅和理解准妈妈，在精神、心理、情感上给予准妈妈更多的安慰和照顾。

准爸爸如能关注和理解准妈妈的这些生理和心理变化，并能很好地帮助准妈妈适应和调整的话，不仅能使准妈妈顺利度过孕期，而且还能加深夫妻感情。反之，则影响妊娠期母子的健康乃至今后的生活。因此，准妈妈和准爸爸之间应该有良好的感情交流，要相互理解、相互信任、体贴入微、相敬如宾，从而使夫妻双方感到更加幸福和美满，同时，准妈妈的情绪也会处在适合胎儿生长发育的最佳状态。

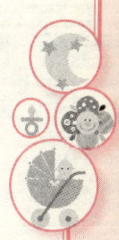

 **专家提示**

### 孕期夫妻感情直接影响胎教

现在已经证实，胎儿在出生之前对来自外界的刺激是有反应的，准妈妈所感觉的事物都可影响胎儿。有报道称，如果夫妻之间在孕早期经常争吵，可引起胎儿兔唇、腭裂等畸形；如果夫妻之间在孕晚期感情不和，则会致使出生后的宝宝烦躁不安、哭闹不止、睡眠差、消化功能不好，严重时甚至危及孩子的生命。

究其原因，就在于胎儿与母体的信息传递。当夫妻之间激烈争吵时，准妈妈就会分泌出一些有害激素，并通过生理信息传递的途径为胎儿所接受。与此同时，准妈妈激动的情绪可以导致血管收缩，血流加快、加强，从而使其物理振动传到子宫，殃及胎儿。

所以，孕期夫妻感情融洽不仅是家庭幸福的一个重要条件，同时也是胎教的重要因素。在幸福和谐的家庭中，胎儿会得到良好的生长环境，健康顺利地成长，生下的宝宝往往健康聪明。而在夫妻感情不和睦的环境里，孕育的胎儿在身心缺陷方面的概率，则要比生活美满、和睦相处的父母所生的宝宝高很多。

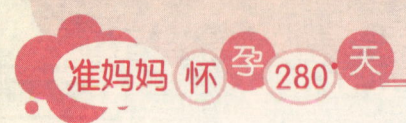

## 怀孕第7周

### 摸清胎儿发育情况

在怀孕7周左右的时候,胎儿的成长速度相当快,从本周初到本周末几乎要长大一倍多。本周初胎儿从头部到臀部的长度只有6毫米左右,那么到了本周末,则会增长到11~13毫米,像黄豆粒那么大了。在这一周,胎儿的面部基本器官已经开始成形,可以清晰地看到鼻孔,眼睛的雏形也已经具备,同时,胎儿身体上形成宝宝手和腿的地方的变化也越来越明显,他的手和脚此时看上去就像划船的桨一样。此外,胎儿的脑下垂体腺和肌肉纤维这时候也开始发育,最重要的是胎儿的心脏在这时候已经可以跳到150次/分钟,相当于大人心跳的两倍。然而,此时胎儿的心脏只有一个心室,也有血液在细小的血管里面流动了,但搏动还很轻微,准妈妈还无法感受到这一微小、奇妙的变化,一直要到怀孕3个月后,准妈妈才能够感受到胎儿在腹中的运动。

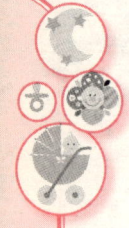

### 专家提示

#### 什么是胎心

胎心,就是指胎儿在子宫内的心脏跳动,而胎儿在子宫内心脏跳动的声音,就是胎心音。在宝宝出生前,胎心音是宝宝和外界联系的唯一桥梁,它是胎儿健康的重要指征,人们可以通过听胎心音判断胎儿心脏跳动的频率与强弱,从而了解胎儿在子宫中的生长发育状况。一般在怀孕7周左右,就可以通过B超探测到胎儿心脏的搏动;在怀孕20周末,则可以通过胎心听诊器从孕妇腹部清晰地听到胎心音。

正常胎心跳动为每分钟120~160次,听上去音色清脆,节律整齐,强弱适中,好似钟表的"滴答"声。如果胎儿平时的胎心率持续高于160次/分钟，或低于110次/分钟，或心跳不规则、时快时慢、跳跳停停、中间有间隙等都是异常情况，应及时向专家医师咨询、治疗。

### 准妈妈的身心变化

怀孕7周时，准妈妈可能随时会有一种饥饿的感觉，而且常常饥不择食地吞咽各种食物。在这种情况下，准妈妈的体态和体形很快就会有所改变，但是此时千万不要过多地考虑自己的体态和体形，而要尽可能地食用各种食物，以维持胎儿生命器官的生长。因为目前这几周是胎儿发展的关键时期，所以准妈妈更应注意补充营养。

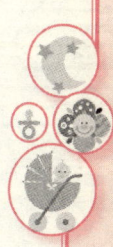

此外，准妈妈在早晨醒来后嘴里有一种说不清的难闻味道，会感到难以名状的恶心，并且准妈妈在这段时间的情绪波动很大。需要注意的是，在怀孕6～10周是胎儿腭部发育的关键时期，如果准妈妈在此期间的情绪波动很大，就会直接影响到胎儿的发育，并会导致胎儿出现腭裂或唇裂的情况。因此，准妈妈在这个时期一定要好好调整自己的情绪，保持心情愉快，千万别因小而失大！

 **温馨提示**

#### 孕期保健小贴士

现在是胎儿的不稳定时期，最好不要外出旅行，过量的运动有可能引起流产。调整孕期的情绪，一定要保持心情愉快，可以适当地听听轻音乐，进行音乐胎教。

### 准妈妈的营养与饮食

很多准妈妈在怀孕后的前一两个月都比较容易出现饥饿感，具有很强的吃东西的欲望，需要注意的是，准妈妈在尽可能地食用各种食物的同时，千万记着营养均衡饮食，不可乱吃或偏食。首先，为了避免随时出现的饥饿感所造成的烧心、胃疼等情况，准妈妈可以随身携带一些糖块，或在床头、办公桌上放一些小食品、点心，在晨起或午休起来后，或在一切觉得不舒服的

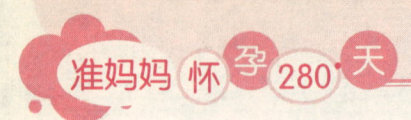

时候，随时吃些糖块、小食品、点心等，以补充能量、缓解饥饿感。

此外，准妈妈还要特别注意摄取微量元素。微量元素是生命活动必需的营养素，主要从饮食中摄取。正常情况下，微量元素缺乏是不常见的。但是准妈妈在怀孕之后，既要为自身的生命活动提供必需的营养素，同时还需要为胎儿的生长发育提供必需的营养素，一旦准妈妈在怀孕前体内储备不足，怀孕后又供给不上，就会出现微量元素缺乏的现象。因此，准妈妈（尤其是孕吐厉害的准妈妈）要特别注意摄取微量元素。

一般来说，在怀孕前的几个月内和怀孕最初的三个月，准妈妈每天要补充400微克的叶酸。在整个怀孕期间，准妈妈都要多吃含叶酸的食物，如芦笋、菠菜、哈密瓜、橘子和黑豆等。此外，维生素$B_2$与特定的蛋白质结合生成黄酶，黄酶在物质代谢中起传递氢的作用，参与组织的呼吸过程，而维生素$B_2$只有少量在人体内部停留，准妈妈需要每天通过饮食等渠道补充维生素$B_2$。

与此同时，准妈妈在整个孕期都应特别注意预防贫血，多摄取铁元素。准妈妈除了维持自身的需要外，还要为胎儿生长供应铁元素，胎儿除了摄取身体成长所需要的铁元素外，还要在肝脏中储存一部分铁元素，所以准妈妈一定要注意补充铁元素。在孕早期，准妈妈每天至少要摄入15~20毫克铁，在孕晚期，每天应摄入20~30毫克铁。在日常饮食中，富含铁元素的食物很多，比如，鸡、鸭、猪的心和肝、肾脏，以及芹菜、香菇、番茄、红枣、葡萄干等，都富含铁元素。

在这一时期，维生素、谷类食物、蔬菜色拉和蔬菜汤等食物不仅能为胎儿提供足够的营养，也会防止准妈妈的体重过度增加，因此这些食物都是准妈妈在这个时期很不错的选择。如果准妈妈在这一时期出现了渴望饮食冰块、颜料、黏土等非食品的症状，就意味着准妈妈体内缺乏了某种微量元素，但也很有可能是患了"异食癖"，应立刻咨询专家、医师。

## 推荐食谱

### 三鲜玉米羹

材料：

嫩玉米粒50~100克，熟鸡肉丁25克，火腿肉丁25克，鲜贝切小丁25克，鸡蛋、鸡汤、淀粉、盐、鸡精、白糖各适量。

做法：

（1）将嫩玉米蒸煮熟烂后，放入鸡汤中与鸡肉丁、火腿肉丁、鲜贝丁共煮5分钟。

（2）煮开后，用淀粉勾芡，并放入盐、鸡精、白糖调味。

（3）羹熟后倒入蛋液，轻轻搅动，使蛋液凝固成蛋花即可食用。

功效：

玉米性甘味平，有调中和胃、利尿排石、降脂、降压、降糖的作用。同时，玉米粒中含有淀粉、维生素（维生素$B_1$、维生素$B_2$、维生素$B_3$）、胡萝卜素等微量元素以及丰富的食物纤维，长期食用，对准妈妈和宝宝的健康十分有利。

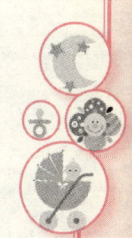

**黑芝麻山药粥**

材料：

黑芝麻120克，山药15克，粳米60克，鲜牛奶200克，玫瑰糖6克，冰糖120克，水适量。

做法：

（1）将粳米淘净，浸泡1~2小时，捞出沥干；黑芝麻炒熟；山药切成细粒。

（2）将粳米、黑芝麻和山药粒放入锅中，加水搅匀，微火煮约1小时。

（3）煮熟后，放入适量的玫瑰糖、冰糖，慢慢搅拌至均匀后，即可食用。

功效：

山药是一种高营养、低热量的食品，准妈妈可以放心地多加食用而不会有发胖的后顾之忧；芝麻属于高铁、高钙、高蛋白质食物，是养生保健、补益药用的最佳选择。此粥香甜可口，滋阴润肠，准妈妈在孕早期食用，有利于安胎。

## 准妈妈本周需要注意的几个问题

（1）避免使用温度过高或过低的水。准妈妈在日常洗涤的时候，如果经

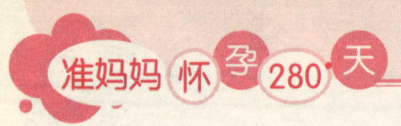

常使用温度过高或过低的水,就会导致子宫收缩,甚至流产。

(2)要勤刷牙。准妈妈在妊娠期间大多喜欢吃酸的食物,而这些酸的食物最容易把牙齿弄坏,同时,由于孕吐反应,准妈妈的牙齿之间难免会有呕吐残留物,这很容易使准妈妈的口腔发生炎症,进而对胎儿造成危害,因此,准妈妈需要勤刷牙,保持口腔卫生。

(3)要注意改变生活、工作的姿势。虽然适当的家务劳动或工作,有助于缓解妊娠反应带给准妈妈的痛苦,但准妈妈在这段时间做家务劳动或工作时,一定要注意姿势,避免登高、弯腰、用力、尽力伸展等动作,还要适当地舒展、放松脊背,以防止流产的发生。

(4)要警惕头晕目眩等症状。在妊娠期间,妊娠反应会使准妈妈的身体机能出现不能适应的情况,调节血管的运动神经也不稳定,在准妈妈的体位突然发生改变时,会因短暂性脑缺血而出现头晕的症状。此外,由于胎儿的生长需要,准妈妈形成了生理性贫血,从而导致了站立时头晕或眼花的症状。为了预防因头晕或眼花而引起的意外情况,准妈妈在妊娠期间要避免长时间站立,一旦出现头晕目眩的症状,应立即蹲下或躺下休息一会儿。

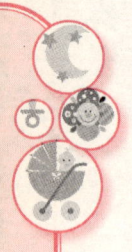

 **温馨提示**

### 孕期性生活指导

虽然孕期性生活没有一定的标准,但由于在怀孕早期胎盘还没有完全形成,处于不稳定状态,保护胎儿的孕激素分泌量还不够多,是最易发生流产的时候,因此没有流产史又没有流产先兆的准妈妈,尽管可以进行性生活,但也要节制,而那些有习惯性流产或曾经流产的准妈妈,要尽量减少交合次数,即使交合也要轻柔一些,如果出现阴道出血,感到腹痛,应该立即终止性生活。

## 怀孕第8周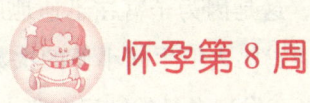

### 摸清胎儿发育情况

怀孕第8周，胎儿发育非常迅速，每天身长就可以增加1毫米，这可以持续到第20周左右。在本周，胎儿从头顶到臀部的身长约14～20毫米，形状看上去像颗葡萄。此时，虽然胎儿的头部仍然较大，但已经初具人形：脸部开始慢慢形成，面部特征已经很明显；眼睛的形成则更加显著，眼睑发育完全，并且出现了眼球的颜色，两眼间的距离很大，位于头部两侧，而不是正前方；耳、鼻、口、手指及足趾等各器官也正在分化发育，已经开始有明显的特征——两侧颌骨联合起来形成了口腔，已经有了舌头，还能辨认出有个鼻尖，两个鼻孔已形成，手指和脚趾间看上去有少量的蹼状物；胎儿的皮肤像纸一样薄，血管清晰可见；上下肢已长得较长，肩、肘、髋以及膝等关节已能看出。同时，胎儿的心脏、大脑、肺、肾、肝脏和胃肠道等重要的内脏器官也都在发育。这时，如果用超声波检查，可以清楚地听到胎儿心脏跳动的声音。

###  专家提示

#### 本周能做B超吗

现在，准妈妈可以做一个B超检查，以检测宝宝的心跳，测量宝宝的大小，确定宝宝的位置，检查宝宝是否发育畸形，还可以检查准妈妈是否怀有多胞胎等。一旦检查出问题也不必紧张，可以在医生的指导下，通过药物进行治疗，让宝宝在子宫中更安全地发育、成长直到出生。

### 准妈妈的身心变化

从怀孕到现在，有的准妈妈除了会出现晨昏乏力、身体不适、恶心呕吐

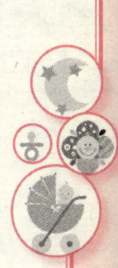

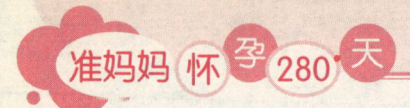

等早孕反应，还会第一次有腹部疼痛的感觉。不过不用担心，这种情况在许多准妈妈身上都曾发生过，这是因为子宫在迅速地成长扩张。同时，由于子宫成长壮大后压迫膀胱，准妈妈去卫生间小便的次数和频率可能会大大超过平时。在这时候，准妈妈还会发现自己的乳房在胀大，腰围也在增大。

由于激素分泌增多，很多准妈妈会变得情绪烦躁。需要注意的是，这个阶段是胎儿腭部发育的关键时期，如果准妈妈的情绪波动过大，就会影响到胎儿，同时会导致胎儿腭裂或唇裂。因此，准妈妈在这一时期要好好调整自己的情绪，千万不能因小失大！此外，准妈妈这时可能会因为恶心、呕吐等早孕反应不愿吃东西，但是现在不是控制饮食的时候，即便准妈妈的早孕反应比较厉害，但还是应该尽量多吃些有营养的食物，以此来保证自己和胎儿的健康。

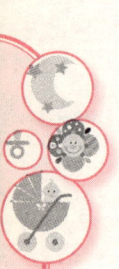

 **温馨提示**

### 准妈妈营养小贴士

现在是胎儿最易致畸的时期，如果准妈妈胃口不好，就要多吃蛋白质含量丰富的食物以及新鲜水果、蔬菜，比如色拉油、绿叶蔬菜、坚果、大豆、南瓜、甜瓜、葵花子和全麦食品等。这些食物中都很容易找到镁的身影，因为镁和维生素A是构筑宝宝健康的两种至关重要的营养元素，镁不仅对胎儿肌肉的健康至关重要，而且也有助于骨骼的正常发育。在怀孕初的3个月，镁的摄取数量关系到新生儿的身高、体重和头围大小，并且镁对准妈妈的子宫肌肉恢复也很有好处。

## 准妈妈本周需要做的三件事

第一件事：选择一家适合自己的产检医院

首先，从家到医院的距离不要太远，而且交通要便利；其次，在条件允许的情况下，尽量选择妇产科专科医院，或者妇产科检查与医院其他门诊分开的医院，这样可以使准妈妈避开与其他病人共处一个空间，降低交叉感染的风险，有利于准妈妈和宝宝的健康。如果准妈妈打算从怀孕一直到分娩都定期去同一家医院检查，那么最好从一开始就慎重地进行选择。

第二件事：做一次产前检查并领取孕妇手册

也许在此之前，准妈妈为验证自己是否怀孕已经去医院做过检查了，那么这一次同样非常关键，不可忽视。一般来说，在确认怀孕后，准妈妈最好在怀孕第8~12周时进行一次产前检查。此次产前检查既可以判断胎儿是否健康，又可以了解软产道及骨盆腔内的生殖器官有无异常，还可以让医生对分娩的情况提早进行估计。需要注意的是，每一次产前检查的结果，都必须详细记录在孕妇手册上面，这是提升产检品质的基本工作，如果医护人员忘记记录产检结果，或者没有通知领取孕妇手册，那么，准妈妈不妨主动提醒他们或加以要求。

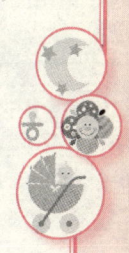

第三件事：记妊娠日记

记妊娠日记，是要求准妈妈把自己在妊娠期中有关保健方面的重要事项记录留档。这不仅能为医生提供有价值的医疗参考，在出现紧急情况的时候，能以最快的时间作出反应，而且也能为自己和孩子留下珍贵的回忆。

每位准妈妈可以根据自己的特点和兴趣进行记录，但妊娠记日记通常应包括下列内容：①末次月经日期；②妊娠反应开始日期和症状；③胎动的日期、次数；④自己的患病情况、用药情况；⑤接触放射性物质情况；⑥孕期并发症；⑦阴道流血、流水的时间和症状程度；⑧产前检查的时间、项目、结论。

 **专家提示**

### 首次孕期检查的内容

首次孕期检查的内容很多，常规检查有测试血压、称体重、骨盆测量、心肺功能检查，以及肝功和乙肝表面抗原检查、肾功能检查、优生四项检查等，必要时还要做妇科检查，检查软产道发育情况等。检查内容因医院而异，比如，有些医院在临产前1周才做骨盆检查。

### 准妈妈忌接种风疹疫苗

疹是一种很常见的传染性疾病，主要在春季发病。虽然疹本身是一种危害甚微的疾病，但是它一旦和妊娠连在一起，则会变得令人生畏。因为准妈妈一旦得了风疹，就可能把疾病传给腹中的胎儿。假如准妈妈在怀孕后的前3个月内得了风疹，就会造成胎儿夭亡，或者发育不全、畸形；如果是在怀孕3个月之后得了风疹，风疹病毒很可能会导致各种病变。因此，准妈妈对风疹病毒万万不可轻视。

那么，是不是就是说准妈妈怀孕以后就要立即去接种风疹疫苗，以预防风疹的发生呢？其实这是错误的做法。殊不知，怀孕后的女性绝对不能接种预防风疹的疫苗。这是因为风疹疫苗是用一种活的病毒培养制成的，尽管这种病毒得到了一定的抑制，但仍然可能给胎儿带来危险。因此，正确的做法应该是：至少应在孕前3个月注射风疹疫苗；如果在怀孕后4个月内得了风疹，就应中断妊娠。

### 温馨提示

#### 准妈妈春天易感染哪些疾病

冬末春初是各种病毒感染的易感季节，随着气温的升高，风疹、戊型肝炎、腮腺炎、流感等各种病原体开始活跃起来，干燥、多风的天气也为疾病的传播创造了有利的机会。虽然胎儿在不同的发育阶段对病毒感染的敏感性不同，但在妊娠早期8周左右，母体感染病毒最易影响胎儿，因此准妈妈们在享受春光的同时，也要注意避免感染各种传染病。

## 准妈妈食用维生素过量对宝宝的危害

维生素并不是有百益而无一害的，特别是现在大家习惯于服用维生素来"强身补神"，这是非常错误的观念。据调查，如今大约有八成准妈妈存在营养过剩的现象。准妈妈服用营养品过量可能危及胎儿，因为这不仅会导致胎儿发育过大，使顺利分娩有困难，而且还可能会造成胎儿出生缺陷。因此，当准妈妈选择食用维生素时，务必要慎重参考说明书或请教医生、专家。

下面来看一看维生素使用过量后，可能对胎儿产生的影响。

### 1. 维生素A

正常人每日建议摄取剂量约2000国际单位的维生素A，孕妇要达到3000

国际单位。一般来说，每日合理的膳食可提供5000~8000国际单位的维生素A，这不仅能充分满足准妈妈每日所需，而且也已达到了哺乳期妇女每日8000国际单位维生素A的需要量。准妈妈如果服用大量的维生素A，不仅可引起流产，而且还会增加新生儿兔唇腭裂、先天性心脏病及中枢神经系统异常等的发生概率。最可怕的是维生素A和维生素D会存藏于身体脂肪中，因此受孕前摄取过量的维生素A也有可能导致日后的胎儿缺陷。所以，准妈妈除非已确诊患有维生素A缺乏症，需要额外补充，否则，无论是受孕前还是受孕后都不要额外补充维生素A。

### 2. 维生素$B_6$

有人认为多服用点维生素$B_6$，不仅可以抑制早孕反应引起的呕吐，而且还可以补充维生素，其实不然。如果准妈妈长期或过量服用维生素$B_6$，胎儿就容易对维生素$B_6$产生依赖。一旦胎儿对维生素$B_6$产生依赖，出生后就易出现哭闹不安、易受惊、眼球震颤、反复惊厥等异常表现。并且有这种毛病的宝宝在出生1~6个月时，还会出现体重不增加的现象。这种症状在医学上被称为维生素$B_6$依赖症，需要及时诊治，一旦诊治不及时，将会给宝宝留下智力低下的后遗症。事实上，准妈妈在妊娠期每日所需要的维生素$B_6$仅比非孕时增加0.6毫克，而且完全可以通过肉、鱼、蛋黄、豆类等日常食物满足需求。因此，准妈妈即使在妊娠早期也完全没必要额外补充维生素$B_6$。

### 3. 维生素C

虽然服用维生素C可以治疗或预防感冒的说法受到了医学界的质疑，但是却被大家普遍接受。由于维生素C不足会导致坏血病，因此建议每日摄取大约30~60毫克维生素C，但是，准妈妈如果摄取过量的维生素C，就会影响母体维生素$B_{12}$的吸收与代谢，以及胎儿的氧化效果。同时，大剂量的维生素C易使母体内形成"酸性体质"，这不仅不利于生殖细胞的发育，而且长期过量服用，还会使胎儿在出生后发生坏血症。

### 4. 维生素D

建议维生素D每日的摄取量为约400单位。因为维生素D可以从天然食物、营养加强的食品，以及阳光紫外线照射中摄取到，所以准妈妈怀孕时并不需要特别刻意增加摄取量。如果每日补充过多维生素D，容易造成软组织

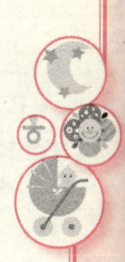

的钙化，而且还有可能导致母体和胎儿的高钙血症，造成主动脉和肾动脉狭窄、高血压和智力发育迟缓等问题。如果同时还使用制酸剂，可能会造成更大危险。

### 5. 维生素 E

维生素 E 在食物中普遍存在，所以很少出现不足的问题。建议维生素 E 每日的摄取量为约 10~20 单位。准妈妈若过量服用，可能会造成新生儿腹痛、腹泻和乏力等。

如今，市面上各种孕妇营养品、保健品琳琅满目，家人和朋友都希望准妈妈和宝宝健康，就会不时买来营养品、保健品让准妈妈进补，因而就会导致准妈妈营养过剩，或者维生素过量，最终适得其反。因此，准妈妈若想进补或补充维生素，一定要向医生请教，按医嘱服用。

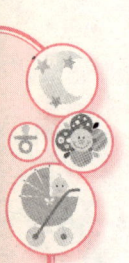

**温馨提示**

**准妈妈怎样正确摄取维生素 C**

（1）含维生素 C 的食品不要暴晒，以防阳光破坏维生素 C。

（2）新鲜的食品尽早食用，以防维生素 C 在储存期间被分解。

（3）烹饪含维生素 C 食品的时间不要过长，煮的时间越长，维生素 C 损失就越大。

（4）不要将含维生素 C 的食品切得过细，切得越细，维生素 C 与氧气的接触面就越大，而氧气则会破坏维生素 C。

（5）在煮含维生素 C 的食品时，不要用太多水，这样会使维生素 C 被浸出，流失到汤中。因此，含维生素 C 的食品最好采用蒸食。当汤中含有很多维生素 C 时，不妨将汤也喝掉。

# 准妈妈妊娠三个月全护理

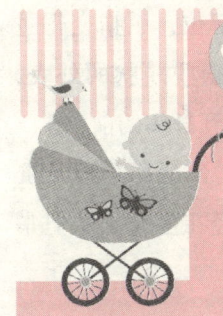

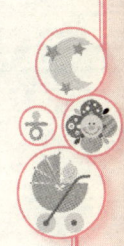

中医自古就有"妊娠三月,名始胎"的说法,意思就是说,宝宝从一月的胚、二月的膏,到第三个月已经具备胎儿的雏形了。现代医学也认为,小生命在第三个月月末已经是真正的"胎儿",而不能再称之为"胎芽"了。前两个月,胎儿是通过皮肤吸收氧气和营养的,而现在,则是经由胎盘上的脐带,自母体获得丰富的养分。并且,妊娠3个月以内是胎儿对致畸因素十分敏感的时期,因此,无论是准妈妈还是家人,都应在生活、饮食、精神、工作等各个方面,特别小心谨慎地关注宝宝在子宫内的生长发育情况,尽力避免不良因素影响母体和胎儿。

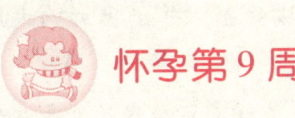

## 怀孕第9周

### 摸清胎儿发育情况

恭喜你,现在他已经是你真正意义上的小宝宝了。因为从第9周开始,宝宝的胚芽期已经结束,已经是真正的"胎儿",而不再被称为"胎芽"了。在这一周,宝宝的变化非常大:现在,胎儿从头部到臀部长度大约有2.2~3.2厘米,接近一颗中等大小的鲜枣那么大。并且胎儿的许多部位也都发生了变化:胎儿在胚芽期的小尾巴在这时候消失,所有的器官、肌肉、神经也都从现在开始工作了,头变得更加直立,颈部发育得更好,眼皮几乎可以覆盖住眼睛(但仍不能全部覆盖住),外耳的形态更加清楚。

此外,在这一时期,胎儿的上、下肢开始变长:手臂更加长了,臂弯处肘部已经形成；手腕部弯曲已出现，并且手已经到达心脏部位，手指变得越来越长，尖端略微肿胀，掌面的触觉正在发育；两脚开始摆脱蹼状的外表，可以看到脚踝，并且脚已经能靠近身体中线，长度也足以达到身体的前面。

从本周开始，胎儿已开始活动四肢。如果做B超检查，准妈妈可以从屏幕清楚地看到胎儿在活动。虽然这时候宝宝的生殖器官已经在生长了，但是还不能通过B超辨认宝宝的性别。

  **专家提示**

### 警惕噪声对胎儿的伤害

现在，越来越多的研究表明，噪声不仅会对孕妇健康产生危害，而且也会对胎儿产生许多不良的影响。比如，噪声能使孕妇内分泌腺体功能紊乱，从而使脑垂体分泌的催产激素过剩，引起子宫强烈收缩，导致流产、早产；由于胎儿的内耳耳蜗正处于成长阶段，极易遭受低频率噪声的损害，外环境中的低频率噪声可传入子宫，并影响胎儿。有研究表明，胎儿内耳受到噪声的刺激，能使脑的部分区域受损，并严重影响大脑的发育，导致儿童智力低下。

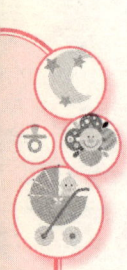

日本的调查资料表明，在噪声污染区的新生儿体重在2000克以下（正常新生儿体重为2500克以上），相当于早产儿体重。美国有一位儿科医生对万余名婴儿进行了研究，结果证实，在机场附近地区，婴儿畸形率从一般的8%增到12%，主要属于脊椎畸形、腹部畸形和脑畸形。

噪声对胎儿的危害如此严重！因此，准妈妈要警惕身边的噪声，不要受噪声影响，更不要听高分贝的刺激性声响。

### 准妈妈的身心变化

在这一周，准妈妈会发现自己的乳房很胀。这是因为准妈妈的乳房正在迅速发育，乳房腺体组织发育增大，乳房皮肤上可出现妊娠纹，早期妊娠时乳房内血管增加，表浅静脉突起，因而准妈妈会感到乳房有触痛和刺痛。同时，准妈妈还会发现自己的乳头及乳晕变大并着色，乳头很容易凸起，这主要是为了适应喂哺新生儿而产生的正常生理反应。此外,由于为了接纳迅速成长的胎儿,准妈妈的子宫膨胀得非常大,腰围增大了不少。因此,准妈妈在这时候要换大的胸衣和宽松的衣服。

另外,准妈妈这一周的早孕反应似乎更厉害了,体重也开始增加。很多准妈妈会出现晨昏乏力、身体不适、恶心呕吐等症状,由于子宫扩张压迫膀胱导致尿频,以及由于性激素分泌增多导致情绪烦躁等,这些都是正常反应。科学证明,许多导致胎儿畸形的因素在这一时期都非常活跃。因此,为了宝宝的健康,准妈妈保持良好的生活习惯和积极情绪是必不可少和至关重要的。

 **温馨提示**

### 用家电要小心磁辐射

有资料表明,手机严重的磁波辐射不仅对胎儿有致畸作用,而且还能引起孕妇内分泌紊乱,影响泌乳,因此,准妈妈不宜经常使用手机,应尽量避免使用手机。

电脑会有少量的放射线,同时,电脑周围会产生频电磁场,准妈妈如果在孕早期长期使用电脑,可影响胚胎发育,增加流产的危险性。有统计显示,准妈妈在怀孕期间使用电脑,其下一代发生听力障碍的危险能增加84倍,电脑辐射成为导致婴儿听力残疾的头号危险因素。因此,准妈妈应避免4个小时以上,或更长时间地操作电脑。

电视机与电脑一样,会有少量的放射线,其电离辐射率一般不超过0.5毫伦,不至于对人造成放射线的危害。但放射线本身是一种能量,它产生的"二次效应"的能量传递,将对人体产生危害。科学家曾对每周接近荧光屏20小时的70多位孕妇进行了调查,结果表明,其中20%的孕妇发生了自然流产。因此,准妈妈不要一有时间就坐在电视机前,每天看电视不宜超过3小时。

此外,电冰箱、空调的噪声,微波炉的微波等都有可能对孕妇造成一定影响,因此,准妈妈在应用电器时要趋利避害,谨慎使用,尽量远离微波炉、电视等电器,尤其对于怀孕前三个月的准妈妈更应注意。

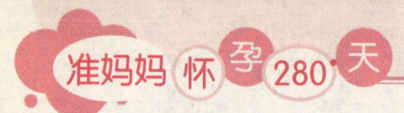

### 准妈妈如何远离水肿困扰

妊娠水肿,亦称妊娠肿胀,中医又称之为"胎水肿满",是指女性在怀孕五六个月以后,出现下肢水肿,腹部胀满,腹围增大迅速(超过妊娠月份),体重明显增加,甚至头面及全身皆肿的一种病症。虽然水肿多发生于孕后期,但是也有不少准妈妈在怀孕初期就有下肢水肿的情况。

引起妊娠水肿的原因虽然很多,但多数准妈妈是由于增大的子宫压迫下腔静脉,使静脉血回流受阻而导致下肢轻度水肿。这种水肿一般在较长时间休息后能够消退,具有"早晨轻、晚间重"的特点,不是病理现象,属于正常妊娠生理现象。它比较普遍,发生率在60%左右。这种水肿一般无须特殊处理,即使处理也疗效不佳,更会随着妊娠进一步加重。

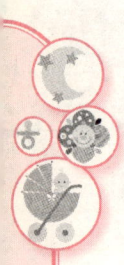

为避免出现水肿的现象,准妈妈可在日常生活中做好如下保健措施:①不要过于紧张和劳累,随时调整工作和日常生活节奏;②保证充足的休息和睡眠时间,每晚休息9~10小时,白天每餐后休息30分钟,下午休息2小时;③不要长时间站着或坐着;④工作时若有条件躺下休息,可在休息时将腿举高,放在椅子上,采取半坐卧位;⑤要避免较剧烈或长时间的体力劳动;⑥要防止和避免情绪过于激动;⑦适当注重营养,饮食要清淡;⑧必要时可穿着长筒弹力袜,以压迫浅静脉,增加回流,减轻下肢水肿。

如果已出现水肿的现象,准妈妈可采用以下食疗方法消肿:①鲤鱼250克,去鳞和内脏,加黑木耳30克及水、油和极少量盐煮熟吃,每隔5日吃1次;②鲤鱼1条(约250克),去鳞及内脏,与60克赤小豆同放沙锅中用慢火炖,待鱼熟豆烂时进服,每日1次,连服3~5日;③冬瓜150克洗净,切块,放清水中炖,每日2次,当菜吃;④鲤鱼500克,不加盐或加极少量盐煮熟吃,每日1~2次;⑤冬瓜皮50克,赤小豆50克,水煎服,每日1次;⑥茯苓粉15克,稻米50克,红枣7枚(去核),合煮做粥,作早餐食用;⑦鲜山药500克,鲜扁豆100克,陈皮丝6克,红枣肉500克,先将山药去皮切成薄片,再将扁豆、枣肉切碎,与陈皮丝拌匀,加入淀粉糊少许,分放在小碗中蒸熟后(即成碗糕)作早餐吃。

但是,某些准妈妈的水肿可能是由于疾病所致。比如,准妈妈的下肢水肿如果经过6小时以上休息仍不能消退,且逐渐向上发展,那就不正常了;

再比如,准妈妈在下肢水肿的同时,如果合并有心脏病、肾病、肝病、高血压、营养不良等,就应引起高度重视,因为这些并发症会对准妈妈及胎儿产生严重后果。

##  推荐食谱

### 蟹肉冬蓉羹

材料:花蟹1只,冬瓜500克,蛋白2只,上汤3杯,清水4汤匙,盐1/4茶匙,糖半茶匙,麻油、胡椒粉1茶匙,酒1茶匙,淀粉1汤匙,姜1片、葱1棵。

做法:

(1)将花蟹擦洗干净后,隔水蒸8分钟,取出拆肉待用。

(2)将冬瓜削皮去瓤后切成小块,与姜片及上汤同煲15分钟至烂,然后取出姜片,将冬瓜及汤放入搅拌机内打成蓉。

(3)将冬瓜蓉放入锅内煮滚,加入调味料、芡汁料及蛋白拌匀盛入碗中,撒上葱粒即可食用。

### 海米冬瓜汤

材料:海米15克,冬瓜250克,葱花2克,熟猪油10克,精盐4克,味精2克,高汤或清水250克。

做法:

(1)海米用温水洗去泥沙待用。

(2)将冬瓜去皮去瓤、洗净,切成长4.5厘米、厚2厘米的片。

(3)将锅放在旺火上,加入高汤烧开,再投入冬瓜、海米和精盐,煮10分钟左右,待冬瓜煮熟,加入葱花、味精和熟猪油即成。

功效:冬瓜含有多种维生素和人体必需的微量元素,可调节人体的代谢平衡,是慢性肾盐水肿、营养不良性水肿、孕妇水肿的消肿佳品,准妈妈多吃还可有效预防水肿。

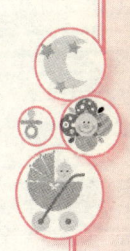

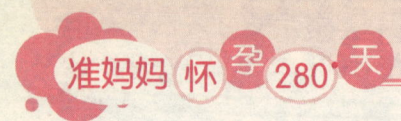

### 呵护五个部位温暖准妈妈一冬

怀孕时，准妈妈的抵抗力要比平常差一些。尤其是在冬季，准妈妈很容易感染病毒，比如流感或者病毒性感冒。这些病毒对于准妈妈来说，可能并发肺炎、心肌炎等，对于胎儿来说，则可能造成各种畸形。并且准妈妈感染的次数越多、症状越重、病程越长，对准妈妈和腹中胎儿的影响就越大。

到了冬天，对于准妈妈而言，风度和温度就像鱼和熊掌一样不可兼得。其实，女性身体上通常只有头、颈、手、腰腹、脚五个部位最怕冻，在寒冷的冬天，准妈妈只要保护好这五个最关键的部位，就可以既美丽动人，又温暖健康了。

#### 1. 头

人的头部是神经中枢的所在地。有关研究资料表明，气温在15℃左右时，人体约1/3的热量从头部散发；气温在4℃左右时，人体约1/2的热量从头部散发；而气温在零下10℃左右时，竟会有3/4的人体热量从头部"跑掉"。中医上也说，头部是人体阳气会聚的地方，全身的阳气都从头部升发。因此，准妈妈在寒冷时候戴帽子是明智的选择。这不仅能保暖，而且还可避免感冒、咳嗽、头痛、面神经麻痹等疾病发生。

此外，许多女性喜欢在早上洗头，头发未干就出门，这是非常错误的，殊不知，湿头发被风一吹，头皮的血管收缩刺激神经，会迅速引起头疼。尤其是在寒冷的冬季，如果长期如此的话，头上的湿气很容易进入身体，使身体受寒，头部血液受寒凝塞，压迫头部血管造成偏头痛，轻者也会患上感冒。因此，准妈妈不可在出门前洗头，也不可湿着头发入睡。最好在洗发后吹干了再出门，晚上也要等头发干了再睡；在寒冷的冬季，最好选个漂亮的帽子戴上再出门。

#### 2. 颈

颈部是人体的"要塞"。纤柔颀长的颈项从来都是女人展露性感的焦点之一，总能在轻移顾盼间左右人们的视线。然而，在寒冷的冬季，如果不穿高领衣服，稍有点寒风钻进脖子里，全身都会打冷战。因此，颈部最怕冻。但是，在天冷的时候，人们忘不了穿保暖内衣裤，却往往忽视了颈部保暖。如果冬季风寒袭击，暴露在外的颈部肌肉的血液循环就会变得缓慢，久而久之，就会使局部发生肿胀、痉挛、疼痛，这种疼痛会放射到肩上区、肩胛区，出现头痛、头晕、反复落枕和颈椎病等症状。所以，准妈妈在寒冬要注意颈部保暖，白天出门时要记得在颈部围围巾，晚上还可以用热水袋在颈部外敷等。这样不仅能保暖，还能消除脑疲劳，缓解在冬季容易加重的高血压、心血管病、失眠症等。

### 3. 手

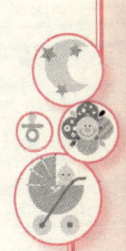

人们都说手是女人的第二张脸，因为它最容易暴露女人的年龄、生活状态以及健康状况等。由于手经常露在外面，在寒冷的冬天里，它自然就成了寒冷天气攻击的对象。从保暖和舒适的角度看，擦抹护手霜是冬季护手非常重要的一环，而出门戴手套则是另一个不可忽视的重要环节。因为擦抹护手霜可以促进皮肤吸收滋养，使手保持光泽、滋润，不易皲裂、长冻疮等；柔软的手套则可直接、有效地防寒保暖。所以，冬天洗手后一定要记得抹上护手霜，而且出门要记得戴手套。

### 4. 腰腹

腰腹部是人体非常重要的部位，一方面腰腹部位于人体的中段，上接头部之阳，下连足部之阴，是人体阴阳转换的枢纽，另一方面腰腹部位分布着许多重要的穴位，因此，中医相当重视腰腹部的保护。对于女性而言，腰腹部的重要性则显得尤为突出，这是因为女性生殖系统中的子宫、盆腔都在腰腹部，一旦腰腹部受凉，很可能就会引起一些妇科的问题，严重的还可影响生育。所以，在寒冷的冬天里，准妈妈最好选择长款的毛衣、棉服或羽绒服等。

### 5. 脚

由于脚是人体离心脏最远的部位，并且女性体质阴柔，天生容易脚发凉、血液循环不好，所以女性的脚最需要温暖的呵护。呵护脚的最佳办法除了穿暖穿舒适之外，睡觉前泡脚更是每个懂得呵护自己的女性的必修课。因为泡脚可以改善脚部的微循环，使脚部皮肤能够被充分滋养，从而可以改善脚跟干裂、防治冻疮等症状，非常滋养女性。所以，中医里把泡脚看得像吃补药

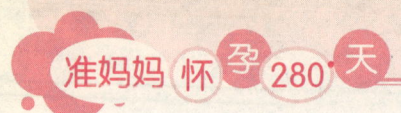

一样重要。说到脚,不能不顺便提一下膝盖。不少女性都喜欢穿裙子配靴子,中间露出光光的膝盖。这是非常不对的,尤其对准妈妈而言,因为膝盖部位没有肌肉和脂肪御寒,寒气很容易侵犯到它。因此,冬天出门的时候一定要穿得厚一点,最好戴个护膝。

 **专家提示**

### 圆头厚底的靴子最养脚

由于冬天地面寒气重,太薄的鞋底往往不能隔离地面的寒气,很容易使脚跟着凉;而又尖又窄的鞋子,则会挤压脚尖,使本来血液循环就是最差的脚尖,更加容易冻伤。因此,冬天穿鞋,鞋底不要太薄,鞋尖不要太尖,圆头、厚底的靴子才是最养脚的。现在很多女孩子喜欢的雪地靴,其实就非常有益于脚部健康,既舒适又保暖。

## 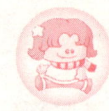 怀孕第10周

### 摸清胎儿发育情况

怀孕第10周时,宝宝的胎龄已经8周,胎儿从头顶到臀部的长度约3.1~4.2厘米,重约8克,从形状和大小来说,都像个扁豆荚。本周,胎儿的手腕已经成形,脚踝开始发育完成,手指和脚趾清晰可见,大部分关节也形成了,手臂更长而且肘部变得更加弯曲。他现在可以做出许多手和脚的动作,尽管这些动作看起来有些稚嫩。

同时,胎儿的耳朵的塑造工作也已经在本周完成,脑发育得非常迅速,他的头与身体相比,仍然明显过大;而胎儿的眼皮则开始黏合在一起,直到27周以后才能完全睁开。虽然在这时候仍然不能通过B超辨认胎儿的性别,但是胎儿的生殖器官已经形成;并且胎儿的神经系统也开始有反应了,许多

内脏器官开始发育，肾脏迁移到了上腹部，同时心脏也发育完全。

在本周之前，胎儿的体重较轻且不易测量，每周的差别很小，而从本周开始，胎儿的体重将逐步增加，并且从本周起可以开始估量胎儿的体重。此外，到了本周周末，胎儿已经度过了最危险的流产期，已经相当安全地待在他的"小家"里了。

 **专家提示**

### 胎儿体重计算公式

预测胎儿体重的目的就在于早早算出胎儿此时是否发育得正常，及早发现胎儿发育上存在的问题。因此，很多准妈妈在怀孕之后就想知道宝宝的体重是否属于正常，那么，宝宝的体重该如何计算呢？以下7个胎儿体重计算公式可以帮助准妈妈解决这个难题。

公式1：胎儿体重（克）＝－2686.60＋171.48×AC（腹围）

公式2：胎儿体重（克）＝－2232.56＋747.42×FL（股骨长）

公式3：胎儿体重（克）＝－4973.72＋260.69×HC（头围）

公式4：胎儿体重（克）＝900×BPD（双顶径）－5200

公式5：胎儿体重（克）＝2900＋0.3×宫底高×腰围

公式6：胎儿体重（克）＝－2513.51＋1049.90×FTH（胎儿腿部皮下脂肪厚度）

公式7：胎儿体重（克）＝－5168.32＋100.97×HC（头围）＋110.86×AC（腹围）＋143.09×FL（股骨长）＋331.43×FTH（胎儿腿部皮下脂肪厚度）

以上计算公式仅为估算，并不代表宝宝出生的实际体重。一般来说，宝宝出生时的实际体重与预测体重会有正负10%～15%的误差。比如，宝宝出生时体重3800克，其误差范围会为±380克。也就是说，宝宝出生时体重越大，其误差范围也就越大。

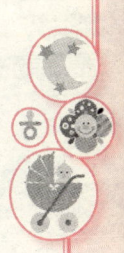

### 准妈妈的身心变化

到了怀孕第10周，准妈妈会惊讶地发现自己的身体已经发生了很明显的

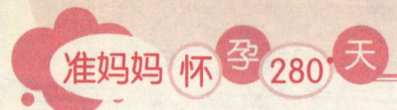

变化：腰更粗了，乳房更大了，乳房皮肤上的色素沉着加重了，乳头的颜色也比以前深了，并且乳头上可能还会长出白色的小微粒，这种白色的小微粒被称做蒙氏结节，含有白色的润滑剂，为母乳喂养提早做准备。此外，准妈妈还会出现白带明显增多、妊娠反应明显等情况，并且准妈妈会感到更不舒服，情绪上波动也很大，会变得烦躁、易生气。其实，这些身心变化都是很正常的。随着时间的推移，这种不适感会逐渐减轻，直至消失。另外，怀孕第10周已是妊娠反应的后半期，准妈妈应注意科学合理地饮食，以免发生腹泻、便秘等症状。

 **温馨提示**

### 准妈妈怀孕期间戴胸罩有讲究

怀孕期间，在体内激素的刺激下，女性乳房组织会发育增大，并且乳房的重量也会增加，在此期间如果不加以科学护理，乳房很容易在产后发生变形。因此，准妈妈在怀孕期间应该有选择地佩戴胸罩。

由于从怀孕到分娩，女性乳房体积约增加两个罩杯大，因此，准妈妈应该在此基础上选择较为宽松的胸罩，以避免过紧的胸罩与乳头摩擦而使纤维织物进入乳管，造成产后无奶或少奶。同时，准妈妈在选择胸罩时应以乳房没有压迫感为宜，并应随着乳房的变化而适时更换不同型号的孕妇专用胸罩。

### 挑食准妈妈的饮食营养

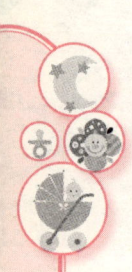

很多女性在怀孕后，不仅口味发生了变化，而且饮食习惯多多少少也会有些改变。比如，有些准妈妈本来是吃肉的，现在一闻到肉味就恶心得想吐，或者提起海鲜就没有了食欲。尤其在怀孕的前三个月，这种饮食上的挑剔与反常会更加明显。虽然这是准妈妈在孕期的一种正常现象，但是，对于那些不爱吃某一类食物或某几类食物的准妈妈来讲，是很难保证自身的健康需要及宝宝生长发育需求的。因此，如果想做一位健康的准妈妈，生育一个健康、聪明的宝宝，就要在孕期饮食的全面和营养方面格外费心啦！

**1. 不爱吃蔬菜的准妈妈**

如果准妈妈不爱吃蔬菜，就很有可能缺乏无机盐、纤维素及各种维生素等营养。由于高粱和燕麦富含铁、B族维生素、纤维素，鲜榨的橙汁能够帮助补充维生素C，因此不爱吃蔬菜的准妈妈可以用鲜橙汁配谷物麦片，以及高粱、燕麦、新鲜的杏仁、芝麻和坚果等作为早餐。此外，也可以在医生的指导下补充叶酸。因为叶酸能够帮助预防胎儿神经管发育异常，同时也是一种对准妈妈非常重要的维生素。

### 2. 不爱吃肉的准妈妈

如果准妈妈不爱吃肉，就很有可能缺乏铁、蛋白质、维生素A及B族维生素等营养。由于胎儿在生长过程中，身体里形成了很多细胞，而蛋白质有促进细胞发育的作用；同时，肉类为人体提供的营养主要是蛋白质，而且肉类所含有的蛋白质是人体最容易吸收利用的一种蛋白质。因此，对于不爱吃肉的准妈妈来说，一定要想办法通过其他替代食物来补充蛋白质、维生素A及B族维生素等营养。

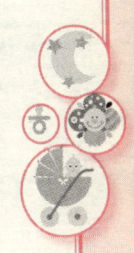

比如黄豆、扁豆、豌豆等豆类富含植物蛋白，是植物中蛋白质成分最接近人体的一种，比较容易被吸收利用，不爱吃肉的准妈妈可以每周吃1~2次豆类，同时，准妈妈每天至少要喝250毫升牛奶、喝1杯酸奶或吃2~3块奶酪；芝麻、芝麻酱、黑木耳中含铁量很高，准妈妈可以通过多吃这类食品，以避免缺铁现象的发生；多吃谷物和蛋类，可以帮助补充蛋白质和B族维生素，因此，准妈妈可以搭配食用五谷杂粮，同时，每周最好至少吃3个鸡蛋，以补充蛋白质和B族维生素。

### 3. 不爱喝牛奶的准妈妈

如果准妈妈不爱喝牛奶，就很有可能缺乏钙营养。其最好的补救办法就是利用酸奶和奶酪来代替牛奶。因为酸奶、奶酪等奶制品同样富含钙，而且酸奶中的乳酸菌对于准妈妈的便秘也会有一定的改善作用。此外，豆奶中的钙质虽然比不上牛奶，但也是比较容易被人体吸收的。因此，准妈妈也可以把豆奶作为一种代替牛奶的选择。如果准妈妈既喝不了牛奶，又不愿意喝豆奶和配方奶，并且又出现了一些缺钙的症状，那么，准妈妈可以在医生的指导下吃一些钙片。但由于钙片中钙质的吸收率比较低，而且又容易加重孕期便秘，因此，吃钙片是一种无奈的选择，准妈妈要慎重选用。

### 4. 不爱吃鱼的准妈妈

如果准妈妈不爱吃鱼,甚至闻到鱼腥味就恶心,那么就很有可能缺乏蛋白质、脂肪和各种无机盐,尤其是碘。如果准妈妈缺碘,就会造成胎儿大脑皮质中主管语言听觉和智力的部分发育不完全,出生后的宝宝可能表现为不同程度的聋哑、痴呆、身材矮小、智力低下、小头、耳位低等畸形及先天性克汀病,并且这些病症的治疗效果也不佳。所以,准妈妈一定要想办法正常摄取碘,不能让自己缺碘。

比如海带、紫菜等含碘丰富的食物,是补碘的不错选择;在日常饮食中,购买、使用添加了碘的食用盐,是预防缺碘的最普遍办法;很多坚果里富含脂肪,因此,随身携带一些坚果,饿的时候就吃一些,也是补碘的一个不错选择。

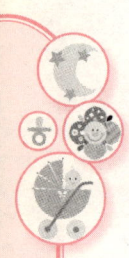

### 专家提示

#### 准妈妈要走出传统饮食的四大误区

1. 准妈妈吃虾蟹,会使胎儿的皮肤差而且敏感

这是无科学根据的。如果准妈妈本身对虾蟹敏感,那么,就很有可能把这种对虾蟹敏感的情况遗传给胎儿,因此,准妈妈在怀孕期应避免进食虾蟹,以避免准妈妈对虾蟹敏感的情况遗传给胎儿的机会增加。相反,如果准妈妈本身对虾蟹不敏感,即使吃了虾蟹,也不会使胎儿的皮肤差而且敏感。

2. 准妈妈多喝鲜奶,生出的宝宝皮肤会很白

稍有常识的人都知道,宝宝的肤色与怀孕期的饮食无关,是受父母的遗传基因影响,在母亲怀孕那一刻就已经决定了。

3. 吃西瓜、凉粉、雪糕等生冷、寒冷的食物会造成早产,甚至流产

准妈妈吃生冷、寒冷的食物后,很可能会肠胃不舒服,或者出现泻肚子等情况,但绝不会造成早产,甚至流产。

4. 吃羊肉会使宝宝得羊痫风

这纯粹是无稽之谈。羊痫风是癫痫的通称,与准妈妈吃不吃羊肉毫无关系,相反,羊肉营养丰富,含丰富的维生素 $B_{12}$ 和铁元素,准妈妈吃了绝对有

益而无害。

## 正确认识妊娠并发症

大多数准妈妈的妊娠都是正常顺利的，都不会出现什么大问题，但是，有一些准妈妈会因为种种原因出现妊娠并发症，而大多数妊娠并发症也都能够治疗。由于妊娠并发症在孕期的任何一个阶段都有可能出现，并且对准妈妈和胎儿的健康会产生不同程度的影响，如果能够谨慎处理，通常可以降低这些风险。所以，准妈妈要正确认识和对待妊娠并发症。

所谓妊娠并发症，就是指在妊娠以后才出现的疾病，比如流产、异位妊娠、贫血、胎盘异常、剧吐、先兆子痫和子痫、皮疹以及早产与胎膜早破等。这类疾病通常随妊娠而出现，一旦妊娠结束，自然就不存在了。

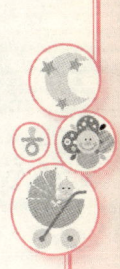

### 1. 流产、死胎与死产

流产是普遍的妊娠并发症，是指在妊娠20周以前，由于某种非人工因素引起胎儿脱离母体排出。死胎是指妊娠20周以后，胎儿在宫内死亡。胎儿在妊娠任何阶段出生，只要有自动呼吸和心跳，就是活产，相反，胎儿在分娩过程中死亡就是死产。

大约85%的自然流产发生在妊娠前期（妊娠12周内），此类流产常常与胎儿畸形有关；另外15%的自然流产发生在妊娠13~20周，其中2/3是由于准妈妈本身的因素造成的，另有1/3形成原因不明。一般来说，大多数准妈妈在流产后都能成功受孕，怀上健康的宝宝。

### 2. 异位妊娠

异位妊娠又称宫外孕，顾名思义，就是指孕卵在子宫腔外的地方种植发育的异常情况，即孕卵在输卵管、子宫颈管、盆腔或腹腔等子宫腔外的部位着床发育。按照妊娠的不同部位，异位妊娠可分为输卵管妊娠、卵巢妊娠、腹腔妊娠等。通常来说，发生在输卵管内的异位妊娠最为常见，占宫外孕患者的98%左右。

现在，异位妊娠变得越来越常见，每100~200次妊娠中，就有1次异位妊娠，但其原因尚不完全清楚。如果准妈妈曾经出现过异位妊娠，或做过输卵管外科手术，那么出现异位妊娠的概率就会增加。要治疗这种症状，需要

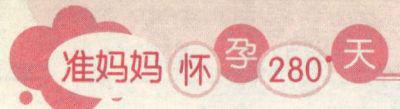

进行外科手术，移动胚胎，如果输卵管破裂，可能引发紧急状况。

### 3. 贫血

贫血是指血液中红细胞数量或血红蛋白量低于正常值。因为在妊娠期准妈妈的血容量会明显增加，所以红细胞数量和血红蛋白浓度有一定程度降低是正常的。由于铁是产生红细胞所必需的元素，准妈妈的血液在妊娠期要供给自己和胎儿，而准妈妈往往会因为饮食中含铁量不足、孕前月经过多或妊娠贫血导致自身缺铁，从而常常引起缺铁性贫血，因此，准妈妈在妊娠期需要补充更多的铁。

### 4. 妊娠剧吐

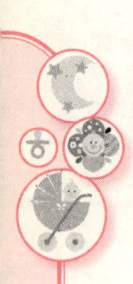

妊娠剧吐是妊娠期间发生的过度恶心、严重呕吐，它不同于一般的妊娠晨吐，而是一种剧烈的恶心呕吐，可以导致脱水、饥饿和酸中毒。妊娠剧吐的孕妇可能有体重减轻和脱水现象，如果孕妇有晨吐，但体重增加，不出现脱水现象，就不是妊娠剧吐。妊娠剧吐在早期妊娠很普遍，发生概率为1/200。其形成原因尚不清楚，但心理因素可以触发和加重剧吐。这种症状对于体重超重、过于肥胖的准妈妈，初次怀孕的准妈妈，有过剧吐经历的准妈妈，以及多胞胎准妈妈而言更为常见。妊娠剧吐有时能够通过药物控制，但如果吐得厉害，造成身体脱水，引起血中水、电解质紊乱，出现酸中毒、肝脏损害等情况，那么就有必要进行住院治疗了。

### 5. 胎盘异常与前置胎盘

正常情况下，胎盘位于子宫的上部分，附着在子宫壁上。如果胎盘发生异常，胎盘就会很早从子宫壁剥离，引起子宫出血，减少胎儿氧和营养物质的供给。一旦发生这种情况，准妈妈应立即住院。前置胎盘则是指胎盘附着于子宫下段，在宫颈内口附近或覆盖在宫颈内口上，每200次分娩中约有1次为前置胎盘，经产妇较初产妇多见，子宫异常的妇女，如子宫肌瘤，容易发生前置胎盘。其症状包括妊娠期无痛性出血，出血量可以很大，常常用剖宫产术分娩。

以上为一些比较常见的妊娠并发症，如果准妈妈比较关注其中的某些症状，在怀孕前身体状况不佳，在妊娠前期患有并发症，或者有特殊的家庭病例史，可以跟助产士或医生聊一聊。虽然担心产生并发症并不意味着准妈妈会轻易患上这些并发症,但小心谨慎的态度和心态,往往可以降低不必要的风险,为宝宝的健康保驾护航。

 **温馨提示**

### 流产术语

早期流产:妊娠12周以前流产。

晚期流产:妊娠12~20周流产。

自然流产:非人力的原因导致妊娠自行终止,发生流产。

人工流产:采用医学措施终止妊娠。

先兆流产:在妊娠期前20周出现流血或下腹阵挛性疼痛,提示胎儿有流产的危险。

难免流产:下腹痛和流血加重,伴有子宫颈口扩张,提示流产已不可避免。

完全流产:妊娠物已完全排出体外。

不完全流产:妊娠物只有部分排出体外,尚有部分残留在子宫内。

习惯性流产:连续3次或3次以上的自然流产。

过期流产:胚胎在宫内死亡达4周以上,仍未排出体外。

感染性流产:在流产前、流产时或流产后,宫腔内妊娠物发生感染。

 ## 怀孕第11周

### 摸清胎儿发育情况

到怀孕第11周周末,胎儿的身体长度增长到4~6厘米,体重增加到14克左右。在胎儿的整个身体中,头显得格外大,几乎占据了身体大部分;面颊、下颌、眼睑及耳廓已发育成形,颜面更像人脸;尾巴完全消失,眼睛、

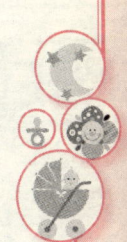

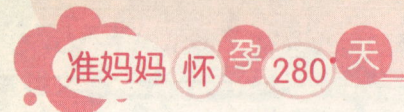

手指及脚趾都清晰可辨。与此同时，胎儿的四肢已经可以在羊水中自由活动，双手能伸向脸部，时常会做吸吮、吞咽和踢腿等小动作，并且他还可以把拇指放进嘴里，或是尝尝小脚趾的味道如何。此外，胎儿的手指甲和绒毛状的头发已经开始出现，维持生命的器官如肝脏、肾、肠、大脑以及呼吸器官更加发达，都已经开始工作，脊柱的轮廓已是清晰可见，脊神经开始生长。在本周周末，宝宝的性别就可以分辨了。

### 温馨提示

#### 从现在开始对宝宝实施胎教

到怀孕第11周时，胎儿已具人形，胎儿对外界的压、触动作有了反应，因此从现在开始，准妈妈除了调整个人情绪以外，也可以按照胎儿感觉机能发育的顺序，给予胎儿适当超前的良性感官刺激。比如，准妈妈可以用轻柔的手法轻轻拍打、抚摸下腹部，或在摇椅中轻轻摇动，通过羊水的震荡给予胎儿压、触觉的刺激，促进胎儿神经系统的发育，同时，准妈妈也可以对胎儿有意识地进行形象意念和美学培养。但注意切勿使用暴力或过于强烈的刺激。

### 准妈妈的身心变化

此时，准妈妈怀孕已接近3个月，虽然胎儿变化非常快，但准妈妈的变化却没有那么明显。在本周，胎儿已经充满了整个子宫，子宫随胎儿生长逐渐增大，并上升到骨盆以上，此后，准妈妈可以不必再为流产而过多担心了。与此同时，准妈妈的早孕反应可能开始减轻，恶心呕吐、食欲不振的现象逐渐减轻或消失。准妈妈会时常感到饥饿，每天吃大量食物可能都不能满足要求。

在此期间，由于体内激素的变化，准妈妈可能会发生一些平时想象不到的事情，比如腰变粗了，指甲增长较快，而且变脆，平时很漂亮的头发，现在可能会发生脱落等。不过，这些现象是暂时的，不会持续太久。此外，准妈妈的肚子经常从表面上看上去凹凸不平，就像一个水球，而且准妈妈会发现在腹部有一条深色的竖线,这就是妊娠纹。

### 专家提示

#### 准妈妈要注意补充钙质

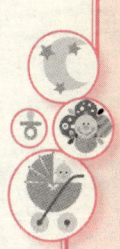

由于从本周开始,胎儿的骨骼细胞发育加快,肢体慢慢变长,逐渐出现钙盐的沉积,骨骼变硬,所以胎儿此时就要从准妈妈体内摄取大量的钙质。一旦准妈妈钙质摄取不足,体内骨骼等处的钙质便会分解,以补充血钙的不足来供给胎儿。如果准妈妈钙质长期摄取不足,体内血钙低到一定程度,不仅会影响宝宝的正常生长发育,而且还会引起准妈妈小腿肌肉痉挛。所以,准妈妈从本周开始就要注意补充钙质,以满足自身和宝宝生长发育的需要:一方面可以多喝牛奶,多吃一些高钙食品;另一方面还可以适当进行室外活动,多接触日光照射。

### 准妈妈如何安全吃火锅

在寒冷的冬天,火锅几乎是每个人的最爱。热气腾腾的火锅,混合着和家人在一起的温暖,让大家吃火锅的感觉变得有滋有味。但是,对于怀孕期间的准妈妈来说,吃火锅成了一件头疼的事情:为了宝宝的健康,想吃却又不敢吃,既担心卫生条件不允许,又担心自己的胃部消化能力无法承受。

准妈妈作为一个特殊的群体,在饮食上有诸多禁忌,虽然一般不建议准妈妈吃火锅,但嘴馋的准妈妈在吃的时候只要注意以下几点,就可以安全吃火锅了。

(1)准妈妈如果实在喜爱吃火锅,最好自己在家准备,除汤底及材料应自己安排外,食物卫生也是十分重要的。

(2)火锅汤底以清汤底为佳,不宜有太多油,以免摄取过多的脂肪,导致出现身体超重现象;同时,不宜选吃麻辣汤底,以免辛辣食物刺激心脏,或引致腹泻等。

(3)准妈妈应加一双筷子,尽量避免用同一双筷子取生食物及进食,以免将生食物上沾染的细菌带进肚里,而造成腹泻及其他疾病。

（4）如果火锅或菜的位置距离自己比较远，就不要勉强伸手取送食物了，最好请准爸爸或身边的人代劳，以免加重腰背压力，导致腰背疲倦、酸痛。

（5）在吃火锅前，准妈妈最好先喝小半杯新鲜果汁，接着再吃蔬菜，然后吃肉，这样可以合理利用食物的营养，减少胃肠负担，达到健康饮食的目的。

（6）由于准妈妈在怀孕期间可能会出现呕吐反胃现象，导致胃部的消化能力自然降低，因此准妈妈切记：无论是在家还是在酒楼吃火锅时，任何食物一定要灼至熟透，才可进食，同时，如果感觉胃口不佳，应减慢进食速度及减少进食分量，以免食后消化不了，导致身体不适。

### 专家提示

#### 吃火锅要警惕弓形虫

弓形虫进入准妈妈体内的渠道有很多，贪食火锅是容易忽略的感染渠道之一。原来，畜类的弓形虫感染率非常高，据检测，弓形虫的感染率羊为61.4%，猪为20.6%，牛为13.2%，鹅为35%，而狗尤为惊人，达70%以上。弓形虫的幼虫往往藏匿在这类受感染动物的肌肉细胞中，肉眼是无法看到的。

人们在吃火锅时，习惯把鲜嫩的肉片放到煮开的汤料中，稍稍一烫即进食，而这样短暂的加热并不能杀死寄生在肉片细胞内的弓形虫幼虫，进食后，弓形虫幼虫可在肠道中穿过肠壁，随血液扩散至全身。准妈妈受感染时多无明显不适或仅有类似感冒的症状，但幼虫可通过胎盘传染给胎儿，情况严重者，可发生流产、死胎，或影响胎儿脑的发育而发生小头、大头（脑积水）或无脑儿等畸形。

因此，为了胎儿的健康发育，准妈妈应尽量不吃火锅，偶尔食用时，一定要注意卫生，警惕弓形虫，采用涮火锅的方法将肉片炖熟煮透再进食。

### 治疗准妈妈感冒的食疗法

感冒是常见病、多发病。由于准妈妈的鼻、咽、气管等呼吸道黏膜肥厚、水肿、充血,抗病能力下降,故易患孕妇感冒。因为感冒病毒在孕早期会对胚胎造成伤害,若再伴有高热,其危害更是令人担忧。所以,准妈妈是最害怕感冒的人群之一。更让准妈妈难受的是,感冒后还不能随便吃药,因此感冒如何安全用药常是准妈妈最关心的话题。

其实,感冒没有特效药,只能对症治疗。一般在感冒初期,或在没有医嘱的情况下,不宜服用西药,可采用食疗方法,再辅以休息,效果会很好。俗语说得好:"常喝萝卜白菜汤,不用郎中开药方。"下面就介绍几种治疗感冒的食疗小偏方。

(1)萝卜汤:白萝卜150克切片,加水900毫升,煎至600毫升,加白糖5克,趁热服一杯,半小时后再服一杯。

(2)菜根汤:白菜根3个,洗净切片,加大葱根7个,煎汤加白糖趁热服。

(3)萝卜白菜汤:用白菜心250克,白萝卜60克,加水煎好后放红糖10~20克,吃菜饮汤。

(4)姜蒜茶:大蒜、生姜各15克,切片加水一碗,煎至半碗,饮时加红糖10~20克。

(5)葱白粥:粳米50克,葱白2~3根,茎切段,白糖适量同煮成粥,热食。

(6)荸荠水:荸荠数个,冰糖适量,加水同煮,吃荸荠饮汤。

(7)橘皮姜片茶:橘皮、生姜各10克,加水煎,饮时加红糖10~20克。

(8)葱豉汤:连须葱白30克,淡豆豉10克,生姜3片,加水500克煮沸,再加黄酒30克,热服,盖被出汗。

(9)米醋萝卜菜:萝卜250克,米醋适量,萝卜洗净切片,用醋浸1小时,当菜下饭。

(10)杭菊糖茶:杭白菊30克,白糖适量,加适量开水浸泡,代茶饮。

 **温馨提示**

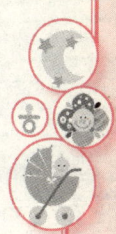

**小感冒,别忽视**

由于患了感冒的准妈妈害怕用药治疗会对胎儿产生不良影响,而且又不

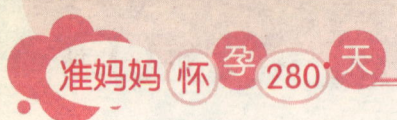

知道在感冒早期应怎样进行调护，最终往往会使孕妇感冒发展严重而致发烧，所以准妈妈一定要注意预防感冒，合理营养，增强体质，天气有冷暖变化时，要注意保暖。尤其在感冒多发的冬春季节，准妈妈应尽量避免接触感冒病人，少去人流比较集中的地方，减少旅行出差的次数，这是避免感染流感等传染病的有效方法。

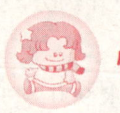

## 怀孕第12周

### 摸清胎儿发育情况

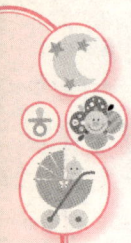

现在，胎儿从牙胚到指甲，身体的雏形已经发育完成，长在头部两侧的眼睛距离拉进，移到了脸部，耳朵也已经到达最终的位置，已俨然是一个小人儿了。他的手指和脚趾已经完全分开，一部分骨骼开始变得坚硬，并出现关节雏形。胎儿从头到臀的长度大约6～7厘米，不过头与身体的比例还比较大；肢体虽已形成但仍显短小，不过较上周已有明显增长。通过肉眼观察胎儿的外生殖器，大约可分出男女。

同时，胎儿的神经细胞增殖迅猛，而且神经突触（大脑中的神经线路）正在形成。他现在可能已经有了更多的反射动作，变得越来越不安分了，他时而踢腿，时而伸腰，像个舞蹈家；而且胎儿的手指会握拳，能活动肌肉，比如张闭口、撅嘴以及皱眉等，还能吸吮、吞咽羊水、排尿。如果你用手轻轻在腹部碰触，他就会蠕动起来，但是几周之内，你还无法感觉到他的活动。

到了这个阶段，流产的机会相应地减小了。

 **专家提示**

#### 本周胎教提醒

胚胎的外胚层在发育时，有的发育成皮肤，有的发育成大脑，为此有人称皮肤是人的第二大脑。胎儿皮肤的感觉通常在怀孕后第8周出现，到第12周左右便发育得与成人一样发达了。因此，准妈妈在本周可进行一些轻柔的运动、舞蹈，使羊水轻轻晃动，进而刺激胎儿的触觉，同时也可促进胎儿大脑的发育。

## 准妈妈的身心变化

从第12周开始，准妈妈即将告别难挨的孕早期，到本周周末准妈妈的早孕反应会减弱甚至没有，基本摆脱了怀孕初期情绪波动大、身体不适等症状的困扰。与前段时间相比，准妈妈可能会感到精力已经大大恢复了。同时，准妈妈会发现，除了肚子隆起来外，其他地方也有了明显的改变，比如，乳房会更加膨胀，有时会有酸胀感，乳头和乳晕的颜色加深，腿粗了，身体两侧也较从前胖了，同时阴道有乳白色的分泌物流出。此外，在这周准妈妈可能会发现妊娠纹加深了或者才开始出现，也许脸和脖子上不同程度地出现了黄褐斑，准妈妈还可能会注意到小腹部的妊娠纹渐渐变成黑褐色。不过不必太担心，这些都是孕期的正常特征，待小宝贝出生后，斑块就会逐渐变淡或消失。

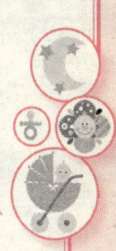

## 温馨提示

### 怀孕第12周准爸爸须知

怀孕后，准妈妈的身体会发生很大的变化，比如，又粗又圆的腰身代替了原来苗条的身体，由于乳部、臀部的过分增大破坏了原来优美的曲线，同时，有的准妈妈面部皮肤还会出现色素沉着等。在这个时候，准妈妈可能会担心在你眼里，她的魅力已经消失了。因此，你一定要不断地告诉她——她还是那样的漂亮、那样的迷人！

## 判断胎儿是否健康的方法

随着育儿知识的普及，很多准妈妈已经认识到了科学育儿对宝宝健康成长的重要性。尤其是在怀孕第12周，胎儿已具人形，各器官正在分化发育，

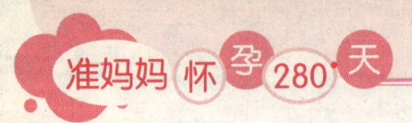

及时、准确地判断胎儿是否健康，给予宝宝正确的关爱，是做好准妈妈的一个重要环节。

准妈妈判断胎儿是否健康的方法主要有以下几种。

### 1. 早孕反应

虽然并不是每位准妈妈都可能出现早孕反应，也尽管出现早孕反应的每位准妈妈所表现的形式或程度不尽相同，但是从总体来讲，怀孕早期是准妈妈早孕反应较明显的阶段，如果哪位准妈妈的早孕反应在怀孕早期突然消失或减轻，那就要警惕胎儿的健康状况了。

### 2. 阴道出血及下腹痛

在怀孕早期，无论是哪一种情况引起的阴道出血及下腹痛，都可能是胎儿健康异常或将威胁胎儿健康的因素。

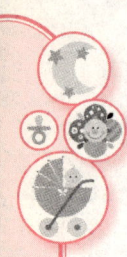

### 3. B 超检查

相对来说，B 超检查能够更直观地显示胎儿发育的情况，能更准确地判断出胎儿是否健康。

### 4. 血 HCG 和血孕激素检测

通常情况下，从怀孕第 40 天开始，准妈妈的血 HCG 增多，至怀孕第 8～10 周时，其浓度达到高峰；从怀孕第 7 周开始，准妈妈的孕激素主要由胎盘分泌，当胎盘功能减退时，血液中的孕激素水平就会下降，因此，在怀孕早期，如果准妈妈血液中的孕激素水平 <30 纳克/毫升，就要警惕发生流产的可能。

 **专家提示**

#### 五项产检可预测胎儿健康

1. X 射线检查

X 射线检查在观察胎儿的骨骼发育方面具有其他检查手段所不可替代的优点。虽然 X 射线对胎儿有一定的损伤，但这主要是在妊娠早期。

2. 胎儿镜检查

胎儿镜检查一般在怀孕第 15～20 周时进行，它可以直接观察胎儿的外形、性别，判断有无畸形；通过进行皮肤活检或从胎盘表面的静脉抽取胎儿血标本，能对胎儿的某些遗传性代谢疾病、血液病进行产前诊断。

### 3. 羊膜腔穿刺

羊膜腔穿刺被用于确诊胎儿是否有染色体异常、神经管缺陷，以及某些能在羊水中反映出来的遗传性代谢疾病。怀孕第16~20周是进行羊膜腔穿刺的最佳时间。

### 4. 绒毛细胞检查

绒毛细胞检查目前主要用于了解胎儿的性别和染色体有无异常，其准确性很高。怀孕40~70天时，胚泡周围布满绒毛，是进行绒毛细胞检查的最佳时间。

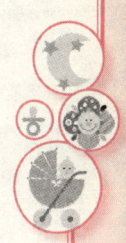

### 5. 超声波产前诊断

超声波产前诊断是一种最常用的产前诊断手段，其优点是无痛苦、快速（半小时以内）、可以反复检查等，对明显的肢体畸形、无脑儿、胎儿内脏畸形、胚胎发育异常、小头畸形、多胎妊娠，以及羊膜腔穿刺时的胎盘定位，具有很高的诊断价值。

## 保证准妈妈睡眠良好的十个要点

怀孕后，准妈妈经常会产生恶心、呕吐、尿频、烧心、腿不宁综合征、打鼾等许多不适，以至于影响到睡眠。这种挺着大肚子又不能好好睡觉的滋味的确不好受。其实，只要准妈妈掌握一些基本要素，调整一下睡姿、作息时间等，或许就能睡个好觉。

### 1. 建立轻松、良好的睡前规律

比如下班回家后，尽量放松，从容不迫地吃晚餐，之后，洗个温水澡，或者读书看报，做一些安静的事情；尽量坚持每天都在同一时间上床睡觉和起床。

### 2. 睡前吃点儿零食防止恶心

在孕早期，如果觉得恶心，可以在睡觉前吃一些清淡的零食，别让自己空着胃睡觉。

### 3. 睡前尽量不要吃辛辣或不易消化的食物

辣椒等辛辣食物，以及西红柿等酸性食物，往往会引起烧心和消化不良，进而影响睡眠，因此睡前应避免吃这类食物。

### 4. 如果睡不着，也别有压力

夜里睡不安稳，或醒后睡不着，是正常的孕期现象，因此准妈妈可以看看报纸杂志，或者听听舒缓的音乐，再或者起来走动一下，再回到床上休息。

### 5. 采用科学的睡姿：左侧卧睡

这种姿势有助于血液和营养物质流向胎儿和子宫，同时有利于肾脏排出废物和液体。并且，习惯这种睡眠姿势后，随着肚子越长越大，准妈妈也能休息得更好。因此，准妈妈最好在怀孕第一个月，就让自己学会左侧卧睡觉。

### 6. 改掉不好的习惯

烟、酒精、咖啡等既让准妈妈难以入睡，也可能对宝宝造成伤害，因此，准妈妈应在怀孕前就改掉吸烟、喝酒、喝咖啡的习惯。此外，在怀孕期间，也要改掉在床上看书或看电视的习惯。

### 7. 把卧室布置得温馨整洁、舒适宜人

干净、舒适的卧室环境，可以让人更轻松地入睡，因此，准妈妈不妨把卧室布置得舒适一些。此外，安静的环境、柔和的灯光可以防止准妈妈从浅睡中醒来，因此，准妈妈要尽可能减少卧室的灯光和噪声。

### 8. 运动后，等3~4个小时再上床睡觉

有研究表明，运动时间距睡觉时间太近，可能影响到睡眠的深度。因此，进行完孕期运动，要让身体充分放松之后，再上床睡觉。

### 9. 傍晚或晚上少喝水

虽然怀孕后身体需要大量水分，但要尽量在早上多喝一些，傍晚或晚上则要少喝一些，以免半夜里经常跑厕所，影响睡眠质量。

### 10. 白天只要有机会就小睡一下

白天小睡30~60分钟，不仅能够让准妈妈更清醒，记忆力更好，而且通常还能减轻疲劳的症状。因此，准妈妈不妨在白天见缝插针地小睡一下。不过要记住，白天睡觉可能会影响到晚上的睡眠质量，所以，千万不可太贪睡哦！

**温馨提示**

### 养成孕期良好睡眠习惯的重要性

在怀孕时期，准妈妈如果能睡得很熟，睡眠时脑部的脑下垂体会分泌出生长激素。这种生长激素不仅是胎儿成长不可或缺的物质，而且还具有帮助准妈妈迅速消除身心疲劳的效果。一些准妈妈怀孕前常抱怨无法好好睡眠，但怀孕后反而变得比较容易入眠，就是因为其体内释放了所需的激素，使其身体内部自然而然地发生了变化。

因此，准妈妈在怀孕以后，为了给胎儿创造一个良好的环境，一定要养成良好的睡眠习惯，保证充足的睡眠时间，以免影响到胎儿的生长发育。一般来说，准妈妈的睡眠时间应比正常人多一些，每晚最少8~9小时，每日午间最少也能保证1~2小时的睡眠时间，但时间不宜过长。

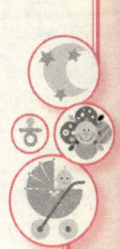

## 准妈妈的孕期营养总动员

准妈妈孕期的营养不容忽视，大家都知道这关系着准妈妈的健康以及宝宝的健康成长，因此在怀孕期间，家人最担心的就是母子的营养够不够，"都是两个人了，当然要吃双份"，不少准妈妈也是在这种观念下，想吃什么就吃什么，绝不会犹豫该不该吃或该不该吃那么多。

其实，准妈妈在妊娠期间最主要的需求是热量和蛋白质，只需要通过增加半碗饭，1杯孕妇奶粉，1个鸡蛋或一些鱼、肉，即可达到要求。比如，准妈妈一天的食谱可以这样安排 早餐：1杯孕妇奶粉+1个鸡蛋+主食若干；午餐及晚餐：米饭或面条+肉、鱼、豆+蔬菜；上午及下午加餐：1杯孕妇奶粉+水果2个；睡前加餐：1杯孕妇奶粉+少许坚果如核桃、杏仁。另外，多饮水，吃多种维生素矿物质补充片。

准妈妈在妊娠期间应注意营养的摄入，同时也该注意到有些食物可能会对胎儿，特别是会对有自然流产史的孕妇产生不良影响。此外，不少准妈妈在怀孕初期，可能会因为早孕反应而在一定程度上影响到胃口，不愿吃东西。在这种情况下，准妈妈的饮食一般不提倡大补营养，主要以自己的喜好为主，想吃

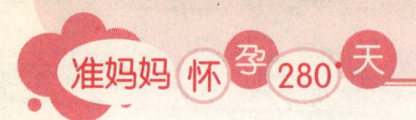

什么就吃什么。但需要注意的是，千万不要擅自进补，尤其是以下几种食物！

### 1. 补药

即使再好的补药，也要经过人体代谢，这样就会增加准妈妈肝肾的负担，而且还有一定副作用，给准妈妈和胎儿带来程度不一的影响。比如，有的准妈妈孕期小腿抽筋，就常服维生素A、维生素D，结果造成维生素A、维生素D过量，引起中毒；有的准妈妈服了大量的蜂乳，导致严重腹泻，损伤了身体和腹中的胎儿，最终流产。

### 2. 人参

准妈妈在怀孕后，月经停闭，脏腑经络之血注于冲任二脉以养胎，准妈妈处于阴血偏虚、阳气相对偏盛的状况。而人参属于大补元气的物品，进食后会使准妈妈气盛阴耗，气有余则"推动"胎儿，不利安胎，甚至还会使胎儿受损受危。

### 3. 热性食品

由于准妈妈怀孕后体内阳气相对偏盛，不能吃狗肉、胡椒粉等热性食品，因此，在饮食上应遵循"宜凉忌热"的原则，即使是吃水果，也应吃西红柿、生梨、桃子等性味平、凉的水果。

总之，在孕早期，准妈妈要注意吃一些清淡、容易消化的食物，以高质量、高蛋白、富营养、少油腻、易消化吸收为原则；等进入孕中期，孕吐反应消失，再补营养也来得及。

## 温馨提示

### 准妈妈不宜多吃桂圆

女性在怀孕后，阴血偏虚，阴虚则滋生内热，因此，准妈妈往往有大便干燥、口干而胎热、肝经郁热的症状。桂圆中含有葡萄糖、维生素、蔗糖等物质，营养丰富，有补心安神、养血益脾的功效。但它性温大热，一切阴虚内热体质以及患热病者均不适宜吃。所以，准妈妈不宜多吃桂圆，如果食用过多的桂圆，不仅不能保胎，反而容易出现漏红、腹痛等先兆流产的症状。

# 准妈妈妊娠四个月全护理

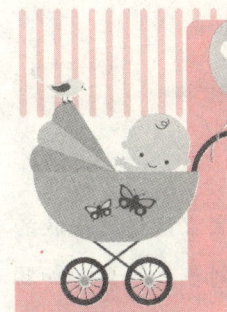

怀孕4个月的时候，胎儿的胎盘已经形成，五脏六腑也都开始初具规模；到了这个时期，几乎所有的准妈妈都停止了妊娠反应，基本没有了流产危险，开始进入稳定期。因此，准妈妈和准爸爸可以稍微松口气了。但是，要熬过整个妊娠期并不是一件轻松的事，现在的胎儿虽然稳定了，仍旧需要准妈妈的呵护。准妈妈在这个时期要尽力做到：静形体，和心志，节饮食。

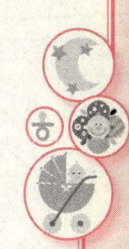

## 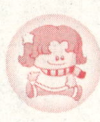 怀孕第 13 周

### 摸清胎儿发育情况

怀孕13周时，胎儿的胎龄已经有11周了，他生长得非常快，头臀长大约有7.5~9厘米，体重比上周稍有所增加，约20克。现在，胎儿的脸部更加清晰，五官明显，双眼已向脸部中央更靠近了，看上去更像成人了；嘴唇能够张合，脖子完全成形，并能支撑头部运动。同时，胎儿的胰腺、胆囊和甲状腺等非常必要的器官系统已经形成，肾脏可以产生尿，骨髓正在制造白细胞，帮助宝宝抵抗出生后的感染。胎儿的视觉在本周已形成，按说，在这个时候胎儿就应该能看到东西了，但胎儿并没有看。虽然胎儿不去看，但胎儿对光却很敏感。

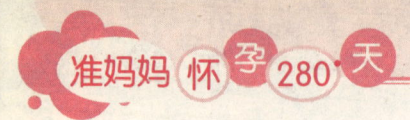

 **温馨提示**

### 胎教趣闻

虽然胎儿的耳朵要到大约第24周时才能完全发育，但宝宝能通过皮肤的震动感受器来"听"声音。研究表明，胎儿在母体中能听到各种声音，如肠鸣音、胃的蠕动声和血流声。有意思的是，胎儿对母亲的心音特别敏感，明显地更熟悉和更喜欢听母亲的心音。有人研究古今名画，发现其中有母亲怀抱婴儿的画面，绝大多数母亲是将孩子托在左臂上的，孩子的头部正好紧贴母亲的左胸，不论古今中外，母子图全无两样，这间接证实了胎儿对母亲的心音有依恋。科学家认为，这可能因为富有节律的心脏搏动声，给胎儿一种安全感，使他情绪稳定。

### 准妈妈的身心变化

日子过得很快，一眨眼，已经做了3个月的准妈妈，现在已经安全地进入了孕中期。身体已经适应了怀孕的变化：子宫变得大了一些，在腹部最低部分，脐下约10厘米左右，准妈妈就能感觉到子宫的上缘。此时子宫底在脐与耻骨联合之间，下腹部轻微隆起，用手可摸到增大的子宫。现在，妊娠趋于稳定，妊娠反应消失了。没有了妊娠反应，对于准妈妈来说是很轻松的一件事情，心情好了，食欲也增加了。这个时期，宝宝在肚子里努力地成长，妈妈腹部开始隆起，从外表看上去当然也更加像一位美丽的准妈妈了。

 **专家提示**

### 准妈妈不宜多吃盐

由于孕妇容易患水肿和高血压，因此，一般都主张准妈妈在妊娠期内不宜多吃盐。但是，适当地摄入盐分，对孕妇而言是必要的。因此，准妈妈不能因噎废食，一点盐也不吃。在特殊情况下，比如准妈妈有某些疾病，可以在医生的指导下，不吃盐或少吃盐。一般来说，如果准妈妈患有心脏病或肾病等某些与妊娠有关的疾病时，必须从一开始怀孕就少吃盐；如果准妈妈体重增加过度，特别是同时还发现水肿、血压增高，有妊娠中毒症状，也需要少吃盐。

## 选购合适得体的孕妇装

随着胎儿的不断成长，准妈妈的身材几乎天天有变化，平时穿的衣服也渐渐地开始变得不合体起来，穿孕妇服就成了准妈妈们的不二选择，但要如何选购穿着合适得体的孕妇装，把自己的孕期打点得精彩靓丽，并不是每个准妈妈都知道的。

准妈妈们不妨从以下四个方面进行选购。

### 1. 孕妇装的面料

首先要考虑面料的安全性与健康性，并不是所有的面料都适合制作孕妇装。由于准妈妈在怀孕期间皮肤会变得敏感且易出汗，因此，夏季选择孕妇装以纯棉或麻等天然面料为宜。因为这些面料透气性好，容易吸汗，并且对皮肤不会产生任何刺激；此外，这些面料比较有垂感，穿起来比较贴身，具有美感。而冬季则宜选购各种呢绒或带有蓬松性填料的服装，春秋季可选购平纹织绒织物、毛织物、混纺织物及针织品。

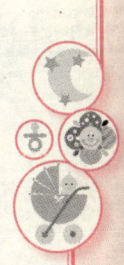

### 2. 孕妇装的款式和功能

现在，大多数准妈妈都是上班族，对孕妇装的要求相对较高，而花色、款式漂亮且多样的孕妇装设计，恰能满足准妈妈们的需求，使准妈妈们像怀孕前一样利落美丽。整体上来讲，孕妇装可分为休闲孕妇装和职业孕妇装两大类。如今工作节奏快，生活压力大，宽松的裙装、背带裤等休闲孕妇装自然是准妈妈们的首选；对于上班时要求穿着职业装的准妈妈来说，款式多样的职业孕妇装同样可以让准妈妈穿得既时尚美丽，又很舒适方便。

### 3. 孕妇装的尺寸

如果准妈妈不想让自己的孕妇装穿起来像睡衣，除了选择健康舒适的面料、漂亮大方的款式外，把握好孕妇装的尺寸也十分关键。比如，选购上衣时，其长度一定要在臀部稍下一点，因为准妈妈的臀部在孕期会变大、肚子也会慢慢挺起来，若上衣长度不够长，日后穿着既不舒服也不美观；选购裤子时，也应选择长度稍长一点的，因为孕后期肚子挺出来会把裤子提上去；若选购裙子，其长度一定要在膝盖以下，一方面可以保护膝关节，另一方面主要是因为随着肚子慢慢地变大，准妈妈会变得越来越横向发展，若裙子长度不够长，就会比例失调，既不美观也不舒服。需要注意的是，千万不能因为怕影响美观，而故意穿瘦小的衣服或束胸包扎腹部，这样对胎儿的生长发育十分不利。

#### 4. 孕妇装的穿着时间

在孕期的不同阶段，准妈妈所穿的孕妇装也各不相同，因此，准妈妈在选购孕妇装时，也应从穿着的时间上来选择。比如，在孕初期，准妈妈的肚子变化还不是很大，只是腰有些变粗而已，因此准妈妈可以选购A字形裁剪的或者是没有褶的衣服和裙子，这类孕妇装穿起来给人的感觉只是宽松休闲，而不是很夸张；在孕中期和孕后期，准妈妈的肚子、臀部等变化比较大，选择衣服时一定要注意胸、腹这些部位的尺寸是否合适，最好选购那些腰部有褶的上衣或裙子。

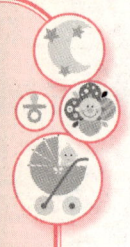

### 温馨提示

#### 孕妇鞋的选择与注意事项

在怀孕期间，准妈妈的双脚有着许多生理性的变化，如果穿一双不合脚的鞋，会使准妈妈感到疲惫，从而影响腹中胎儿的发育。因此，挑选一双舒适的鞋不仅能缓解准妈妈的脚部压力，还能确保孕期安全。

（1）鞋的尺码应依脚长而定，必须注意坐姿、站姿及走姿之延伸量，约比脚长多出10毫米；选择圆头且肥度较宽、鞋面材质较软的鞋子为宜；选择系鞋带式或魔术粘贴带式鞋型为佳，其次可以选择有松紧带或可调整宽度的鞋类款式；鞋跟的理想高度为15～30毫米。

（2）夏天，注意选用耐磨度好且止滑性较佳的鞋，以免雨天或遇到水渍时滑倒，不宜穿坡形泡沫底凉鞋，虽然它的弹性好，也比较适合脚的形状，但它鞋底很滑，容易摔跤；冬天，最好穿温暖舒适的布棉鞋，布棉鞋的弹性好，还可以适合多种脚型。

（3）日常起居时穿的橡胶或塑料拖鞋，虽然方便、柔软、有弹性，但准妈妈穿不宜。因为准妈妈的汗腺分泌旺盛，脚部的汗液多，容易形成汗脚，穿这类拖鞋有可能引发皮炎，所以准妈妈应以穿薄布拖鞋为宜。

## 准妈妈必知的孕期保健

怀孕的过程是女性生理变化非常大的一个过程，无论是内在的还是外在的，都可能会发生一些变化。在此期间，准妈妈如果能够正确地认识自己身体部位发生的这些变化，并能够在日常生活中细心呵护，就一定能够做一个既健康又美丽的准妈妈。

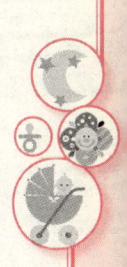

### 1. 皮肤

怀孕后，由于孕激素的作用，准妈妈的皮肤会比怀孕前好得多，让人感觉光彩照人，但是，这时准妈妈的皮肤也会更加敏感，容易发生很多问题，所以更要注意保养。比如，许多准妈妈的皮肤在妊娠期间会变得更干或者更油，有的准妈妈脸上还会有褐色的"妊娠斑"出现，个别原来有雀斑的准妈妈在此期间雀斑会增多，颜色加深，还有很多准妈妈会在肚皮和大腿处出现妊娠纹。

不过这些变化都是正常的情况，准妈妈不必过于担心、忧虑，等到宝宝出生后，皮肤就会逐渐恢复正常，恢复成原来的模样。尽管如此，在考虑到宝宝健康的前提之下，准妈妈应该适当地照顾自己的面子，该美丽还是依旧要美丽，做一个有魅力的准妈妈。其实，在妊娠期间，准妈妈只要掌握必要的孕妇美容常识，是可以通过精心呵护来避免或者减轻这些皮肤变化，使自己保持孕前所具有的美丽的。

准妈妈应做好以下皮肤保健措施：①每天至少洗脸1次，尽量使用不含皂性成分的洗面产品，同时每天都涂抹防晒霜和滋润霜，就可以使面部肌肤得到应有的呵护，既可防止皮肤干燥流失正常的油脂，又可避免油脂过多导致皮肤过敏等；②为避免和减少腹部的妊娠纹，准妈妈可以在怀孕前就进行适当的体育锻炼，并辅助使用一些用于滋润皮肤的各种护肤品、按摩霜，以增加腹部肌肉和皮肤的弹性，达到最好的效果。

### 2. 牙齿

怀孕后，由于准妈妈口味的改变，饮食和零食总量的增加，以及行动的

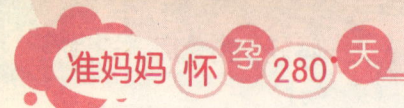

不便等原因，会使准妈妈的口腔中积累不少食物残渣，从而增加了蛀牙发生的概率；再加上体内的激素变化，可能会使准妈妈的牙龈有轻微的肿胀，从而导致在刷牙时更容易出血，也使牙龈对细菌更为敏感。因此，准妈妈在怀孕期间更需注意口腔卫生。

准妈妈应做好以下牙齿保健措施：①至少每天刷牙两次，确保每次刷牙时间为3分钟，并且最好在饭后进行；②选用保健牙刷，以软毛为宜，这样可防止伤害肿胀充血的牙龈，避免牙龈出血；③每3个月要更换牙刷；④尽量使用含氟、能抑制细菌的牙膏，避免选用含有药物成分的牙膏以及品质不好的杂牌牙膏；⑤饭后、吃零食后漱口，使用牙线去除牙齿里面的牙菌斑和食物残渣；⑥孕前和孕期定期去牙科就诊，以便及时发现问题；⑦孕期口腔治疗要依据医师的指示。

### 3. 腿部

在怀孕的过程中，由于孕期激素水平的变化和血液循环系统对怀孕的适应，准妈妈的体液会有所增加，尤其是到了中后期，由于子宫变大，压迫到静脉，以致静脉血回流变慢，积压在血管中的液体滞留在身体末梢，就会造成腿脚水肿或肿胀的现象。另外，准妈妈的体重也会在怀孕期间逐渐增加双腿的负担，使腿部的肌肉经常处于疲劳状态，再加上准妈妈怀孕后对钙的需要量明显增加，所以不少准妈妈在怀孕期间会发生小腿抽筋的现象。

为了避免发生腿脚水肿或肿胀的现象，准妈妈应做好以下腿部的保健措施：①尽量不要长时间地站着或坐着，站或坐一段时间后，要适当地走动走动，以促进下肢的血液循环；②平常坐着时，要时常伸展腿部，活动脚跟、脚趾，旋转脚踝关节，而不要跷二郎腿；③如果必须长时间坐着工作，可在脚下垫个脚踏或矮凳子；④能够压迫到脚踝及小腿的附有松紧带的袜子千万不要穿，鞋子也应选择宽松、舒适的；⑤在饮食过程中，避免食用高盐、加工、腌渍或罐头食物。此外，为了避免发生小腿抽筋的现象，准妈妈应做好以下腿部的保健措施：①在日常饮食中，要注意多摄入一些含钙及维生素D丰富的食物，比如骨头汤、牛奶等，必要时可根据实际情况服用钙剂和维生素D；②平时尽量不要穿高跟鞋，防止腿部的肌肉过度疲劳；③适当进行户外活动，接受日光照射，增加肌肉对钙质的吸收；④睡觉前或休息时，可对腿和脚进行按摩。

### 4. 腰部

有数据显示，约有 1/2 ~ 3/4 的准妈妈都会在怀孕的某些时期有腰疼的经历，尤其是在妊娠晚期，腰疼是准妈妈在妊娠期的常见症状。其原因就在于：准妈妈在怀孕后，子宫不断增大，身体重心随之向前移动，骨盆和脊柱的弯曲度也随之加大，身体为了保持直立不得不采取伸直姿势保持平衡，结果加重了腰部的负担，致使腰部肌肉过于疲乏，从而产生了腰疼的症状。虽然腰疼属于准妈妈在妊娠期的正常现象，但据调查显示，约有 1/3 的准妈妈会因腰疼严重而影响到生活。因此，准妈妈不可忽视腰疼的危害性，而对付腰疼最好的方法就是预防。

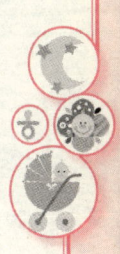

准妈妈应做好以下腰部保健措施：①当坐着的时候，整个臀部放在座位的中心，不要只把一半的臀部放在座位边上，同时，后背要有好的支撑，并且膝盖的高度要略微高于大腿；②当站立的时候，要调整姿势以代偿重心的改变，双肩收紧，收紧腹部，将骨盆轻微前移；③走路时，要双眼平视前方，把脊柱挺直，并且身体重心要放在脚跟上，让脚跟至脚尖逐步落地；④尽量不穿高跟鞋，选择轻便柔软的低跟鞋，以减少腰椎负担；⑤在搬东西时，应将双脚分开同肩宽，将膝盖弯曲而不是将腰弯曲，站立时是大腿用力而不是腰用力；⑥睡觉时，最好选择硬板床，而不要睡过软的席梦思床，同时，准妈妈若采用侧卧的形式，需把双腿一前一后弯曲起来，若采用平躺的形式，在躺下时，可以先把双腿弯曲，支撑起骨盆，然后轻轻扭动骨盆，直到腰部舒适地紧贴床面为止；⑦如果出现腰部不适，可以热敷或者按摩局部疼痛的地方；⑧在做饭、洗衣服、扫地或吸尘时，要注意避免腰部弯曲，以免加重腰部负担，同时要注意休息，不要长时间保持一个动作。

### 5. 乳房

准妈妈在怀孕 40 天左右的时候，由于胎盘、绒毛大量分泌雌激素、孕激素、催乳素，致使乳腺增大，从而产生乳房胀痛；在怀孕 3 ~ 4 个月的时候，大部分准妈妈的乳房已开始变大，除了轻微疼痛，偶尔还会摸到肿块，另外，乳头的颜色也会变得更深。这时，很多准妈妈都会面临着一系列的乳房问题，比如如何清洁、如何自检等诸多问题，成为准妈妈心里的一个疙瘩。由于过了3个月之后，胎儿已经在子宫里安稳地住下来了，一般不会因为刺激乳房而对子宫内的胎儿造成不良影响了，所以这时候准妈妈就可以开始对乳房进行护理了。

准妈妈应做好以下乳房保健措施：①要用有足够承托力的内衣，但不要紧压乳头；②乳房疼痛严重者，首先，可以穿稍微宽松的内衣；其次，可以用冷毛巾冷敷胸部（不必用冰的）；③如果准妈妈预备用母乳哺乳，应从孕期就开始经常用温和皂水擦洗乳晕和乳头皮肤，并将皮肤褶皱处擦洗干净，这样才能在分娩后成功进行母乳喂养；④预备用母乳哺乳而乳头较短或凹陷的准妈妈，应先用手指把乳头轻轻向外牵引，反复做，也可以在请教医生后，用真空吸引的仪器，帮助乳头凸出；⑤乳房本身的按摩，可以在每天沐浴或睡觉前按摩2~3分钟；⑥洗浴后正确按摩乳房的方法是，首先，在每次清洗乳晕和乳头后，用热毛巾敷乳房并用手轻轻地按住，用手指腹在乳房周围以画圈方式轻轻按摩；接着，用拇指和食指压住乳晕边缘，再用两指轻轻挤压；⑦睡觉时，要注意采取适宜睡姿，避免采用俯卧的姿势，以防乳房受到挤压，使血液循环不通畅，导致乳腺发育不良，进而影响哺乳。

### 6. 私密处

由于在怀孕后阴道充血、腺体分泌旺盛、外阴湿润以及激素的影响等原因，很多准妈妈会有阴部瘙痒等症状，这时应及时去医院就诊，确定引起阴部瘙痒的原因，然后再用药治疗，这是最明智的选择。其实，多数准妈妈的这些症状都是没有病理性原因的，只需要在孕期中倍加注意，维护好阴道的健康，就可以完全避开这些不必要的麻烦。

准妈妈应做好以下私密处保健措施：①要勤换内裤，保持外阴清洁、干燥；②外阴用具专人专用；③用过的内裤、毛巾、脸盆等定期用开水烫洗；④内裤、毛巾等要在太阳下暴晒，而不要在阴凉处晾晒；⑤由于怀孕后阴道分泌物增多，所以一定要每天清洗外阴；⑥最好用清水洗外阴部位，同时要尽量少用洗涤剂等；⑦女性的阴道内部有自洁功能，因此千万不要自己冲洗阴道，否则会破坏其内部的酸碱平衡而引起感染；⑧洗澡时，尽量用淋浴，而不要用坐浴；⑨在公共厕所、游泳池、浴室等公共场所要注意预防交叉感染；⑩洗完澡后，别急着穿上内裤，可穿上宽松的长衫或裙子，等阴部风干后再穿上，这样可以有效地预防阴部瘙痒；⑪内裤要柔软宽松，以棉织品为好，应避免羽绒、尼龙及毛织品衣服贴身穿戴；⑫避免内裤与袜子同洗；⑬过性生活时，尽量戴上安全套，它不仅仅是"避孕"用的，而且还能隔离精液中的细菌，以及疱疹和乳头状瘤病毒等来自异性皮肤的疾病，此外，走了"后门"又走"前门"——这是绝对不允许的哦！

  **温馨提示**

### 培养良好的生活习惯

实验证明：准妈妈的生活习惯将直接影响到胎宝宝的生活习惯，宝宝在出生的几个月内，就可能和准妈妈在某些方面有着共同的节律。如果准妈妈本身生活无规律，有一些不好的生活习惯，那么从怀孕起一定要足够重视这件事，要从自身做起，养成良好的生活习惯，只有这样才能培养出具有良好习惯的宝宝。

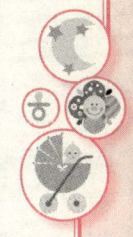

##  怀孕第 14 周

### 摸清胎儿发育情况

到本周，胎儿从头到臀的长度大约有 7.5~10 厘米，体重约 28 克。这个时候的胎儿生长速度很快，身体的所有基本构造都已形成，尽管它们仍然非常微小。胎儿身体部分开始生长得比头部快，支撑头部的脖颈现在也更加清晰、明显了，头重脚轻的状况也逐步得到改善，手指上已经出现独一无二的指纹印。胎儿的皮肤上覆盖了一层细细绒毛，这层绒毛在宝宝出生后会消失。此时宝宝的头发也开始迅速地生长，头发的密度和颜色在宝宝出生后也会发生改变。现在，胎儿已相当活跃，他太小了，在鹅蛋大的地方就可以轻松地转动。他此时在准妈妈的肚子里已经可以做很多事情了，皱眉、做鬼脸、斜

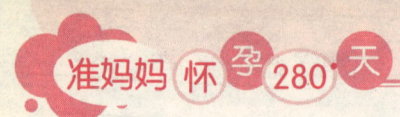

着眼睛，可能他也在吸吮自己的手指等，科学证明这些动作可以促进宝宝大脑的成长。

 **专家提示**

### 怀孕 14 周开始胎动正常吗

准妈妈一般在停经 16~20 周时，开始自觉腹内有轻微的胎动，以后随着妊娠的进展，胎动逐渐变强并次数增多，胎动的部位不同，反应在腹部的部位也不同。24 周时胎动每 12 小时约有 86 次，32 周时达到高峰，每 12 小时约有 132 次，38 周后又逐渐减少。如果准妈妈月经不规律，可导致实际孕周与正常停经孕周存在差距，因此，建议到医院妇科进一步检查，如果胎儿发育正常，就可放心。

### 准妈妈的身心变化

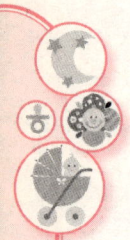

这周，准妈妈的体重会有些增加，乳房大小和形状有所改变，身材也不如从前，皮肤偶尔会有瘙痒的症状出现，但是不会出现肿块或损害。由于胎儿的成长需要更多的营养成分及氧气，所以准妈妈的心脏负担达到了孕妇所能承受的最高值。准妈妈现在体内雌激素水平较高，盆腔及阴道充血、阴道分泌物增多是非常正常的现象。此外，由于子宫增大，腹部继续隆起，体重持续增加，准妈妈开始觉得身体丰满起来了，乳房逐渐增大，乳晕的面积也加大，颜色更深，乳头周围会凸显一些小点点。除此之外，有的准妈妈的乳头可以挤出乳汁来，看上去像刚分娩后分泌的初乳。

 **温馨提示**

### 准妈妈护理小贴士

在怀孕 14~18 周的时候，准妈妈通常需要到医院做一次产前的检查和诊断。特别是怀孕时年龄在 35 岁以上的准妈妈，以及曾经有流产和死产史的孕妇。通过检查可以对胎儿的先天性和遗传性疾病作出判断。

### 孕期不同阶段用药的影响

由于准妈妈在孕期不同阶段用药，对胎儿可能产生的影响也不同。因此，准妈妈在孕期用药应十分慎重，必须严格选择，非到必需不能轻易用药。

第一孕期：受精卵着床前期

药物影响的必备条件是进入分泌液中的药物必须达到一定数量才能起作用。而受精卵在这一时期与母体组织尚未直接接触，还在输卵管腔或管腔的分泌液中，因此，准妈妈在受精卵着床前期用药对胎儿影响不大，但是如果药物毒性极强，就会造成极早期流产。

第二孕期：受精卵着床后至 12 周左右

此时，胚胎、胎儿各器官正处于高度分化、迅速发育、不断形成的阶段，这一时期是药物致畸最敏感的时期。如果准妈妈在这时用药，药物的毒性就能够干扰胚胎、胎儿组织细胞的正常分化，胚胎、胎儿任何部位的细胞受到药物毒性的影响，均可能造成某一部位的组织或器官发生畸形。

第三孕期：妊娠 4 个月及以后

这时，胎儿的外形、器官大多已经形成，药物对胎儿的影响大大降低，已不再能够造成大范围的畸形，但这只是相对来说不容易导致畸形，并不代表胎儿完全不会受药物影响。对于胎儿有些尚未分化完全的器官来说，比如，生殖系统仍有可能受到不同程度的影响，神经系统因在整个妊娠期间持续分化发育，所以药物对胎儿神经系统的影响可以一直存在。

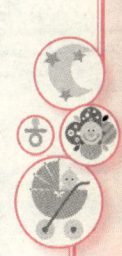

 **专家提示**

#### 我国孕妇用药分级

目前我国对孕妇的用药借用了美国药物和食品管理局制定的标准，按药物的不同危害性分级如下。

A 级药物：对孕妇安全，对胚胎、胎儿无危害，如适量维生素 A、维生素 $B_2$、维生素 C、维生素 D、维生素 E 等；

B 级药物：对孕妇比较安全，对胎儿基本无危害，如青霉素、红霉素、

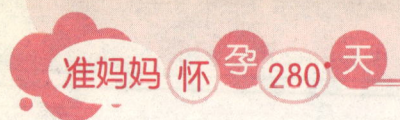

地高辛、胰岛素等；

C级药物：仅在动物实验研究时证明可对胎儿致畸或可杀死胚胎，未在人类研究中证实，孕妇用药需权衡利弊，确认利大于弊时方能应用，如庆大霉素、异丙嗪、异烟肼等；

D级药物：对胎儿危害有确切证据，除非孕妇用药后有绝对效果，否则不考虑应用，如硫酸链霉素（使胎儿第8对脑神经受损、听力减退等）等是在万不得已时才使用；

X级药物：可使胎儿异常，在妊娠期间禁止使用，如甲氨蝶呤（可致胎儿唇裂、腭裂、无脑儿、脑积水、脑膜膨出等）、已烯雌酚（可致阴道腺病、阴道透明细胞癌）等。

在妊娠期的前三个月，以不用C、D、X级药物为好。出现紧急情况必须用药时，也应尽量选用确经临床多年验证无致畸作用的A、B级药物。

## 准妈妈可以吹空调吗

夏天到了，很多人喜欢待在开空调的屋子里，准妈妈们也不例外。一方面，准妈妈在夏天比常人更容易发热出汗，如果散热不及时，对母子的影响都很大；另一方面，准妈妈在夏天胃口会变差，若适当吹吹空调，就会大大缓解。因此，准妈妈是可以适当吹吹空调的。

但是，一方面，由于空调室温与外界气温相差大，长时间在空调环境下生活、工作，一旦离开空调环境，对外界的高温环境就很难适应，容易诱发感冒、皮肤病和胃肠道疾病。另一方面，各种细菌、霉菌都可在空调室内生长繁殖。室内空气一旦被污染，就易诱发呼吸道疾病，随之而来也会有发热、咳嗽、胸闷、气急等症状。

因此，准妈妈在使用空调时，应注意以下事项。

（1）如果空调长时间不开机，在开机前要进行清洁，平时也应及时清洗空调水箱等死角，以防细菌和病毒滋生、繁殖。

（2）准妈妈一定要注意避免空调过凉导致感冒，将空调的温度定在23℃~28℃，室内感觉微凉就可以了，切忌温度太低，和室外温差太大。

（3）由于准妈妈皮肤的毛孔比较疏松，容易受风，所以在空调房里，准妈妈要避免自己的位子直接对着空调的冷风。

（4）准妈妈使用空调要经常开窗换气，以确保室内外空气的对流交换。一般开机1~3小时后关机，然后打开窗户将室内空气排出，使室外新鲜空气进入，毕竟自然风最有利于人体健康。

（5）准妈妈吹空调后，还要经常走动，但在关闭空调后不要马上走出空调房，等室温稍微回升，身体相对适应后再走出房间。此外，从空调房（办公室、空调车）走到室外时，可以捏着鼻子走出去（屏住呼吸大概5秒钟），让皮肤先适应室外的温度，这样可以减少感冒发生的可能。

（6）夜间使用空调时，准妈妈最好穿一件薄的长袖棉上衣。

### 温馨提示

#### 谨防铅污染对母婴的危害

铅蓄积在人体骨骼中，会对人体的血液系统、免疫系统、消化系统、神经系统等产生影响，并且铅积聚在准妈妈的骨骼中会溶入血液，并通过胎盘血液循环影响胎儿的大脑发育，出现智障、癫痫等症，还会影响胎儿牙胚的发育，孩子易患龋齿。

由于汽车尾气、油漆、油墨中都含有重金属——铅，因此，准妈妈在日常生活中要从以下几点避免铅污染。

（1）尽量不要使用带漆的筷子，以及内壁色彩鲜艳的瓷餐具；

（2）不要用印刷品直接包裹食物，尤其不要用报纸；

（3）尽量少到马路上去，减少吸入汽车尾气；

（4）补充钙剂应注意其成分，不仅要满足孕妇对钙的需求，也要注意含铅量的高低，高质量的钙剂含铅量低，是孕妇最佳的选择。

### 孕期食物七宗"最"

#### 1. 最佳防呕吐的食物：柠檬汁、油炸土豆片

虽然选择适合孕妇口味的食物有良好的防吐作用，但与柠檬汁、油炸土豆片相比，柠檬与土豆含有更多的维生素，对孕妇更为有益。

### 2. 最佳的保胎蔬菜：菠菜

菠菜含有丰富的叶酸，每100克菠菜的叶酸含量高达350微克，名列蔬菜之榜首。叶酸的最大功能在于保护胎儿免受脊髓分裂、脑积水、无脑等神经系统畸形之害。然而，菠菜含有的草酸会阻碍人体对叶酸的吸收，所以菠菜宜用开水烫熟吃。

### 3. 最佳的防早产食物：鱼

鱼肉中有一种特殊脂肪酸，可以为孕妇腹中胎儿的发育打下良好的基础，故常吃鱼有防止早产的作用。

### 4. 最佳促分娩食物：巧克力

产妇分娩时需要足够的产力，而产力来源于食物，在各种食物中当以巧克力为最佳。巧克力营养丰富，热量多，且能在短时间内被人体吸收，并迅速转化成热能，对于极需热能的产妇来说无异于"雪中送炭"。因此，产妇临产时吃几块巧克力，可望缩短产程，顺利分娩。

### 5. 最佳酸性酸味食品：番茄、杨梅、樱桃、葡萄、柑橘、苹果等

女性怀孕以后，胎盘分泌一种绒毛促性腺激素，可抑制胃酸的分泌，致使消化酶的活力降低，导致孕妇胃口减弱，消化功能下降，故吃酸无疑是对此种反应的一种补救。同时，胎儿的发育特别是骨骼发育需要大量矿物质钙，但钙盐要沉积下来形成骨骼，离不开酸味食物的协助。此外，酸味食物可促进肠道中铁元素的吸收，对母体和胎儿都有益处。因此，孕妇宜多吃番茄、杨梅、樱桃、葡萄、柑橘、苹果等补酸佳品，而不要吃人工腌制的含有致癌物质的酸菜、醋制品等酸性的坛子菜，也不要吃可加速子宫收缩，有导致流产之风险的山楂。

### 6. 最佳饮料：绿茶

绿茶堪称是微量元素的"富矿"，对胎儿发育作用突出的锌元素就是其中一种。据测定，在食谱相同的情况下，常饮绿茶的孕妇比不饮者每天多摄取锌达14毫克之多。此外，绿茶含铁元素也不少，故常饮绿茶可防贫血。但由于茶叶中的鞣酸可干扰对食物中锌、铁等元素的吸收，因此，孕妇应在进餐后30～60分钟，食物中的铁元素已基本吸收完毕之后再饮茶，即可无干扰铁

元素吸收之弊而尽收补锌之利了。

### 7. 最佳零食：西瓜子、葵花子、南瓜子等

西瓜子富含亚油酸，而亚油酸可转化成"脑黄金"（即DHA），能促进胎儿大脑发育；葵花子所含维生素E较多；南瓜子的优势则在于营养全面，无论蛋白质、脂肪、碳水化合物，还是钙、铁、磷、胡萝卜素、维生素$B_1$、维生素$B_2$等应有尽有，而且养分比例平衡，有利于人体的吸收与利用。因此，孕妇在正餐之外，吃一点儿瓜子，也可拓宽养分的供给渠道。

 **推荐食谱**

**栗子烧土鸡**

材料：

土鸡500克，栗子250克，麻油1小匙，色拉油2大匙，酱油、料酒、水淀粉各1大匙，白糖、味精适量，葱段3根，蒜片10克，姜末10克。

做法：

（1）将鸡洗净后，切成小方块放入碗中，然后加入少许酱油、黄酒拌和，略腌一下。

（2）将栗子壳斩开，在沸水中氽一下捞出，剥去壳衣，待用。

（3）锅烧热后倒入1大匙色拉油，烧至油七成热时，将鸡块下锅略炒一下，盛入碗中。

（4）原锅再加入1大匙色拉油，下葱段、姜末、蒜片煸炒；再下入鸡块，烹入料酒，加酱油、白糖炒匀；然后加入沸水200克，烧沸后，盖上锅盖，转用小火焖约10分钟。

（5）放入栗子，焖至栗子和鸡块酥烂时，加入味精；再用水淀粉勾芡后，出锅入盘，淋上芝麻油，即可食用。

功效：鸡肉的蛋白质中富含全部的氨基酸，也是磷、铁、铜与锌的良好来源；与板栗同烧，鸡肉酥烂，板栗香甜，味道香郁，并且有利于胎儿健脑。

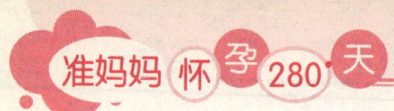

## 怀孕第15周

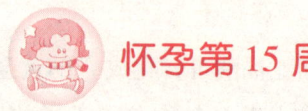

### 摸清胎儿发育情况

这周，胎儿的发育非常迅速，远远超过了前几周。此时，胎儿从头到臀部大概有10~12厘米，重约60~80克，像个小皮球一样大。胎儿的汗腺正在出现，味蕾开始形成，眉毛也开始长了出来，头发的生长速度很快。他的腿现在比胳膊长，并且可以活动所有的关节和四肢，他的手也更加灵活。有趣的是，他现在忙着吸入和呼出羊水，以帮助肺部气囊的发育；虽然眼睑还是完全闭合着，但他可以感觉到光了。如果准妈妈对着肚子打开手电筒，他很可能会躲开光源。最特别的事情就是胎儿会在子宫中打嗝了，这是胎儿开始呼吸的前兆，遗憾的是准妈妈却无法听到这个声音。

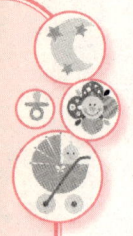

###  专家提示

#### 做一次产前特异性检查

15~18周是做产前诊断的最佳时期，现在准妈妈需要做一次产前诊断，以判断胎儿是否患有先天性疾病或遗传性疾病。有多次自然流产史或死产史的孕妇、35岁以上的高龄孕妇、分娩过染色体病患儿的孕妇或近亲结婚的孕妇，都应该做一次产前特异性检查。另外，还应检查一下母婴血型合不合，血型不合有两种明显症状：一是ABO血型不合，一般是指母亲血型为O型，父亲血型为A、B或AB型，ABO溶血病多见于第一胎；另一种是Rh血型不合，当母亲血型为Rh阴性，父亲的血型为Rh阳性时，分娩可使母亲对胎儿的血液产生抗体，第一胎胎儿发病的可能性较小，分娩的次数越多，病发率越高，这类血型不合病，会引发流产、死产或新生儿溶血性黄疸等。

## 准妈妈的身心变化

现在，只要看一下准妈妈的下腹部，就可知道是否怀孕了。这周准妈妈可以在肚脐下方7.6～10厘米的位置摸到自己的子宫，但可能仍然感觉不到胎动，不必担心，通常在孕16～20周才会感觉到胎动。此时，准妈妈的体态曲线发生变化，体重继续逐月增加，穿衣尺寸也随之改变，原来的衣服裤子基本都穿不上了。随着胎儿的发育，准妈妈的心肺功能负荷增加、心率增速、呼吸加快加深等，有可能会加重原有的焦虑情绪。有的准妈妈的内分泌变化使其面部及躯体皮肤色素加深，出现色素沉着斑块；毛发增多，出现痤疮样皮炎，面部失去光泽，水肿。

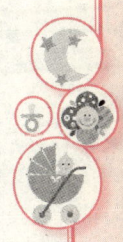

### 温馨提示

**准爸爸须知**

在这一周，准妈妈可能会突然非常想吃某种食物，这可能是由于准妈妈的食谱中缺少了某些特定的维生素或矿物质，所以准爸爸此时千万不要以为准妈妈这是无理取闹、异想天开，一定要尽力满足准妈妈的这些要求。

## 准妈妈要当心孕期贫血

女性一生中对营养素需求最旺盛的两个时期就是怀孕期和哺乳期，在此期间，女性不仅要满足自身所需的营养素，而且还要满足宝宝所需的营养素。随着宝宝一天天长大，需要从准妈妈体内"掠夺"很多营养素，才能满足生长发育的需求。所以，准妈妈很容易缺乏各种营养，孕期贫血就是常见的营养缺乏症。

怀孕期间，若是准妈妈发生贫血，不仅会影响到准妈妈自身的健康，更重要的是还会对宝宝的生长发育产生很大的影响。因此，为了生一个健康的宝宝，准妈妈一定要当心孕期贫血，注意平衡摄取各种造血物质，补充足够量的铁、维生素$B_{12}$和叶酸等营养素。否则，一旦准妈妈出现贫血，将会直接导致宝宝发育不全，并容易引起流产。如果准妈妈存在严重的贫血，那么宝宝在出生后两个月内，也可出现贫血。

对于患有贫血的准妈妈来说，除了要去医院就诊，服用必要的治疗药物外，平时还应有针对性地吃一些补气血、补虚损的食物或药膳，从而起到治疗或辅助治疗的作用。不妨试一试下面介绍的几种孕期贫血食疗方法。

（1）牛乳粥：粳米 100 克煮粥，将熟时加入鲜牛奶约 200 克。

（2）龙眼肉粥：龙眼肉 15 克，莲子 15 克，糯米 100 克，莲子去心与龙眼肉、糯米一起煮烂成稀粥，每日早晚空腹服。

（3）香菇红枣：取水发香菇 20 克，红枣 20 枚，鸡肉（或猪瘦肉）150 克，加姜末、葱末、细盐、料酒、白糖等，隔水蒸熟，每日 1 次。

（4）桂圆桑葚汁：桂圆 50 克，桑葚 100 克，加水同煮至桑葚烂熟，去渣留汁，再加入适量冰糖熬至稍稠后食用。每日 3 次，每次 2～3 匙，连服 30 日。

（5）菠菜粥：将菠菜适量放入沸水中烫数分钟后，切碎，放入煮好的粳米粥内食用，对防治贫血有一定效果。

（6）芪归鸡汤：生黄芪 100 克，当归 30 克，党参 30 克，白芍 20 克，将诸药纳于鸡腹中，加葱、姜等调料炖煮，以鸡肉烂熟为度，食肉饮汤，每日 1 次。若病情较重可改党参 30 克为西洋参 10 克，效果更佳。

（7）鸡汁粥：先将母鸡 1 只煮汤汁，取汤汁适量与粳米 100 克煮粥食。孕妇常食，可辅助防治贫血症。

（8）人参粥：人参末（或党参末 15 克），冰糖少量，粳米 100 克煮粥。常食，对治疗贫血有一定作用。

（9）花生枸杞蛋：花生 100 克，枸杞 30 克，大枣 15 枚，红糖 50 克，鸡蛋 2 个，先将花生、枸杞放入锅内煮熟，然后放入大枣、红糖、鸡蛋煮 15 分钟，每日 1 次，连服 15～20 日。

（10）猪肝菠菜汤：猪肝 200 克，菠菜 200 克，盐、酱油、味精、花椒、猪油各适量，将猪肝切成小薄片，菠菜洗净切段，放入锅内加调料煎汤食用，每日 1 次。

**专家提示**

### 铁：小元素 VS 大能量

铁是人体所必需的微量元素之一，是人体内含量最多，也是最容易缺乏的一种微量元素，对胎儿制造血红蛋白和肌红蛋白有着十分重要的作用。正常成人每日铁的供给量标准为15毫克，怀孕期间，准妈妈对铁的需求量会增加，其铁参考摄入量为孕早期15毫克/日、孕中期25毫克/日、孕晚期35毫克/日。虽然准妈妈要特别注意铁的补充，但并不是所有的准妈妈都要额外补充铁和维生素，因为过量补铁也会对母婴身体健康造成不良影响。所以，准妈妈如果怀疑自己缺铁，可以去医院检测一下铁含量，在医生和营养专业人员的指导下，科学有效地进行营养补充。

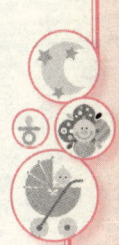

## 孕期要科学地选用胸罩

女性朋友们戴胸罩，并不单是为了美观，最主要是因为胸罩有支托、稳定、保护乳房的作用，尤其是在孕期，准妈妈的乳房比较大，且比较下垂，因此必须戴胸罩，以防止乳房过度摆动和继续下垂。现代城市女性缺乳或乳少现象较为普遍，给母乳喂养婴儿带来严重的危害，越来越引起医学界人士及众多年轻夫妇们的重视。据调查发现，胸罩选用不当，就是城市女性缺乳或乳少的原因之一。

比如，有的准妈妈因嫌麻烦而不愿更换胸罩，有的准妈妈则因乳房太大怕影响美观，故意选择较紧小的胸罩将乳房裹起来，还有的准妈妈怕影响乳房发育干脆不戴胸罩，任其自然悬垂，其实这些做法都是不对的，前两者很容易影响孕期乳房的发育或致使乳头内陷，不利于哺乳，后者则会使乳房失去胸罩的支托固定作用，因重力作用向下垂坠，致使上半部的腺体受牵拉而发育不好，下半部受压腺管扭曲、腺泡细小，从而影响孕期乳房发育，以致产后乳汁分泌不足，影响哺乳。

因此，准妈妈要选择大小合适的胸罩，既不要松松垮垮，过于宽大，也不要像个紧背心，使乳房被紧压在胸壁上，以致乳房血液循环发生障碍，影

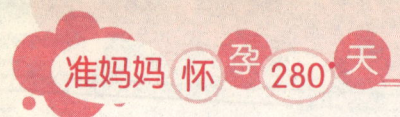

响乳房的增大。同时，过紧的胸罩不给乳头留有容身之地，可造成乳头内陷，这不仅不利于哺乳，而且还特别容易使准妈妈发生乳腺导管炎。所以，在孕期，准妈妈要注意保护好乳房，科学地选用合适的胸罩。选购胸罩的重点是：既要能完全包住乳房、不挤压乳头，还要能有效支撑乳房底部及侧边的胸罩，同时也可考虑前开扣的胸罩，有利于产后哺乳。

从怀孕到分娩，大部分准妈妈的胸部可能会晋升2～3个罩杯，尺寸可能会增加15～20厘米以上，所以准妈妈要按乳房大小选购、更换胸罩。选购胸罩前要量好尺寸，其具体测量方法是：用皮尺通过两个乳头处量最大胸围，然后再量两侧乳房下面反折线处的最小胸围，市售的胸罩号码是最小胸围数。此外，挑选胸罩时，不仅要号码合适，还要量一下胸罩锥形隆起的高度是否与自己乳房的近似高度相适应，圆锥能否容纳乳房，以免胸罩压迫乳头。因此，还要用最大胸围数减去最小胸围，除以2，得出乳房的高度。

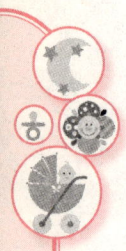

 **温馨提示**

### 乳头防堵小贴士

准妈妈戴上胸罩后，乳头在胸罩的压迫下，致使乳头和胸罩的摩擦加剧，胸罩上的纤维便会逐渐进入乳管内，从而使乳管堵塞，造成一些准妈妈少奶或无奶。为了避免这种情况的发生，准妈妈在怀孕期间就应提高警惕。

（1）孕期、哺乳期所戴的胸罩，应该是纯棉的，避免化纤制品，也不要在胸罩外直接穿羊毛类衣服。这主要是因为：一是准妈妈在孕期易出汗，化纤制品透气性以及湿性均差；二是化学纤维可以进入乳腺导管，堵塞乳管，并且在哺乳时又会被宝宝吸吮进体内，对宝宝造成很大的影响。

（2）每次使用胸罩前，一定要仔细将其内侧的灰尘、纤维状物、毛羽等拂净，同时，胸罩洗涤要格外精心，切勿将胸罩与其他衣物一同洗涤，以防纤维状物、灰尘等填塞乳腺管，引起乳汁淤积，影响哺乳。

（3）准妈妈在选用大小适中的纯棉胸罩的同时，应坚持擦洗、按摩乳房，注意乳头卫生，以避免产后缺乳、少乳及乳腺炎等发生。

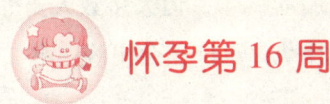
## 怀孕第16周

### 摸清胎儿发育情况

16周时，胎儿的身长大约增加到12~15厘米，体重增加到120~150克，头部明显更直立了，但他还是非常小，看上去像一个梨子，大小正好可以放在准妈妈的手掌里。他的皮肤薄而透明，能看到皮下的血管网；腿的长度超过了胳膊，双臂及两腿的关节已经形成，硬骨开始发育；手指甲完整地形成了，指关节也开始运动。

胎儿在本周发生的最大的事情就是开始学会轻轻地打嗝了，这是呼吸的先兆，但是准妈妈听不到打嗝声，这是因为在胎儿的气管里充满了羊水而不是空气。胎儿在本周活动能力大增，能够作出各种各样的活动，比如玩弄脐带、嘬拇指、握拳、伸脚、眯眼、吞咽、转身等。此外，胎儿的生殖器官也已经形成，通过B超可以分辨出胎儿的性别。

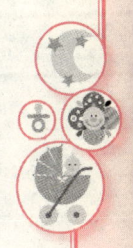

### 专家提示

#### 及早排除葡萄胎

所谓葡萄胎，也称水泡状胎，是组成胎盘的绒毛发生水肿变性，形成很多大小不等的水泡，小的仅可看见，大的似手指头，水泡之间还有细带相连成串，好像串串的葡萄。葡萄胎的发生率约占妊娠总数的千分之一，大于35岁、小于20岁的妊娠妇女发生葡萄胎的概率都会增高。因为这些妇女的卵巢容易产生不健全的卵子，所分泌的激素也不正常，加上体内缺乏某些生殖所必需的营养物质，使受精卵难以正常发育，以致形成葡萄胎。

### 准妈妈的身心变化

16周，这是一个让所有准妈妈都非常期待的时刻。因为从现在起，准妈

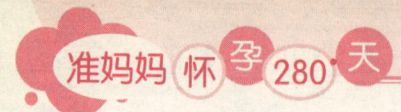

妈可能会在16~20周时感觉到宝宝的第一次胎动。实际上，一些准妈妈在本周就能够感觉到"第一次胎动"了，但大多数人要等到第18周以后才会感觉到。如果准妈妈是第一次怀孕，也许还会更晚一些，直到20周，才能感觉到宝宝的胎动。

此时，进入怀孕中期的准妈妈，在精神上感觉到：精力充沛、充满活力、容易兴奋；在生理上感觉到：精力旺盛、乳房膨胀、食欲增加；在情绪上感觉到：情绪波动有所减少，已经习惯怀孕的变化。但由于孕期雌激素的大量分泌，导致皮肤表层黑色素细胞分泌大量色素，从而使皮肤变黑，特别是雀斑、胎记等部位颜色更深。这就是"妊娠斑"。不必担心，分娩后会自行消退。此外，准妈妈还有可能出现暂时记忆力减退。

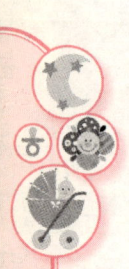

 **温馨提示**

### 为什么会便秘

妊娠期间，由于准妈妈体内激素的改变以及子宫膨大后压迫直肠，使肠蠕动降低，造成准妈妈消化系统功能减弱，这就是造成准妈妈在此期间容易发生消化不良及便秘的主要原因。因此，准妈妈要及早调整饮食结构，预防消化不良及便秘情况的发生。如果准妈妈便秘比较严重，比如6~7天还不排便或虽只有3~4天不排便，但腹胀厉害，就应该到医院诊治，在医生指导下服药，千万不可自己服用泻药。

## 孕中期应注意均衡膳食

怀孕是一个复杂的生理过程，准妈妈在怀胎十月期间需进行一系列生理调整，以适应胎儿在体内的生长发育和本身的生理变化。俗话说"先天不足，后天难调"，这句话充分说明了孕期营养对优生的重要性。进入孕中期，准妈妈的食欲恢复，此时胎儿的营养需求也会逐渐增加。因此，准妈妈要平衡膳食、加强营养。

日常生活中各种食物所含的营养成分不完全相同，除母乳外，任何一种天然食物都不能提供人体所需的全部营养素。因此，如何吃得平衡合理，既能满足宝宝的营养需要，又不至于让自己的体重增加过多，就成了许多准妈妈比较关心的问题。要营养均衡，只要遵循一定的规律，选择各种食物相互搭配，就可以搞定一餐丰富的营养菜肴，做一个营养全面的准妈妈。

##  推荐食谱

### 麻酱莴麦菜

材料：莴麦菜4棵，芝麻酱2匙，盐1克。

做法：

（1）莴麦菜洗净，切成5厘米左右的段。

（2）将芝麻酱内加少许盐，然后用水调稀、调匀。

（3）将莴麦菜平铺在盘内，将芝麻酱浇上拌匀即可。

功效：芝麻酱内铁的含量非常丰富，且含钙量仅次于虾皮，而莴麦菜的维生素含量丰富，芝麻酱同莴麦菜一起凉拌食用，既能够提供孕期所需的营养，又会让准妈妈胃口大开。

### 酱牛肉西蓝花

材料：酱牛肉100克，西蓝花1个，番茄沙司适量。

做法：

（1）将酱牛肉切成片，西蓝花掰成小块。

（2）锅里水烧沸，放入切好的酱牛肉略烫一下后，捞出。

（3）将西蓝花放入烫过酱牛肉的沸水中，加少许盐烫熟后，捞出沥干水分。

（4）将西蓝花摆放在盘子中间，然后将烫好的牛肉片摆在上面，浇上少许番茄沙司即可。

功效：酱牛肉中含有多种对准妈妈身体有滋养作用的营养素，西蓝花则可吸收酱牛肉的盐分和油脂，二者同吃，既保证了营养的吸收，又使菜肴更加爽口。

### 咖喱牛肉土豆

材料：咖喱粉5克，牛肉500克，土豆150克，食油10克，酱油15克，

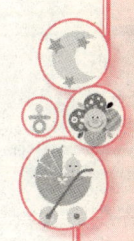

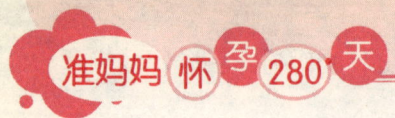

盐 5 克，葱、姜各 1 克。

做法：

（1）将牛肉自横断面切成片，用淀粉、酱油、料酒调汁腌制牛肉；土豆洗净去皮，切成丝。

（2）将油热好，先干炒葱、姜，再将牛肉下锅炒后，将土豆丝放入，再加入酱油、盐及咖喱粉，用旺火炒几下即成。

功效：牛肉具有补脾胃、益气血、强筋骨等作用，咖喱牛肉土豆丝富含铁、维生素 $B_2$、盐酸等，十分适合准妈妈食用。

### 黄瓜拌猪肝

材料：黄瓜 250 克，熟猪肝 100 克，香菜 50 克，海米 25 克，精盐、味精、酱油、醋、花椒油各适量。

做法：

（1）将黄瓜洗净，切成薄片，放在碗内。

（2）将熟猪肝切成薄片，放在黄瓜上。

（3）把香菜洗净，切成 2 厘米长的段，撒在肝片上。

（4）将发好的海米放在调料中搅匀，一同浇在黄瓜片和肝片之上即可。

功效：猪肝含微量元素铁，与新鲜黄瓜配成菜，色香味美，既营养丰富，又会让准妈妈胃口大开。

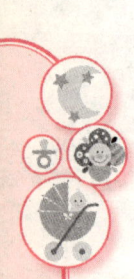

### 腰果虾仁

材料：腰果 60 克，虾仁 200 克，青豆 20 克，食油 2 大匙，料酒 1 小匙，水淀粉 2 小匙，葱末、姜末、蒜末、干淀粉各 1 小匙，鸡蛋 1 个，盐、白糖、味精各适量。

做法：

（1）在虾仁中加入鸡蛋清、干淀粉、盐、料酒，略腌一下。

（2）锅中放入 1 大匙油，油未熟之时加入腰果翻炒，直至腰果呈金黄色。

（3）原锅中放油温热，葱末、姜末、蒜末爆香，再加入虾仁翻炒。

（4）然后加入腰果、青豆煸炒；加入盐、白糖、味精翻炒均匀，水淀粉勾芡，即可。

功效：腰果中各种维生素和微量元素的含量都很高，蛋白质含量高达

21%，能使干燥的皮肤得到改善；虾仁肉质松软，易消化，营养丰富，且含有丰富的镁，能很好地保护心血管系统。因此，二者同炒，虾仁滑嫩，腰果酥脆，十分可口，非常适合准妈妈食用。

 **温馨提示**

### 孕16周，饮食上该注意什么

现在，进入了怀孕中期，早孕反应已经过去，情绪稳定了，心情也好了，食欲也提升了，是准妈妈最为愉快的阶段。但是需要注意的是，有些食物对准妈妈和宝宝都有不同程度的影响，所以准妈妈在大快朵颐的时候，一定要注意少吃以下几类食物。

（1）辛辣食物。会引起准妈妈便秘。

（2）含咖啡因的饮料和食物。会影响胎儿大脑、心脏、肝脏等器官的发育。

（3）含有添加剂和防腐剂的食物。可能导致畸胎和流产。

（4）高糖食物。会令准妈妈超重，诱发孕期糖尿病。

（5）味精。味精的成分是谷氨酸钠，吃得过多会影响锌的吸收，不利于胎儿神经系统的发育。

（6）明矾。明矾是含铝的无机物，铝对胎儿智力的发育有影响，并且抑制孕妇对铁元素的吸收，可能加重孕期贫血。油条中含有明矾，准妈妈要少吃。

## 准妈妈应该如何补钙

众所周知，宝宝在生长发育过程中需要大量的钙、磷及铁等元素，宝宝骨骼和胎盘的形成也需要很多的钙，而胎儿和新生宝宝体内的钙主要来源于母体，通过胎盘或乳汁传输给宝宝，因此，准妈妈一定要补钙，这样宝宝以后不容易缺钙，对其牙齿、身高甚至智力发育都有好处，还能缓解孕期不适，并预防产后骨质疏松。

准妈妈补钙需贯穿孕早期、孕中期、孕晚期和哺乳期四个阶段，其中，

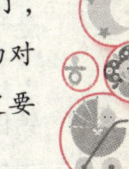

孕早期准妈妈每天需要800毫克的钙，孕中期每天需要1200毫克钙，孕晚期及哺乳期每天需要1500毫克钙，才能满足需要。但是，为胎儿补钙的黄金时期并非孕早期。这是因为孕早期的胎儿生长速度非常缓慢，准妈妈不必在孕早期特意猛增钙的摄入量。一旦怀孕达到4个月（即孕中期），胎儿进入了快速增长期，骨骼和牙齿等发育都需要钙的支持，准妈妈就要开始认真考虑增加钙摄入的问题了。

准妈妈若想通过调整饮食以获得足够的钙，喝奶是最简便的补钙方法。100毫克牛奶中就含有100毫克的钙，因此，准妈妈最好每天摄入250～500毫升奶或相当量的奶制品。在一天24小时中，准妈妈体内的血钙水平会变动，凌晨2～3点钟时最低。所以，准妈妈临睡前喝一次奶，可以保证夜间血钙稳定，预防抽筋。但准妈妈一定要注意钙的最高摄入量为每天2000毫克，如果多于这个量，可能会对胎儿造成不利影响。因此，准妈妈不仅要补钙，还要特别注意补好钙。

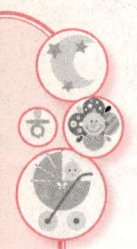

**专家提示**

### 准妈妈要合理补充钙质

研究表明，患有高血压的孕妇补充钙质以后，患有妊高征的可能性比那些没有补钙的孕妇要低。然而，有一些国家的医生并不建议孕妇补充额外的钙质，因为他们认为孕妇从食物中吸收钙更加有效。不过，孕妇一定要吃足够的含钙多的食品，这很重要。由于不同种类的钙所需的剂量各有不同，所以准妈妈在选择补钙方式及补钙产品之前，需要咨询一下医生，在医生的指导下合理补充钙质。

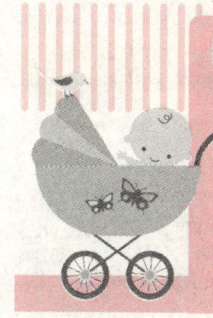

# 准妈妈妊娠五个月全护理

怀孕第五个月，是胎儿发育迅猛的一个时期。此时，随着胎儿赖以生存的胎盘的形成和羊水体积的不断增大，胎儿的胎动更加活跃，心跳也更加有力，对外界传入刺激信号的接收能力大大提高，并且胎儿的体重也增加了不少。因为胎儿长到五个月时已是个能听、能看、会玩、有感觉的小生命，而准妈妈则显得日渐笨拙起来，但食欲却很好，所以在此期间，准妈妈在饮食上应"无大饥，无甚饱"，即既不要吃得过饱，但也不要怕胖饿着自己，可以多吃一些牛羊肉和面食，以帮助五脏来养气；在胎教方面，除了继续前几个月的胎教方式外，还可增加与胎儿做游戏、给胎儿讲故事等内容。

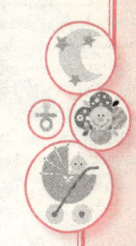

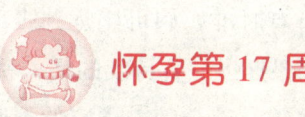

## 怀孕第17周

### 摸清胎儿发育情况

怀孕17周时，胎儿大约有13厘米长，体重约140～170克，看上去像一个鸭梨。此时，胎儿连接胎盘的生命纽带——脐带，长得更粗、更强壮了；他的大脑发育已经很充分；心跳变得更有力；循环系统和尿道完全进入正常的工作状态，肺也开始工作，能平稳地吸入、呼出羊水。但是胎儿的骨骼都还是软骨，可以保护骨骼的卵磷脂开始慢慢地覆盖在骨髓上。在今后三周内，小宝贝将继续经历飞速增长的过程，身长、重量将增加两倍以上。

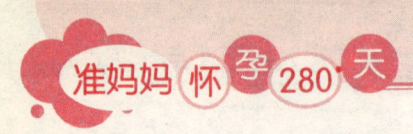

### 温馨提示

#### 宝宝护理小贴士

从本周开始,我们可以借助听诊器听到胎儿强有力的心跳声了。从此,除监测胎动外,"听胎心音"成为准妈妈确定宝宝健康状况的又一方法。因此,准妈妈可以通过听胎心音来确定宝宝的健康状况,如发现任何异常,要立即到医院寻求医生的帮助。

### 准妈妈的身心变化

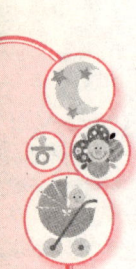

现在,准妈妈的乳房变得更加敏感、柔软,甚至有些疼痛;小腹更加突出,过去的衣服无论如何也穿不了了,必须穿上宽松的孕妇装才会觉得舒适;体重最少增长了2千克,有的准妈妈甚至增长了5千克。由于准妈妈的腹部在不断长大,其他脏器也随着身体中子宫和胎儿的发育发生一定的位移。准妈妈在脐下方3.8~5厘米处,能够感觉到有一团硬东西,这就是子宫。

如果准妈妈感觉到下腹像有一只小虫似的一下一下地蠕动,或者感觉像小鱼在腹中游动一样,这正是胎儿在羊水中蠕动、挺身体、频繁活动手和脚、碰撞子宫壁而引起的胎动。有时准妈妈可感觉到腹部一侧有轻微的触痛,这是因为子宫在迅速增长。如果疼痛一直持续的话,就要向医生咨询了。此外,从这周以后,准妈妈的身体重心就会随着子宫的不断增大而发生变化,韧带也比以前柔软了,起坐、拿东西等动作都得"小心行事",所以,舒适随意的装束、软底平跟的鞋,将变得更适合准妈妈。

### 专家提示

#### 准妈妈要保证充足的睡眠

充足的睡眠对准妈妈的健康十分重要,同时也影响到腹中胎儿的身体状况。一项调查显示:临产前1个月内夜间睡眠少于6小时的孕妇,分娩过程比睡眠7小时以上的孕妇长;睡眠少于6小时的孕妇剖宫产概率更大。因此,准妈妈要保证充足的睡眠。

## 准妈妈不可忽视的饮食保健

妊娠后3个月是胎儿脑细胞和脂肪细胞增殖的"敏感期"。在这个时期，准妈妈一定要注意增加蛋白质、磷脂、钙和维生素D的摄入，以满足和帮助胎儿的骨骼生长，同时，适量补充碘、铜、锰等微量元素也是必不可少的。如果准妈妈营养低下，不仅会使自身的集体组织器官增长缓慢、营养物质存储不良，而且胎儿的生长发育也会延缓，早产儿的概率也会增高。

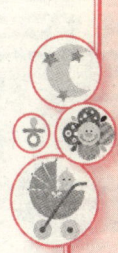

此外，准妈妈在怀孕后并不是真的要吃两个人的饭，让胎儿营养充足的关键在于准妈妈对食物的科学性选择，而不是通过多吃来达到的。如果准妈妈营养过剩，就会导致身体发胖，身上堆积过多脂肪，诱发糖尿病、妊娠中毒症等，同时也会造成胎儿过大或发育不正常，增加难产的危险性。

因此，准妈妈要根据正常体重增长的规律合理调整膳食，同时还要适当做一些轻缓的运动，以控制营养过剩及体重增长过度，避免胎儿过大，降低难产的危险性。虽然准妈妈在孕期体重增加过多，会增加高血压和怀上巨大儿的可能性，但并不是说，准妈妈体重增加过多就要节食，千万不要因此而进入饮食的误区：靠节食来减缓体重增长的速度。正确的做法是：向医生求助，请医生给一些均衡饮食的建议，帮助达到孕期的标准体重。

 **推荐食谱**

### 红烧猴头菇

**材料**：鸡胸脯肉200克，猴头菇250克，白菜100克，冬笋、黄芪、白术、植物油各20克，姜、大葱、淀粉、料酒、酱油各5克，盐3克，味精2克。

**做法**：

（1）将鸡肉切成块，猴头菇去掉针刺和老根切片，冬笋切片，姜切片，葱切段，备用。

（2）将黄芪和白术煎取汁200毫升；白菜去掉老帮取用菜心，用开水烫

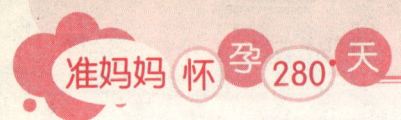

一下，盛盘备用。

（3）将植物油烧至七成热，把鸡肉和猴头菇放锅内炒变色后，加料酒、姜片、葱段和酱油炒几下，再加药汁和高汤，用小火焖至肉烂，拣去姜、葱，以盐、味精和湿淀粉勾芡收汁，装盘即可。

功效：此菜具有补脾胃、益气血、助消化的作用。

### 百合银耳汤

材料：鲜百合120克，干银耳15克，枸杞5克，香蕉2根，冰糖80克，水3杯。

做法：

（1）将干银耳在水中泡2小时后，在锅内加水3杯，放入泡好的银耳，用文火炖30分钟取出备用。

（2）将香蕉去皮，切成小片。

（3）将鲜百合、香蕉片、枸杞、冰糖和煮好的银耳一起放入炖盅中，炖30分钟即可食用。

功效：此汤甜润可口，是准妈妈养阴安胎、生津整肠的佳品。但由于蔗糖含量较多，因而体重增加过多的准妈妈不宜服用，也不宜在晚餐后服用。

### 猪肝粥

材料：猪肝150克，大米100克，水600克，花生油300克，盐7克，味精1.5克，料酒、淀粉、葱花各10克，姜末4克。

做法：

（1）将猪肝洗净，切成约0.3厘米厚的长方薄片，装入碗内，加淀粉、葱花、姜末、料酒和少许盐，抓拌均匀，腌上浆；大米淘洗干净备用。

（2）将花生油烧至五六成热，分散投入猪肝片，用筷子划开，约1分钟，至猪肝半熟，捞出控油。

（3）将水放入另外一个锅中烧开后，倒入大米，煮沸后改用小火熬煮约30分钟，至米胀开时，放入猪肝片，继续用小火煮10~20分钟，至米粒全部开花，肝片酥熟，汤汁变稠，加味精和余下的盐，调好口味即可。

功效：此粥含铁丰富，是准妈妈补充铁元素的良好来源，准妈妈常食，可防治缺铁性贫血。

## 阳光也是母婴的宝贵营养

由于腹内胎儿的生长发育以及母体自身的代谢变化，准妈妈往往需要比正常人更多的钙、磷等营养物质。由于体内缺乏维生素D及钙等，准妈妈会因骨质代谢障碍而患上骨质软化症，这是一种很严重的孕妇并发症，对孕妇的健康危害很大，可使准妈妈出现腿部抽筋等症，而且也可使胎儿营养缺乏，发生先天性佝偻等症。因此，一些准妈妈就会要求医生为她们开一些钙片服用。其实，她们这样做是舍近求远。

因为阳光简直就是取之不尽的营养仓库，它不仅给我们带来了光和热，而且阳光中的紫外线还能使人体产生维生素D，进而促使体内的重要元素钙的正常吸收。晒太阳可以提高准妈妈的抵抗力，预防感染性疾病，有益于胎儿发育。所以，准妈妈要摄取足够的维生素D，以促进钙的正常吸收，除了加强饮食中的营养，还应尽可能地多参加一些户外活动，常晒晒太阳，从慷慨的阳光中得到身体所需要的钙、磷等宝贵营养。

由于阳光中的紫外线具有很强的杀菌消毒作用，能杀灭皮肤和空气中的细菌，因此准妈妈本身的被褥、衣服，以及为婴儿准备的被褥、衣物等用品，常晒晒太阳，都可以达到消毒防病的目的。此外，阳光在室内照射30分钟以上，能达到空气消毒的效果，所以，天气好时，准妈妈不妨打开窗户让阳光进入室内，同样可以起到为空气消毒的作用。

 **专家提示**

### 准妈妈怎样晒太阳

从妊娠期开始多做户外活动，多晒太阳，也是准妈妈补充钙质的一种途径。但准妈妈晒太阳要根据季节、时间及个人的具体情况进行。比如，在炎热的夏天，准妈妈应注意防暑，可在树荫下或散射的阳光下散步，尽量减少直接在太阳下活动。由于阳光的紫外线可以起到消毒杀菌的作用，而紫外线不能透过玻璃，因此在室内隔着玻璃晒太阳是不科学的，准妈妈要适当到户外去，常晒晒太阳。一般来说，春秋季每天的9～16时，冬季每天的10～13时，阳光中的紫

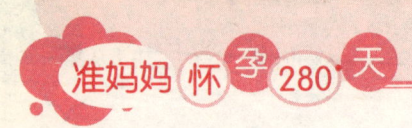

外线最充足,为了更好地晒太阳,准妈妈可以选在这期间晒太阳。

## 正确面对孕期各种疼痛现象

怀孕是一件无比幸福的事情,同时也是让准妈妈体会生命的艰难和伟大的过程。怀孕后,准妈妈全身各系统都会发生一系列适应胎儿生长发育的变化,比如恶心、呕吐、尿频、失眠等。但同时在10个月的怀孕历程中,准妈妈可能还会经历各种各样的孕期疼痛,比如头痛、胃烧痛、乳房肿痛、腰背疼痛、腹痛、坐骨神经痛、骨关节疼痛等。这些疼痛是孕期最常见的症状,可发生在从头到脚的不同部位,大多数疼痛是生理性疼痛,亦有少数是病理性疼痛。

那么,究竟哪些疼痛是生理性疼痛,哪些疼痛是病理性疼痛呢?到底有多痛?该怎么缓解呢?什么情况下该去看医生呢?面对这些烦恼,准妈妈该怎么办呢?这就需要准妈妈做好孕期保健,准确把握疼痛的性质,及时识别异常征象,找到应对方案,并作出正确的处理,让自己的身体更健康,让腹中的宝宝更安全。

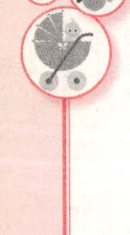

### 1. 孕早期(前12周)疼痛

孕早期的正常疼痛主要有乳房痛、胃痛和头痛。

乳房痛是由于孕期激素变化造成的,属正常现象。选择型号合适、肩带较宽、柔软舒适的纯棉胸罩,沐浴后双手涂些护肤油按摩乳房,可有效缓解乳房胀痛、刺痛和乳头疼痛。

胃痛主要是因为逐渐变大的腹部给肠胃增添了很大的压力,再加上孕期分泌激素使隔离食道和胃的肌肉变得松弛,从而导致胃酸更容易向上翻涌,使胸部产生了灼热感。每日少食多餐,少吃酸辣、过冷以及油炸食物;吃饭时尽量坐直(这样胃酸就不会向上走);饭后半小时不要平卧;睡觉时侧卧,可减轻和缓解胃痛。如果准妈妈晚上经常胃痛,可在医生指导下服用抗酸剂。

头痛是常见的早孕反应,主要是因为怀孕时血压发生改变,体内分泌激素量和原来不同,大脑血液循环受影响造成的。在此期间,准妈妈保持充足的睡眠可以减少头痛发生,因为疲劳是诱发头痛的导火线,也可在头上敷热毛巾以缓解头痛的症状。

孕早期需要特别注意的异常情况是腹痛合并阴道流血。因为这很可能是早期流产或者异位妊娠。

### 2. 孕中期（13~27周末）疼痛

孕中期疼痛常见的有腿痛、圆韧带牵拉痛和子宫收缩。

发生在孕中期的腿痛现象及下肢痉挛痛比较常见，这是准妈妈缺钙的表现，只要适当补充钙剂和维生素D就可以预防。此外，准妈妈应避免劳累，使髋关节、膝关节等得到充分休息，可避免坐骨神经痛等腿痛现象。

圆韧带牵拉痛和子宫收缩都是正常的生理现象，只要注意休息就可以了，不需要特别治疗。但是，准妈妈若在此期间出现腹痛伴阴道流血，头痛伴视觉异常、恶心、呕吐，就需要尽快就诊了，以免引起严重并发症。

### 3. 孕晚期（28~40周）疼痛

由于准妈妈在孕晚期的负担日益加重，各种疼痛现象就会发生得更为广泛、频繁，比较常见的有牙龈痛、胸痛、脊柱痛、痔疮、外阴痛等。

牙龈痛是由于齿龈受到大量雌激素的影响而变厚，从而易患牙龈炎所造成的。准妈妈多注意口腔清洁可减轻和缓解牙龈痛。

在孕晚期，胸痛时有发生，这与准妈妈缺钙、膈肌抬高、胸廓膨胀有关。准妈妈适量补充钙剂和镇静剂可以缓解症状。

由于子宫在孕晚期日渐增大，准妈妈的身体重心渐渐前移，站立和行走时，为保持重心平衡，准妈妈必须将肩部及头部后仰，这种姿势易造成腰部脊柱过度前凸，引起脊柱痛。准妈妈避免长时间站立或步行，多注意休息可以缓解症状。

痔疮主要是由于子宫压迫、腹压增加，使盆腔静脉回流受阻，从而导致了便秘、痔疮。准妈妈适量多做运动，多喝水，多吃富含纤维素的食物，可起到预防的作用。

此外，准妈妈在孕晚期还可能出现表现为外阴部肿胀、皮肤发红、行走时外阴剧烈疼痛的外阴静脉曲张。准妈妈不用过热的水洗浴，避免穿过紧的裤鞋袜，避免孕晚期长期站立，可减轻和缓解症状。

以上孕期疼痛大多是生理性疼痛，但是孕期疼痛有生理性疼痛也有病理性疼痛，有些病理性的疼痛必须引起重视，因此，为了保证母婴的健康和安

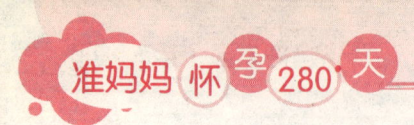

全，准妈妈应多学相关的科普知识，学会自己简单鉴别，凡是孕期产生的疼痛，特别是伴有发热、恶心、呕吐、晕厥、胎动减少或消失等症状，须及时到医院就诊，采取适当的措施。

 **温馨提示**

### 提早护理乳房

母乳中所含的营养物质最适合宝宝消化吸收，同时，母乳中含有多种抗体，能减少宝宝生病的概率，因此，为了以后宝宝能得到更好的母乳喂养，准妈妈一定要从现在开始做好乳头护理工作。

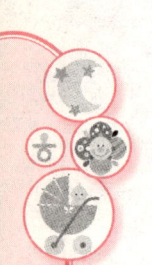

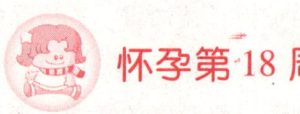

## 怀孕第18周

### 摸清胎儿发育情况

这周，胎儿从头到臀部大约长13～15厘米，重约160～198克。从比例上看，他的头虽然小了一些，但仍占整个身体长度的一半左右。由于大脑的发育，他的前额位于头部的上端，高高地向前凸出，随后胎儿凸起的前额会后缩，让他看上去更像一个人。现在，胎儿的手腕和脚踝发育完成，清晰可见，并且他的手臂更长，肘部更弯曲。

此时，胎儿的骨骼差不多已成为类似橡胶的软骨，并开始逐步硬化；他的皮肤开始分化为表皮层和真皮层，血管在胎儿薄薄的皮肤下清晰可见；胎儿原来偏向两侧的眼睛开始向前集中；耳朵已长到正常的位置；并且胎儿已经有了轮廓分明的脖子，他的头不再是长在双肩上，而是长在脖子上。

与此同时，胎儿的胸脯不时地鼓起来、陷下去，这是胎儿呼吸的表现，但是在胎儿的口腔里流动的却是羊水而不是空气。从现在开始，胎儿开始了频繁的胎动，准妈妈会真切地感受到胎儿的胎动。准妈妈在明显感到胎动的同时，胎儿心脏的活动也开始活跃起来，借助听诊器，可以听到胎儿的心音。

 **温馨提示**

**唱歌给宝宝听**

此时，胎儿的听力已经形成了，他能够听到准妈妈心脏跳动的声音，并且他最爱听的是妈妈温柔的说话声和歌声。准妈妈的歌声和准妈妈声音的自然振动，可以带给胎儿和谐的感觉和情绪上的安宁感。可以说，准妈妈给胎儿唱歌是一种自然的胎教，不仅能直接刺激胎儿的听觉，促使胎儿的神经系统和感觉器官的发育，促进胎儿的记忆发展，也可以使准妈妈保持舒畅的心情。

## 准妈妈的身心变化

到这周的时候，准妈妈的肚子越来越大，体重快速增加，身体开始变形，腰更粗了，胸更大了，体重约增加了4.5~6千克。由于身体的重心前移，准妈妈的行动有所不便。现在，准妈妈的子宫已经长到了一个大橙子那么大，在脐下方约2.5厘米的位置可以摸到。由于胎儿的胎动越来越频繁，准妈妈的胃部常会感到不适等。

此外，准妈妈的胃口现在出奇的好，似乎怎么吃都吃不饱。由于过量饮食会增加准妈妈自身的身体负荷，也容易出现高血压、糖尿病等症状，并且还会增加分娩时的困难，所以准妈妈要注意科学地安排饮食，均衡全面地摄取营养。

 **温馨提示**

**均衡营养，适度休息**

准妈妈需要保证有充足的营养，但过量的食物无论是对胎儿还是对准妈妈都是有害的。因此，准妈妈要防止暴饮暴食，定期测量体重（每周1~2次为宜），把体重控制在正常的增长范围内。同时，准妈妈在这段时间里还要注意适度休息。如果是在家，可以每天小睡一会儿；如果还在上班，应尽量适当休息一会儿。

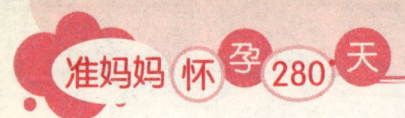

## 准妈妈要学会正确计数胎动

胎动是胎儿在母体子宫内的主动性运动，比如张嘴、呼吸运动，以及伸胳膊、踢腿、翻滚等运动。如果是因为受到准妈妈呼吸、咳嗽等动作影响，而使胎儿产生被动性运动，就不算胎动。胎动是胎儿向准妈妈发出安危的信号，准妈妈可以通过这条重要的渠道了解胎儿的健康状况，因此胎动很重要，准妈妈要重视胎动，要学会正确计数胎动，需认真观察胎动。

在怀孕第8周的时候，胎儿已初具人形，四肢已经长了出来，此时胎儿就会在准妈妈的子宫内蠕动，这就是最初的胎动，但非常微弱，准妈妈往往觉察不到，只有通过B超才能见到；怀孕第16~20周时，准妈妈就可以感到胎儿所产生的胎动了；到了怀孕第29~38周时，胎儿胎动的频率达到了顶峰，以后会稍微减弱，直至分娩。准妈妈如果能记住胎动出现的时间，准确掌握胎动的规律，不仅可以了解胎儿的健康状况，而且对正确地推算预产期很有帮助。另外，每天坚持数胎动，还是一种直接胎教。

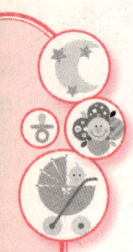

目前，国内外均采用"12小时胎动计数"，也叫"3次计数法"，即在每天早晨、中午、晚上的固定时间，在左侧卧位的情况下，各测1小时胎动的胎动数，把测得的3次胎动数相加，然后再乘以4，就是12小时的胎动数。此外，准妈妈还可以采用"1次计数法"，即在每天睡前1小时计数1次（检测的时间最好固定在每天晚间8~9点），然后将每天测得的数字记录下来，描绘成曲线。

一般来说，平均每小时胎动在3次以上，12小时胎动在30次以上，就说明胎儿情况良好；若12小时胎动少于20次，则意味着胎儿有宫内缺氧；如果12小时胎动不到10次，就说明胎儿有危险；若12小时内没有胎动，则表明胎儿有可能在24~48小时内死亡，应立即采取抢救措施。胎动次数过少不好，相反，胎动若过于频繁，同样也不好。如果胎儿出现无间歇的胎动，常常是胎儿早期缺氧发生挣扎的求救信号，若不及时纠正缺氧，胎动强度便会逐渐减弱，次数逐渐减少直至最后停止。

因此，准妈妈最好按时计数胎动，及时了解、掌握胎儿的情况，一旦发现胎动次数低于正常或过于频繁，应立即向医生咨询或到医院检查，以明确原因，给予及时处理，以免胎儿出现意外。

**专家提示**

### 胎动减缓时怎么办

胎儿的运动一般从妊娠4个月开始，在妊娠后期慢慢减缓，再加上胎儿越长越大，子宫内可以让他活动的空间越来越小，如果准妈妈连续几个小时感觉不到胎动，这很可能是宝宝在休息。此外，准妈妈存在着个体差异，胎儿同样也存在着个体差异，比如有的胎儿爱动，胎动就多；而有的胎儿则比较文静，偶尔才会动一下。

因此，虽然胎动是反映胎儿活力的信号，但是当准妈妈感觉到胎动减少时，也不要慌张，应安静下来，休息一下后，采用左侧卧，试着计算胎动，再观察一下胎儿的活动。如果发现胎动真的减少，甚至停止了，就应该尽快找医生做进一步检查。

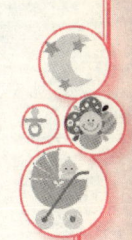

### 孕中期准妈妈的最佳睡姿

一般人的睡姿，不管是侧卧、仰卧或是趴睡，只要个人习惯、舒服，可随意采用，无关身体健康；但是准妈妈则不同，必须适时地改变睡姿，以适应身体上的变化。虽然准妈妈在怀孕初期的睡姿可与平常一样，但到了怀孕中后期，则以侧卧为好（左侧卧是最佳的睡姿），而仰卧、右侧卧或是趴睡，对准妈妈和胎儿都没有好处。

由于准妈妈肚子上有负荷，如果依照一般人的睡姿，将不符合人体的生理解剖构造，因此准妈妈最好采用左侧卧的睡姿。这主要是因为人体后腹腔脊椎右边的下腔静脉，负责下肢血液循环至心脏，仰睡或右侧睡会压迫到下腔静脉，造成下肢水肿、麻痹甚至抽筋；由于子宫在怀孕中后期不断增大，它不仅向后压迫神经根引起腰臀部疼痛，还可压迫髂内动脉，影响子宫动脉向胎盘输送血液，造成胎儿宫内缺血、缺氧、宫内发育迟缓，趴睡则会加重子宫对神经根、主动脉和髂内动脉的压迫，从而使胎盘的供血减少，子宫血流量不足，会对准妈妈及胎儿产生一系列不利影响。因此，准妈妈的最佳睡姿是左侧卧，尤其是妊娠后期。因为左侧卧可减少妊娠子宫对主动脉、髂动

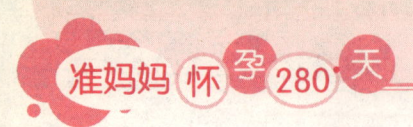

脉的压迫，使之维持正常的张力，保证胎盘的血液灌注量，使准妈妈不易发生下肢水肿、下肢静脉曲张和胎儿发育不良等病症。

如果准妈妈平常睡姿非左侧卧，可在孕中期尝试改变睡姿，让自己改成左侧睡；到了孕后期，就一定要改成左侧卧。准妈妈除了左侧卧之外，可将下肢垫高15°~30°，于两腿间夹一枕头，让自己能有个轻松舒适的睡眠。如果准妈妈长时间左侧卧有困难，平卧时可在右侧臀部垫以毛毯、枕头或棉被等，使骨盆向左倾斜，同样也能起到左侧卧位的效果。

 **温馨提示**

### 准妈妈忌睡席梦思床

现在，席梦思床是家庭常用的卧具，一般人睡席梦思床，有柔软、舒适之感，但准妈妈最好不要睡席梦思床，尤其是质地较软的床垫。这是因为准妈妈的脊柱较正常腰部前屈更大，睡席梦思床及其他质地较软的床垫后，会对腰椎产生严重影响：仰卧时，比睡一般床更易使腹主动脉和下腔静脉受压，从而影响准妈妈和胎儿健康，还可使已经前屈的腰椎小关节摩擦增加；侧卧时，脊柱会不同程度地向侧面弯曲，长期下去，使脊柱结构与形态发生异常，压迫神经，加重腰肌负担，从而增加了准妈妈腰痛与腿痛的发病率。此外，由于席梦思床太软，不利于准妈妈翻身，既影响准妈妈的睡眠效果，又影响了准妈妈的生理功能。

因此，准妈妈以睡棕绷床或硬板床（铺9厘米厚的棉垫或4千克以上的棉被褥）为宜，枕头宜松软高低适中。

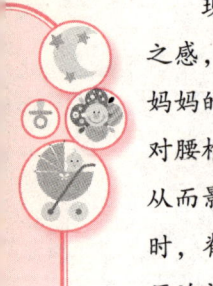

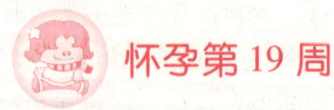

## 怀孕第19周

### 摸清胎儿发育情况

本周，胎儿身长大约有15厘米，体重200~250克，大概相当于一个小木瓜大小。此时，胎儿开始能够吞咽羊水，肾脏已经能够制造尿液，头发也在迅速地生长。他最大的变化就是感觉器官开始按照区域迅速地发展。现在是宝宝感官发育的关键时期。从这周周末开始，胎儿的味觉、嗅觉、触觉、视觉、听觉开始在大脑中专门的区域里发育；此时，神经元的数量减少，神经元之间的连通开始增加。此阶段，胎儿经常踢腿、屈身、伸腰、滚动以及吸吮自己的拇指，胎动平均每小时3~5次。现在医生可以清晰地分辨胎儿性别了，但是由于目前有部分父母存在性别歧视，所以医生一般不会告诉准妈妈胎儿的性别。

 **专家提示**

### 抚摸胎儿，帮助胎儿做"体操"

抚摸训练是胎教中的一项重要内容，当准妈妈感觉到胎动以后，便可每日定时与胎儿做一做抚摸"体操"了。其具体方法是：准妈妈平躺在床上，全身尽量放松，双腿屈膝，双手捧住子宫，在腹部松弛的情况下，用一个手指轻轻按下再抬起，来回抚摸胎儿。胎儿感觉到刺激，便会出现蠕动。进行抚摸"体操"时，最好有一个安静的环境，周围不要有过多的噪声，但可以放一些轻柔的背景音乐。

准妈妈通过经常抚摸自己的腹部，可以激发胎儿的运动积极性。经过一段时间后，胎儿习惯了这种活动，只要妈妈轻轻一触及，他便开始运动。当他累了或烦了时，便会抖动或顿足，向妈妈表示他的态度。这种抚摸"体操"开始时只做一两下即可，到妊娠8个月以后，可持续10分钟。但是，如果准妈妈已经出现了早期子宫收缩的征兆，就不要进行这种抚摸"体操"了。

### 准妈妈的身心变化

现在，准妈妈的负担越来越重了，身体活动也越来越不方便，腰身明显加粗，体重增加了3.6~6.3千克，胎盘约170克，羊水约320克，子宫约320克，乳房各增加180克。此时，准妈妈很容易就能在脐下方约1.8厘米处摸到自己的子宫，并且可能每天都会明显感到胎儿在不停地动作，甚至晚上

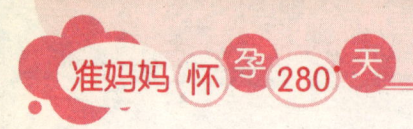

会被"折腾"得无法入睡。另外，准妈妈现在比较嗜睡，整天都很疲倦，胃口也很好，这都是正常的现象。

在此期间，准妈妈也许会出现水肿、血压升高、心跳加快的情况，不过胎儿不一定马上有所行动。这是因为外部虽然可影响子宫腔内的胎儿，但是胎儿本身的中枢神经作用会抑制胎儿的运动。有的准妈妈可能会有一些皮肤的变化，比如上唇、面颊上方和前额周围可能出现暗色斑块，不必过虑，这是孕期很常见的现象。对大多数准妈妈来说，这种暗色斑在分娩后不久就会消退。但也有相当一部分准妈妈的皮肤上没有出现任何异样。

 **温馨提示**

### 乳房保养的注意事项

随着乳房的不断增大，乳腺也发达起来。为了防止乳房组织松弛、乳腺管发育异常，准妈妈现在就要注意乳头和乳房的保养了，否则有可能在生产后缺少乳汁。从此时起，准妈妈最好选戴背带较宽、有大的杯形口、尺码稍宽松的棉质胸罩；睡眠时最好侧卧，俯卧会挤压乳房，影响乳房发育；准妈妈若有扁平乳头、凹陷乳头的情况，可以坚持每天做"乳房保健按摩操"，或使用乳头纠正工具进行矫治。乳房较小的准妈妈，切不可使用丰乳霜；乳房较大的准妈妈，也绝不可以使用减肥霜。这两种产品中都含有一定的性激素，随意使用会影响乳腺的正常发育。此外，有习惯性流产、早产的准妈妈不能在妊娠期间做乳头纠正，只能在产后处理。

### 似是而非的病症别忽视

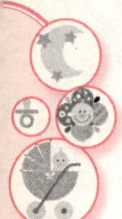

怀孕以后，为了让胎儿有个舒适的成长环境，准妈妈的眼、耳、鼻、口，以及内分泌、血液、心血管、免疫乃至新陈代谢等身体机能，都在悄悄地发生着种种变化，这些变化会在不知不觉中给准妈妈带来一些似是而非的"病症"，而这些似是而非的"病症"往往会对准妈妈的眼、耳、鼻等感觉器官造成程度不同的影响。因此，准妈妈需要对这些似是而非的"病症"特别留意，绝不可麻痹大意。

### 1. 眼角膜水肿

正常人眼角膜含有70%水分，但准妈妈因为黄体酮分泌量增加以及电解质的不平衡，容易引起角膜及水晶体内水分增加，形成角膜轻度水肿，其眼角膜的厚度平均可增加约3%，而且越到怀孕晚期越明显。由于角膜水肿，其敏感度将有所降低，常影响到角膜反射及其保护眼球的功能。这种现象一般不需要特殊处理，在产后6~8周便会自动恢复正常。

### 2. 干眼症

正常人眼睛有一层泪液膜，覆盖在角膜及结膜之前，起保护眼球及润滑作用。在妊娠后期，约80%的准妈妈泪液分泌量会减少，这是因为怀孕期间受激素分泌的影响，泪液膜的均匀分布遭到破坏，泪液膜量的减少及质的不稳定，很容易造成干眼症现象。因此，准妈妈应注意孕期的卫生保健和合理营养，多注意摄入对眼睛有益的维生素A、维生素C等营养素；也可以适量食用维生素、营养素，使用眼药水湿润角膜，消除眼疲劳。

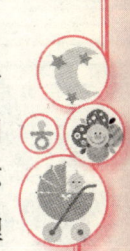

### 3. 屈光不正

在妊娠期间准妈妈眼角膜的弧度会变得较陡，使眼睛产生轻度屈光不正现象。这种情况在怀孕晚期更加明显，其结果可导致远视及睫状肌调节能力减弱。此时，若准妈妈原本近视，眼睛的近视度数则会增加。这种异常现象也不需要特殊处理，一般多在产后5~6周恢复正常。

### 4. 听力减弱

怀孕后，准妈妈机体的细胞内外液中雌激素浓度差异较大，引起渗透压改变，导致内耳水钠潴留，进而可影响听力。有数据研究显示，从怀孕早期开始，准妈妈的低频区听力（125~500赫兹）即有所下降，并在怀孕的中、晚期继续加重，至产后3~6个月又恢复正常。准妈妈在孕期内最好少听耳机，要注意补充营养，保证足够的休息时间，可减轻和缓解这种听力变化。

### 5. 口腔变化

怀孕后，准妈妈的饮食结构发生了改变，血液中的雌激素和孕激素水平也发生了改变，因而易出现牙齿松动、生龋齿以及牙龈充血、水肿、增厚等症状，有的准妈妈还会出现唾液增多、流涎水等症状。虽然这些口腔变化都会随着妊娠的终结而恢复,但是如果准妈妈的口腔一旦感染,就会对自身的健康和胎儿的安全造成种种危害,不利于优生优育。因此,准妈妈要特别注意口腔卫生,还要定期进行口腔检查。

### 6. 经常流鼻血

准妈妈怀孕后,由于胎盘会产生大量雌激素,血液中大量的雌激素可促使鼻黏膜发生肿胀、软化、充血,导致鼻腔血管壁的脆性增加,所以准妈妈的鼻腔血管壁就容易发生破裂而引起鼻出血。准妈妈一旦流鼻血,应迅速仰卧,用拇指和食指压鼻翼根部,持续压5~10分钟,并用冷湿毛巾敷额数分钟,一般出血可止住。在孕期多吃青菜、红豆、瘦肉、乳类、蛋类等富含维生素C、维生素E的食物,可以增强血管弹性,减轻和缓解流鼻血的现象。

### 7. 妊娠期鼻炎

准妈妈怀孕后,由于体内雌激素水平增高,引起鼻黏膜的超敏反应,导致小血管扩张、组织水肿、腺体分泌旺盛,出现鼻塞、打喷嚏、流涕等症状。这种"妊娠期鼻炎"可在约20%的准妈妈身上发生,怀孕后3个月尤为明显。但这种"妊娠期鼻炎"一般不需要药物治疗,一旦分娩,致病因素消除后,鼻炎会随之痊愈,不留后遗症。

## 专家提示

### 如何应对孕期尿频

在怀孕初期,由于体内会分泌较高的黄体素,使得准妈妈常有尿频现象,而到了怀孕后期,则会因为子宫压迫到膀胱,而使得准妈妈出现尿频现象。据统计,在怀孕初期,约有近半数的准妈妈会被尿频的问题困扰,到了妊娠后期,更有高达80%以上的准妈妈都会白天、晚上经常跑厕所。

准妈妈要缓解孕期尿频现象,可从日常生活和饮水量改变做起。也就是说,平时要适量补充水分,但不要过量或大量喝水;外出时,若有尿意,一定要上厕所,尽量不要憋尿,以免造成膀胱发炎或细菌感染。另外,准妈妈要认识到尿频是孕期很正常的生理现象,忍耐力自然会增强。

## 最适宜准妈妈的身体姿势

准妈妈的举手投足都关系到胎儿的安全,此话并非夸张。随着肚子一天天大起来,准妈妈的行动越来越不灵便,如果在生活中采取不正确的动作,或是不注意保持正确姿势,就很容易发生意外。为了自身的健康和宝宝的安全,准妈妈在每天的站、立、行、坐、蹲、卧中,应保持以下动作或姿势。

(1) 在站立时,准妈妈可将两脚平行、稍稍分开,让身体重心保持在脚心上,这样就可以缓解身体的疲劳;如果需要较长时间站立,准妈妈可将两脚前后交错,让身体重心保持在伸出的前腿上,每隔几分钟就改变一下脚的前后位置,就可以减轻长久站立时的疲劳。

(2) 在行走时,准妈妈一定要一步一步地踩实了再迈步,千万不要踩空;上下楼梯时不要腆着肚子或哈着身体,要尽量扶着扶手行走,以免身体摔倒;平时走路要注意将骨盆稍稍向前倾,抬起上半身,肩膀稍向后落下,下腭内敛,挺胸收臀,腹部突出,以保持整个身体的平衡。

(3) 坐下时,准妈妈最好选择带靠背的椅子,轻轻地坐下,千万不要"咕咚"一下坐下去,以防摔倒;要尽量往椅子里边坐,不要坐在椅子边上,同时,大腿要与地面平行,上半身伸直,舒舒服服地靠在椅子靠背上。

(4) 从地上捡东西时,准妈妈既不要采取只弯腰不屈腿的姿势去捡,这样容易压迫肚子,也不可采取不弯膝盖、只是斜着上身去捡东西的姿势,以防摔倒,正确的姿势应该是:先弯腰屈腿蹲下,蹲稳了再捡东西,然后伸直双膝站起。此外,搬动东西时,准妈妈应该先弯腰屈腿蹲下,将东西靠在身上再站起来,避免直直地弯下身体去搬东西,也不要搬动较重的东西,以免增加腹部压力,引起腰痛。

**温馨提示**

### 准妈妈能开车吗

虽然准妈妈肚子隆起的部位偏低,一般不会被安全带勒伤,但急刹车或往前冲时,则很容易撞上方向盘,引起意外,因此准妈妈不宜开车。如果一

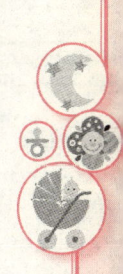

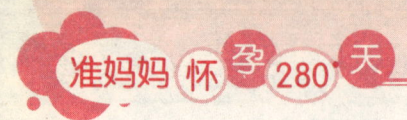

定要开车,可在开车前将座位调后,离方向盘远一点,尤其要减速慢行,千万要避免急刹车或往前冲,另外,还要注意开窗通风。

## 怀孕第20周

### 摸清胎儿发育情况

现在,胎儿身长约16~25厘米,体重约250~300克。胎儿的头上长出了头发,四肢已发育良好,眼睑和眉毛已经发育,指甲也已经出现,牙齿正在发育。胎儿体内具有特殊功能的器官系统逐步发育成熟,免疫抗体已通过母亲的血液转送给胎儿(在出生后的最初一段时间内,它帮助宝宝抵抗疾病)。

更重要的是,胎儿的感觉器官开始按区域迅速发育,神经元分成各个不同的感官,味觉、嗅觉、听觉、视觉和触觉都从现在开始,形成记忆与思维功能的神经联系也在增加。此时,一种叫做胎儿皮脂的白色油腻物质覆盖着胎儿的全身,它能够保护胎儿长期浸没在羊水中的皮肤,还可以在生产时减少宝宝经过产道的阻力。同时,胎儿吞咽得更频繁了,这对他的消化系统很有好处;胎儿的活动也更频繁了,准妈妈会感到胎儿在像鱼一样轻轻地游动。

 **温馨提示**

### 本周胎教提醒

对话胎教是一种非常有益的胎教手段,虽然胎儿现在还听不懂说话的内容,但是,胎儿能够通过听觉来感受外界的声音和语调,感受来自妈妈的呼唤。准妈妈用语言来刺激胎儿,对胎儿听觉神经系统及大脑的发育也是非常有益的。所以,准妈妈此时通过对话胎教的方式对胎儿进行不断的刺激,会让胎儿的识别能力逐步提高,理解能力也会不断增强。随着记忆与体验的加深,胎儿的精神也从无意识的存在发展为有意识的存在。

准妈妈妊娠五个月全护理

### 准妈妈的身心变化

恭喜！现在，准妈妈的孕程已经走完一半啦！

这时，准妈妈的腹部越来越大，体重急剧增加，已经接近典型孕妇的体形。膨大的腹部破坏了整体的平衡，使准妈妈易感疲劳，有时候会有腰痛。睡觉的时候偶尔会出现腿部痉挛。在此之前，准妈妈子宫增大并不规则，从现在开始增长会比较平稳，子宫底每周大约升高1厘米。本周，子宫底正平肚脐，宫高约16～20厘米，羊水约400毫升。整个子宫如成年人头部般大小。

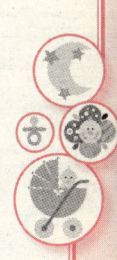

由于子宫日渐增大，将腹部向外挤，致使准妈妈的肚子向外鼓胀。此外，由于子宫增大，压迫盆腔静脉，会使准妈妈下肢静脉血液回流不畅，可引起双腿水肿、足背及内、外踝部水肿等症状。并且由于子宫挤压胃肠，影响胃肠排空，准妈妈可能常常会感到饱胀、便秘。现在，准妈妈能感到胎儿在不停地运动，做一些翻滚的动作。有时他的运动太剧烈，让准妈妈晚上睡不着觉。需要注意的是，在以后的10周里，胎儿的运动将非常频繁，直到孕后期把整个子宫撑满为止。

 **专家提示**

**测量宫高和腹围的方法**

由于妊娠子宫的增大有一定规律性，表现为宫底升高和腹围增加，再加上子宫的生长状况标志着妊娠的顺利与否，因此，从宫高的增长情况可以推断妊娠期限和胎儿发育情况。从孕20周起，测量子宫高和腹围大小成了每次孕检时医生必须要做的项目。

按孕月来说，第一个月月末，子宫比孕前略增大一些，像个鸭蛋；第二个月月末如拳头大；第三个月月末，子宫底约在耻骨联合上缘2～3横指；第四个月月末，宫底达脐和耻骨联合上缘之间；第五个月月末，在脐下2横指；第六个月月末，平脐；第七个月月末，在脐上3横指；第八个月月末，在脐和剑突之间；第九个月月末，宫底最高，在剑突下2横指；第十个月时，胎

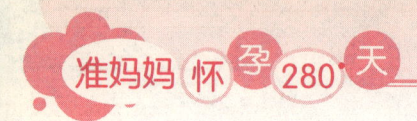

头下降入骨盆，宫底下降回复到第八个月月末水平。

测量宫高的方法是：让准妈妈排尿后，平卧在床上，用软尺测量耻骨联合上缘中点至宫底的距离。一般从怀孕20周开始，每4周测量1次；怀孕28~35周每2周测量1次；怀孕36周后每周测量1次。测量结果画在妊娠图上，以观察胎儿发育与孕周是否相符。

测腹围的方法是：用软皮尺围着小腹最凸出的位置（参考标准位置为肚脐以下3指的地方），就可以测出腹围。测量时要使软尺的下部分完全贴紧身体，但不要勒紧腹部。

### 学会看懂孕检B超数据

B超检查是一种很普及的、比较先进的检查诊断方法，孕期通过B超判断胎儿发育的大小是较有参考价值的一种方法。但是，许多准妈妈拿到超声诊断报告时，看到短短的一段文字，如坠云里雾里，看不出个所以然。其实，这些文字不外乎胎囊、胎头、胎心、胎盘、股骨长度、羊水、脐带和脊柱等几个方面，就是它们在告诉准妈妈宝宝发育情况的。

#### 一、孕检B超参考指标的说明

**1. 胎囊**

胎囊只有在怀孕早期才能够看到。它的大小：在怀孕一个月时，胎囊直径大约2厘米；到怀孕两个半月时，胎囊直径约为5厘米。胎囊在子宫的宫底、前壁、后壁、上壁、中部都属正常；形态圆形或椭圆形、清晰为正常。如果胎囊为不规则形、模糊，且位置在下部，准妈妈同时有腹痛或阴道流血时，可能要流产。

**2. 胎头**

轮廓完整为正常，缺损、变形为异常，脑中线无移位和无脑积水为正常。①胎头双顶径的测量是估计胎龄及胎儿成熟度的指标。怀孕26~36周，双顶径平均每周增加0.22厘米；怀孕36周后，双顶径的增加速度逐渐减慢，每周只增加0.1厘米。足月胎儿的双顶径为8~10厘米。②双顶径也可以预测胎儿的体重。如果双顶径达到8.5厘米以上，则胎儿体重超过2500克；如果双顶径为9.1~10厘米，新生儿体重为3276~3925克；双顶径若大于10厘米，新生儿的体重则在4000克以上。

### 3. 胎心

胎心有、强为正常，无、弱为异常。弱则有两种可能，一是胎儿正在睡眠中，二是可能为异常情况。正常的胎心率为每分钟120~160次。

### 4. 胎盘

胎盘的正常厚度应为25~50毫米。根据绒毛膜、胎盘光点、基底膜的改变，将胎盘成熟度分为0、Ⅰ、Ⅱ、Ⅲ四级。胎盘的定级表示胎盘的成熟度。正常早期妊娠多表现为0级，是胎盘的生长阶段；妊娠中晚期，随着胎盘的成熟，由Ⅰ级向Ⅲ级发展；孕37周以后，大多是Ⅲ级胎盘。所以，胎盘Ⅲ级可作为胎儿成熟度的参考。

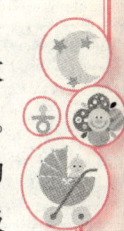

### 5. 胎动

有、强为正常，无、弱可能胎儿在睡眠中，也可能为异常情况，要结合其他项目综合分析。

### 6. 股骨长度

股骨长度就是指胎儿大腿骨的长度。它的正常值应比相应的怀孕月份的双顶径值少2~3厘米，比如，双顶径值为9.3厘米，股骨长度应为6.3~7.3厘米；双顶径值8.9厘米，股骨长度应为5.9~6.9厘米等。

### 7. 羊水

羊水深度在3~7厘米为正常，超过7厘米为羊水增多，少于3厘米则为羊水减少，羊水增多或减少都对胎儿生长不利。

### 8. 脐带

正常情况下，脐带应漂浮在羊水中，如果在胎儿颈部见到脐带影像，可能为脐带绕颈。

### 9. 脊柱

胎儿脊柱连续为正常，缺损为异常，可能脊柱有畸形。

## 二、孕检B超测量数据的说明

CRL——从胎儿头部到臀部的长度,又称为"头臀长"。妊娠8～11周时,每个胎儿发育状况还没有太大差异,因此医院往往通过测量CRL来预测预产日。

BPD——头部左右两侧之间最长部位的长度,又称为"头部大横径"。当妊娠初期无法通过CRL来确定预产期时,往往可通过BPD来预测;中期以后,在推定胎儿体重时,往往也需要测量该数据。

FL——胎儿大腿骨的长度,又称为"大腿骨长"。大腿骨是指大腿根部到膝部的长度。一般在妊娠20周左右,可通过测量FL来检查胎儿的发育状况。

APTD——腹部前后间的厚度,又称为"腹部前后径"。在检查胎儿腹部的发育状况以及推定胎儿体重时,需要测量该数据。

TTD——腹部的宽度,又称为"腹部横径"。在妊娠20周之后,常与APTD一起来对胎儿的发育情况进行检查。有时也会测量腹部的面积。

## 三、胎位缩写常识

胎位是指胎儿先露的指定部位在产妇骨盆的位置,亦即在骨盆的四相位——左前、右前、左后、右后。

顶先露的代表骨为枕骨(occipital,缩写为O);臀先露的代表骨为骶骨(sacrum,缩写为S);面先露的代表骨为下颏骨(mentum,缩写为M);肩先露的代表骨为肩胛骨(scapula,缩写为Sc)。

胎位的写法由以下三方面来表明:

(1) 代表骨在骨盆的左侧或右侧,简写为左(L)或右(R)。

(2) 代表骨名称,如顶先露为"枕",即"O";臀先露为"骶",即"S";面先露为"颏",即"M";肩先露为"肩",即"Sc"。

(3) 代表骨在骨盆之前、后或横。例如顶先露,枕骨在骨盆左侧,朝前,则胎位为左枕前(LOA),为最常见之胎位。

各胎位缩写如下:

（1）顶先露有6种胎位：左枕前（LOA）、左枕横（LOT）、左枕后（LOP）、右枕前（ROA）、右枕横（ROT）、右枕后（ROP）。

（2）臀先露有6种胎位：左骶前（LSA）、左骶横（LST）、左骶后（LSP）、右骶前（RSA）、右骶横（RST）、右骶后（RSP）。

（3）面先露有6种胎位：左颏前（LMA）、左颏横（LMT）、左颏后（LMP）、右颏前（RMA）、右颏横（RMT）、右颏后（RMP）。

（4）肩先露有4种胎位：左肩前（LScA）、左肩后（LScP）、右肩前（RScA）、右肩后（RScP）。

 **专家提示**

### 孕期做多少次B超合适

目前，多数国家主张正常的孕期B超检查做1~2次为宜。那么孕期到底需要做多少次B超才合适呢？这要根据孕妇的具体情况而定。如果妊娠期间一切正常的话，整个孕期做1~2次B超检查就可以了。如果怀疑胎儿生长迟缓，需通过数次B超检查，才可以很好地明确治疗的效果。此外，妊娠晚期如果羊水减少，则需要多次B超检查，因为羊水量越少，胎儿发生缺氧、出生时发生窒息的可能性就越大。

如果没有必要，尽量不要频繁做B超检查，尤其是不要用B超来鉴别胎儿性别，因为鉴别胎儿性别需要比较长的时间照射胎儿一个部位，这可能会由于B超的热效应，而给胎儿带来伤害。而且从法律上讲，如果没有医学指征，通过B超来做胎儿性别的鉴定并且人为地选择某一性别的胎儿是违法的。

## 孕中期的营养与饮食

到了孕中期，也就是怀孕4~6个月的时候，胎儿的生长发育明显加快，骨骼开始骨化，大脑重量不断增加，并且胎儿的体重增长也明显加快，此时，准妈妈要开始进行蛋白质、脂肪、钙、铁等营养素的储备，以满足胎儿生长发育的需要。而这一时期的准妈妈食欲趋于好转，胃口开始大增，

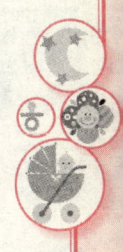

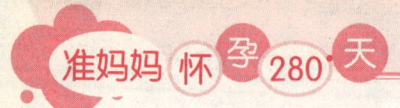

很容易没有科学依据地盲目进补。因此,孕中期的准妈妈们在营养上应注意以下几点。

### 1. 补充钙质要适量

在这一时期,钙元素参与神经、骨骼、肌肉代谢,并维持神经肌肉的兴奋性。如果钙不足,会影响胎儿乳牙、恒牙的钙化和骨骼的发育,也会导致准妈妈产前出现小腿抽筋、疲乏、倦怠,产后出现骨软化和牙齿疏松或牙齿脱落等现象。因此,准妈妈要增加钙的摄入。但是,在孕期其实并不需要特意去补充钙质,因为在人们平时所吃的食物中,很多都是富含钙质的,如果准妈妈饮食正常而均衡的话,是可以满足自身需要和胎儿所需的。

### 2. 每天需补充15克的蛋白质

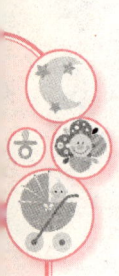

由于胎儿的发育,准妈妈的身体也相应地发生着一些比较明显的变化,比如子宫变厚增大、乳房开始增大、血液流量增加等,因而为了满足胎儿的发育需求,准妈妈在此期间每天要多增加一些蛋白质的摄取。我国一般要求准妈妈每天比妊娠早期多摄入15~25克蛋白质,动物性蛋白质应占全部蛋白质的一半,另一半为植物性蛋白质。

### 3. 每天需增加837.36千焦能量

由于胎儿的发育成长进入高峰期,尤其是胎儿的体重增长非常明显,准妈妈需要提供更多的能量才能满足胎儿生长发育所需,因而准妈妈可以在每餐中多吃一点,或者另外进行能量的补充。不过,大多数准妈妈到了怀孕中期,工作家务劳动和其他活动有所减少,所以能量的增加应因人而异,并随自身体重的增长情况调整能量供给。体重的增加一般应控制在每周0.3~0.5千克。

### 4. 保证适宜的脂肪、磷脂及维生素等的供给

孕中期胎儿生长发育增快,脑的发育不仅体现在重量增加,而且脑细胞的数量也开始迅速增加,所以需要增加有利于大脑发育的营养物质,比如磷脂和胆固醇等脂类。脂质是脑结构的重要原料,必需脂肪酸缺乏时,可推迟脑细胞的分裂增殖。脂肪的供给以占总能量的20%~25%为宜。植物油所含的必需脂肪酸比动物脂肪要丰富。

### 推荐食谱

**牛奶大米饭**

材料：大米、牛奶各500克，清水适量。

做法：

将大米淘洗干净放入锅内，加牛奶和适量清水，盖上锅盖，用小火慢慢焖熟即成。

功效：

此饭洁白柔软，奶香扑鼻，含有丰富的蛋白质、脂肪、碳水化合物和钙、磷、铁、锌、多种维生素、尼克酸等营养素，准妈妈食用有利于母体健康和胎儿的生长，防治孕妇便秘。

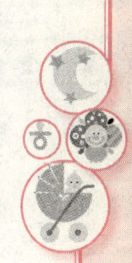

**虾片粥**

材料：大对虾200克，大米100克，水600克，花生油、酱油、葱花各15克，料酒、淀粉各10克，盐、白糖各5克，胡椒面2克。

做法：

（1）将大米拣去杂物，淘洗干净，放入盆内，加大部分盐拌匀。

（2）将大虾去壳并挑出沙肠，洗净，切成薄片，盛入碗内，放入淀粉、花生油、料酒、酱油、白糖和少许盐，拌匀上浆。

（3）锅置火上，放水烧开，倒入大米，再开后小火熬煮40~50分钟，至米粒开花。

（4）等汤汁黏稠时，放入浆好的虾肉片，用旺火烧滚即可；食用时分碗盛出，撒上葱花、胡椒面。

功效：

此粥软滑清淡，鲜咸清香，由于对虾富含钙质，并具有补肾益气、健身壮力的作用，因此准妈妈常食可补充钙的需求。

**香椿蛋炒饭**

材料：嫩香椿芽125克，米饭250克，鸡蛋2个，瘦猪肉丝75克，花生油50克，盐3克，水淀粉适量。

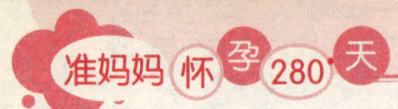

做法:

(1) 将肉丝放入碗内,加盐、水淀粉、半个鸡蛋的蛋清,搅匀上浆。

(2) 另一个鸡蛋磕入碗内,加剩余的蛋液和盐少许搅匀。

(3) 香椿芽择洗干净,切丁,备用。

(4) 炒锅上火,放油烧至四成热,下肉丝滑散,捞出。

(5) 炒锅置火上,放油少许,下肉丝、蛋液和香椿,旺火翻炒均匀,倒入热米饭拌匀,盛入盘内即可食用。

功效:

此饭芬芳诱人,含有丰富的蛋白质,以及碳水化合物、多种维生素和矿物质等营养素,可满足胎儿和母体对蛋白质及营养素的生理需求,是初春时节的美食。

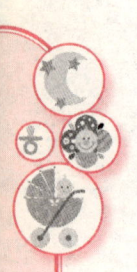

# 准妈妈妊娠六个月全护理

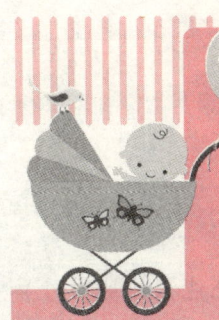

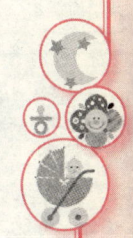

我国自古就有句俗语"筋长一寸，寿延十年"，可见筋与人寿命有很大关系。妊娠6个月，正是胎儿长筋的时段，为了胎儿的筋长得柔韧强壮，我国古代养生理念认为：准妈妈要在此时"身欲微劳"。意思就是说，准妈妈此时要开始活动起来，不能老躺着或坐着。在这一阶段，准妈妈要从前5个月安安静静的养胎阶段，过渡到进行适量活动的阶段；饮食上与前5个月差不多，不主张准妈妈吃得太饱，但可以吃些肉类，以补充精血，满足胎儿生长发育的需求。

 怀孕第21周

## 摸清胎儿发育情况

第21周时，胎儿身长约18厘米，体重300~350克，并且胎儿的体重在这个时候开始大幅度地增加。这时，他的眉毛和眼睑都已经发育完全了，渐渐变得"眉清目秀"；恒牙的牙胚也已经开始在腭骨内形成；手指甲和脚趾甲开始长出。此时胎儿身上的胎毛开始变黑，胎儿这一阶段的脸和身体与出生后婴儿的样子已很相像了。但皮肤由于缺乏皮下脂肪却显得皱巴巴的。

胎儿现在非常爱动。对胎儿进行研究的人员发现，此时胎儿在1个小时内大概会活动50次，即使在睡觉的时候也是如此。这一时期从B超检查中，准妈妈常常能看到胎儿摸自己的脸蛋儿或是拿着脐带在玩。更有趣的是，胎儿现在已经有了固定的活动和睡眠的周期，活跃期不一定都是在白天，也有

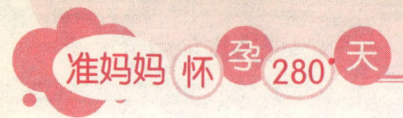

可能是在晚上或其他时间段。

### 温馨提示

#### 胎教新法——光照胎教

现在，胎儿的大脑已比较发达，并发生了自我意识，还能很快地对外界刺激作出反应，而光照胎教就是在胎儿期对宝宝适时地给予光刺激，以促进胎儿视网膜光感受细胞的功能尽早完善。其具体方法是：每天用手电筒（4节1号电池的手电筒）紧贴准妈妈的腹壁照射胎儿头部位置，每次持续5分钟左右；结束时，可以反复关闭、开启手电筒数次。在实施胎教的过程中，准妈妈应注意将胎动的变化情况以及自身的感受详细地记录下来，过一段时间之后，总结一下胎儿对刺激是否建立起特定的反应或规律。

### 准妈妈的身心变化

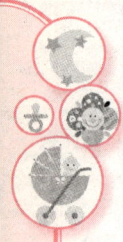

现在，准妈妈的体重增加了4～6千克，已经分不出哪里是腰哪里是肚子了，完全失去了腰部的曲线，周围的人能够一眼就看出准妈妈怀孕了。本周，准妈妈可以在肚脐下方约1厘米处摸到子宫。产检时，医生由耻骨联合处开始量子宫大小，长度约21厘米。

这时，准妈妈会觉得呼吸变得急促起来，特别是上楼梯的时候，走不了几级台阶就气喘吁吁的。这是因为日益增大的子宫压迫到了肺部，而且随着子宫的增大，这种状况也更加明显。准妈妈还会感觉下肢发胀，尤其是站久了以后。这是因为妊娠期臀部和腹股沟有血栓形成，是孕期并发症的一种；此外，孕期腿部的血液循环速度减慢也会造成腿部血栓。需要注意的是，如果是身体的其他部分有血栓，准妈妈一定要告诉医生，看是不是由于别的原因造成的。

### 专家提示

#### 准妈妈需增加铁的摄入量

本周，胎儿要靠吸收铁元素来制造血液中的红细胞，所以准妈妈此时出现贫血的机会也多了起来,尤其是明显瘦弱的准妈妈,易发生贫血、低钙和营养不良。因此,准妈妈在这一阶段要注意增加铁元素的摄入量,多吃瘦肉、鸡蛋、动物肝、鱼等富含铁元素的食物,以及含铁较多的蔬菜和强化铁元素的谷类食品。如有必要,也可在医生的指导下补充铁剂。

## 孕六月准妈妈要做的三件事

怀孕6个月时,胎儿的个性特征以及爱、憎、忧、惧、喜、怒等不同情感已渐渐形成,因此,这一时期正是胎教任务最重的时期。准妈妈和准爸爸不仅要提高自我修养,不失时机地进行胎儿教育,而且还要像对待已出生的婴儿那样对待胎儿。

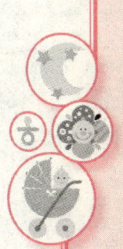

第一件事:积极学习

这主要包括两个方面:一个是学习产前课程和未来父母的课程,另一个是教胎儿学习。一方面,准妈妈对分娩知识了解得越多,准备得越充分,在分娩时就会越放松和越有自信;并且通过了解、学习产后喂养小宝宝的知识,可以对宝宝做到"有准备的喂养",而不至于宝宝生下来后再手忙脚乱地"临时抱佛脚"。另一方面,准妈妈应选择一些好听的故事讲给胎儿听。乍一听,这似乎有点不可思议。其实,宝宝在胎儿期已经能够与妈妈互通信息了,并且还可以学文化、长知识了。因此,准妈妈讲一些好听的故事给胎儿听,也许将来宝宝出生后就会喜欢上这些故事呢。

第二件事:给宝宝起名字

现在,胎儿不仅具有听的能力,而且还能对听到的声音作出不同的反应。因此,准妈妈和准爸爸这时要给胎儿起个名,每当和胎儿对话时,先呼唤他的名字,当胎儿出生后再呼唤,婴儿回忆起这熟悉的呼唤以后,可产生一种特殊的安全感。

第三件事:加强母爱

在整个妊娠期内,母爱能够给胎儿带来独一无二的安全感和幸福感;并且博大的母爱是最起码的胎教基础。然而,在现实生活中,一些准妈妈为了保持优美的身材线条,不注意胎儿正常的生长发育情况,束胸勒腰,束缚胎儿的生长和活动;甚至还有一些准妈妈对腹中的胎儿漠不关心,既不注意增加营养,也不注意倾注母爱。由于缺乏足够的母爱,势必影响胎儿的正常发

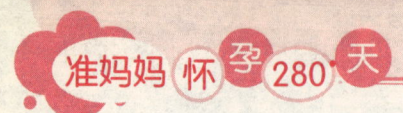

育和身心健康,所以准妈妈在怀孕以后,特别是在怀孕的中、后期,要仔细体察胎儿发出的信号,关注胎儿的生长,及时锻炼身体,摄入足够营养,避免不良刺激,将伟大的母爱付诸实际行动。

 **温馨提示**

### 教胎儿唱歌

20世纪,科学家发现胎儿除了具备完整的听力外,还提出了胎儿在子宫内接受教育、进行学习、形成最初"记忆"的新认识。因此,准妈妈不妨经常哼唱一些喜爱的歌曲,把愉快的心情通过歌声传给胎儿,使胎儿分享准妈妈喜悦的心情。虽然胎儿不会张嘴唱歌,但是只要准妈妈持之以恒地坚持教唱,定能收到好的效果。值得注意的是,在教胎儿唱音符时,室内应保持安静,尽量避免噪声干扰。每天教唱1~2次,每次3~5分钟。最好定时教,并拟订一个施教计划,由准妈妈和准爸爸交替进行。

### 孕期适量运动有益宝宝健康

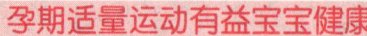

俗话说,生命在于运动。对于准妈妈和胎儿来说,运动的意义格外重要。在怀孕期间,经过准妈妈适量的运动,上升的体温会通过胎盘对胎儿形成"热保护机制",能抵消母体过热对胎儿的影响,使胎儿一直处于稳定的生长环境当中。因此,多数准妈妈都知道孕期运动对于自身和宝宝都有很多益处。但是,由于怀孕的特殊性,有许多准妈妈并不清楚孕期运动该注意些什么,运动量该如何把握,也不清楚什么阶段适宜做哪些孕期运动。

#### 1. 孕早期(前12周)

这一阶段准妈妈最适宜的运动是散步。散步是一种很好的安全运动方式,能够增加准妈妈的耐力,而且也可以刺激胎儿运动,对分娩很有好处。准妈妈每天散步的时间可在半小时至1小时左右,既要注意行走的速度,也要注意周围的环境,尽量在空气流通、人少、环境好的地方进行,也可以在阳光下散步,因为紫外线具有杀菌功效,而且能促进肠道对钙、磷的吸收,对胎儿的骨骼发育特别有利。

### 2. 孕中期（13~27周末）

这一阶段准妈妈首选的运动是游泳，别以为准妈妈游泳不安全。事实上，游泳对准妈妈来说是相当好的有氧运动，应根据身体而定，如果是怀孕前就一直坚持的人，而且怀孕期间身体状况良好，那么从孕早期到后期都可以继续进行。最重要的是游泳时，水可以支持体重，帮助肌肉放松，减轻关节的负荷，让全身肌肉都参加活动，促进血液流通，可以让胎儿更好地发育；同时，孕期经常游泳还可以改善情绪，减轻妊娠反应，对胎儿的神经系统有很好的影响。这个时期，胎盘已经形成，所以不太容易造成流产，而且胎儿还不是很大，准妈妈也不是很笨拙，所以准妈妈在孕中期适当增加一些运动量是适合的。如果以前运动很少的话，可适当选择一些轻微的活动，比如跳跳简单的韵律舞、爬爬楼梯等，也可以每天做一做家务，比如擦桌子、扫地、洗衣服、买菜、做饭等都可以。

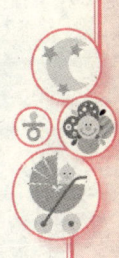

### 3. 孕晚期（28~40周）

这一阶段准妈妈的运动要为分娩做准备，而且胎儿也逐步成形，要保证让胎儿发育得健康。因此，准妈妈这时一定要特别注意安全，不能过度疲劳，运动应以"慢"为主，最适宜的运动是一些慢动作的健身体操或稍慢的散步，比如伸展运动、屈伸双腿、轻轻扭动骨盆、身体向膝盖靠等。这些慢动作会有助于准妈妈肌肉的伸展和放松，减轻背痛等问题。需要注意的是，准妈妈此时最好在朋友或家人陪伴下运动，运动量要适度，运动时间最好不要超过15分钟，要注意冷热和补充水分，一旦有疼痛、气急、虚脱、头晕等不适反应情况发生，必须立刻停止运动，必要时还应向医生求助。

 **专家提示**

#### 游泳时的几点注意事项

（1）准妈妈游泳时，首先一定要选择卫生条件好、人少的浅水游泳池。

（2）由于准妈妈对细菌的抵抗能力较弱，所以游泳池的水质必须保证达标，否则可能引发妇科炎症，一旦用药治疗可能会对胎儿发育造成影响。

（3）一般要求水温在29℃~31℃，水温低于28℃会刺激子宫收缩，易引起早产，水温高于32℃容易疲劳；游泳时间最好在上午10点到下午2点之间。

（4）在下水前一定要先做一下热身，下水时要戴上泳镜，另外，游泳过程中还要防止别人在水下踢到肚子。

（5）在泳姿选择上，蛙泳相对简单，比较适合准妈妈，而像跳水、蝶泳等较为剧烈的动作则要避免。

（6）游泳时间也不应太长，以运动结束不觉太累为宜。

# 怀孕第22周

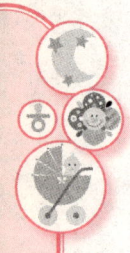

## 摸清胎儿发育情况

这时，胎儿看起来像一个"小人儿"了，身长大约19～22厘米，体重约350～400克，从这周开始，体重会大幅度增加。他的皮肤是红红的，为了方便皮下脂肪的生长，上面还是皱巴巴的，直到他的体重增加到一定的程度才能把皮肤撑起来。但覆盖在他头上、身上的纤细的头发（胎毛）也显现出来了。

同时，胎儿的嘴唇越来越清晰，小牙尖也出现在牙龈内，显露出长牙的最初迹象、他的10个小手指上也已长出了娇嫩的指甲，眉毛和眼睑已经清晰可辨，眼睛已发育，但是虹膜（眼中的有色部分）仍缺乏颜色。胎儿的脑部开始迅速生长，产生激素的重要器官——胰腺，也在稳步发育。

现在，胎儿清醒的时间越来越长，手部和手指的小动作也越来越多了，不是抓抓小鼻子，就是揉擦小脸、拍拍小脸蛋，有时还会撅撅小嘴巴。当他清醒时，会很清楚地听到外面大人的谈话、音乐和噪声，即使准妈妈轻轻拍打腹部也会把他惊醒。

### 温馨提示

**胎教小贴士：发挥声音的魅力**

现在，准妈妈可能会发现胎动更加频繁了，好像无论做什么事，胎儿都在积极地作出回应，让你感受到他的存在。这是进行胎教的大好时机，千万别让小宝宝"唱"独角戏。这时，准妈妈可以听一段抒情幽雅的音乐，或者找些短小、有趣的童话故事，用富有情感的语调朗读给小宝宝听，充分发挥声音的魅力。需要注意的是，最好反复朗读固定的几个故事，或者反复听同样的音乐，这样才会加深小宝宝对"这段声音"的记忆。

### 准妈妈的身心变化

现在，准妈妈身体会越来越重，大约以每周250～500克的速度在迅速增长，同时子宫也在日益增高。由于骤然增加的体重和日益增大的子宫，身体的重心发生了变化，突出的腹部使重心前移，为了保持平衡，准妈妈不得不挺起肚子走路。这时，准妈妈就不能要求自己行动敏捷了，否则很容易发生意外；另外，准妈妈这时也不能再穿高跟鞋了，否则，它不仅会使准妈妈的背部肌肉紧张程度加重而导致疼痛，而且还会使准妈妈重心不稳，发生危险。

由于子宫日益增高压迫肺，准妈妈在上楼的时候可能会感到呼吸有点儿困难；如果走得快了些，腹部有可能会忽然感到一阵剧痛，这是子宫肌肉伸缩引起的，是这个阶段常见的症状，以后慢慢会有所好转，建议准妈妈暂且把行动节拍稍稍放慢。另外，由于孕激素的作用，准妈妈的手指、脚趾和全身关节韧带会变得松弛，这也会使准妈妈觉得有些不舒服。此外，除了越发严重的妊娠纹，另一种被称为蛛形血管瘤的东西，可能会出现在准妈妈的脸、脖子、胸的上部和胳膊上，它们是由孕期增高的雌激素引起的，通常会在分娩后自然消失。因此，准妈妈不必担心。

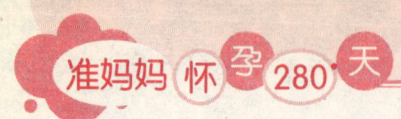

 **专家提示**

**准妈妈最好"上爬楼梯、下乘电梯"**

爬楼梯可以加强准妈妈的心脏动能,而且还可以活动骨盆。所以,准妈妈最常被建议的运动是爬楼梯。但是,爬楼梯会增加准妈妈脊椎的压力,增加膝关节的摩擦,所以,过度地爬楼梯,反而会造成腰酸以及膝盖受伤。准妈妈不宜下楼梯,因为下楼梯容易重心不稳,存在许多安全隐患,所以,准妈妈最好"上爬楼梯、下乘电梯"。

## 妊娠中期产检知多少

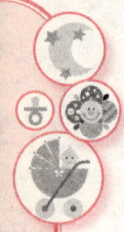

到了妊娠中期,一方面,胎儿已成形,此时正是排除胎儿畸形的重要时期,特别是有不良孕产史或畸形儿孕育史的准妈妈;另一方面,由于胎儿不断生长发育,准妈妈体内各系统也会发生很多生理变化,有时超出生理界限就会成为病态。所以准妈妈要随时了解胎儿的发育状况和自身的健康情况。

而妊娠中期产检的目的,就是通过对准妈妈全身进行产前检查,并给出必要的保健指导,以预防和及时发现异常情况,并加以处理,使其不致影响准妈妈的健康和胎儿的正常发育,减少准妈妈和宝宝的发病率和死亡率,提高新生儿出生素质,所以,妊娠中期产检自然也就非常必要了。

妊娠中期产检的内容各医院多少有些差异,但主要内容是相同的,通常要进行体格检查、化验检查和B超检查,必要时会进行羊水穿刺检查,以预防和及时发现前置胎盘、围产期心脏病等关系到准妈妈和宝宝生命安危的病症。此外,如果在妊娠早期没有进行产检的话,可以在妊娠中期补查妊娠早期的检查内容。

千万要记住:产前检查一定要到医院妇产科围产保健门诊进行,不能到没有行医执照、没有妇产科专业医生的私人诊所去检查!

**专家提示**

### 孕期要做多少次产前检查

一般来说，准妈妈在整个孕期需要进行9～15次产前检查，但具体的间隔可能因个人情况有差别，比如遇到孕期并发症、高危妊娠，或者由于检查误差，甚至某些机器故障等无法预料的原因，产前检查的次数很有可能会有所增加。

其大致安排如下：在孕早期，即12周以内应检查1次，主要包括早孕检查，通过尿检等方式确认怀孕，并排除宫外孕等可能性；在孕中期（13～27周），如果没有特殊情况，每月检查1次；在孕晚期（28～40周），正常情况下，28～35周每2周检查1次，36周以后每周检查1次。

有些准妈妈在孕期不做产前检查，临产才急诊住院，这样的做法是不对的，对母婴都不利，应引起重视。

## 准妈妈应警惕这些不正常信号

怀孕给女性身体带来了巨大变化，准妈妈会感到身体上许多以前不曾注意的地方，都在微妙地变化，比如便秘、口渴、关节疼等，这些都是正常的，准妈妈不必过于紧张，但也有一些症状可能潜伏着危险，需要引起准妈妈的注意，一旦出现如下信号，就需要立即就医。

### 1. 阴道出血

一般在怀孕3个月以内，准妈妈在月经周期的时候会出现1次"假月经"，即妊娠月经，除了这一次之外，正常情况下，准妈妈不会有阴道流血现象。在孕早期，如果准妈妈有少量阴道流血，可能是先兆流产或宫外孕，也可能是妊娠并发蜕膜息肉、子宫颈息肉或糜烂等引起的出血。在孕晚期，如果准妈妈阴道出血，很可能是胎盘早剥、胎盘异位等严重情况，都必须入院观察。在分娩前，准妈妈会有褐色的、并不鲜艳的少许、断断续续的流血，这就是俗称的"见红"。如果有见红但无腹痛，可以先卧床休息。如果休息后见红仍不止或反而增多，甚至出血量超过月经，应立即就医。

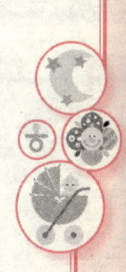

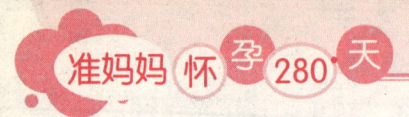

### 2. 痉挛性腹痛

在怀孕过程中，准妈妈在某些阶段可能会感觉有轻微的腹部闷痛，这种状况大都是正常的情况。但如果是突如其来的腹部疼痛，并且是痉挛性的，就要引起准妈妈的重视了。在孕早期，如果准妈妈出现剧烈的下腹疼痛并伴有阴道出血，可能是宫外孕或先兆流产的预警：如果是宫外孕，腹腔出血会导致一阵一阵如撕裂般的强烈疼痛；如果是先兆流产，准妈妈的腹部会有明显的下坠感，腹部疼痛不是很剧烈，也伴有阴道出血现象。因此，只要准妈妈出现痉挛性腹痛，最好立即就医。在孕后期，如果准妈妈突然肚子疼痛，并伴随着出血，则很有可能是胎盘与子宫剥离了，必须马上急诊；如果准妈妈是肋骨下面比较高的位置疼痛，则有可能是惊厥的前兆，也要马上就医。

### 3. 全身瘙痒

在整个孕期，由于肚子皮肤渐渐被撑起，准妈妈可能会感觉局部瘙痒，这是正常现象，用无刺激作用的润肤产品进行按摩就能缓解。但如果是全身广泛性瘙痒，尤其是下腹、手心和足心瘙痒更加严重些，皮肤上也没有发红或疙瘩，这种情况可能是妊娠期特有的以瘙痒和黄疸为特征的一种并发症——妊娠期肝内胆汁淤积综合征。这种病症不仅可能使准妈妈并发肝炎，还会影响胎儿的生长发育，造成胎儿窒息、早产，或者缺氧死亡。因此，准妈妈一旦出现全身瘙痒症状，要立即看医生，及时发现、及早处理。

### 4. 严重头晕、头疼

头晕是怀孕期间准妈妈经常会发生的现象，身体的循环系统出了任何小问题，都会引起轻微的头晕。但如果是昏眩伴有流血、腹痛等，则是胎盘离开子宫壁的征兆或是惊厥，要马上就医。此外，如果准妈妈仅仅是在孕早期出现严重头疼，或者经常出现偏头痛，这属于正常现象，不必过于紧张。但如果是在孕中期或孕晚期，忽然出现剧烈头痛，并伴有呕吐、胸闷，甚至出现睁眼视物模糊，闭眼金星飞舞，或者手和脸没有原因地出现肿胀且不能消退，这就需要立即去医院，以确诊是不是妊娠子痫（妊娠期合并高血压）的先兆。如果是妊娠子痫的先兆，若不及时治疗，就会发展为抽搐、昏迷。

### 5. 高血压和水肿

妊娠高血压综合征就是指在怀孕的过程中准妈妈出现高血压、蛋白尿和水肿的症状。这种症状通常会造成准妈妈意识模糊、肝脏肿大、肝功异常等，还会致使胎儿宫内生长发育迟缓，胎儿畸形率增高等，威胁母婴生命。通常在怀孕20周左右，准妈妈开始出现高血压症状，并且高龄初产妈妈的妊高征发病率约为年轻初产妈妈的5倍。因此，准妈妈在孕期应特别留意。

### 6. 剧烈呕吐

孕早期的呕吐是一种正常的反应，但如果准妈妈持续出现恶心、频繁呕吐、不能进食、明显消瘦、自觉全身乏力，就属于剧烈呕吐。剧烈呕吐会影响准妈妈的营养吸收，还会导致准妈妈体内失水、电解质紊乱、血压下降、尿量减少等不良反应，严重时会损害肝肾功能，出现黄疸，从而也会影响到胎儿的发育。所以准妈妈若出现剧烈呕吐的情况，就要迅速就医。

### 7. 胎动异常

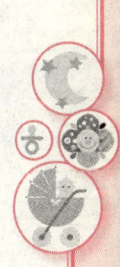

通常情况下，在孕16～20周，胎儿开始有了能被准妈妈感知的明显胎动，随着孕周增加，胎动也在增加。在孕30周后，一般正常胎儿每小时的胎动不少于3次，12小时内的胎动数约为30～40次。但临近足月的胎儿，胎动减少是正常的，这可能与胎儿睡眠状况有关。当胎盘功能发生障碍、脐带绕颈，或准妈妈用药不当、遇到外界不良刺激时，可能引起不正常的胎动。若在1小时以内胎动少于3次，或12小时胎动少于10次，则说明胎儿有宫内缺氧危险，应立即到医院检查。

### 8. 羊水过多或过少

羊水是维系胎儿生存的要素之一，羊水过多或过少都可能是胎儿病变的信号。如果羊水过多，可能预示着胎儿中枢神经系统、心血管等方面有异常；如果羊水少于400毫升，则称为羊水过少症，可能预示胎儿肾脏或肺部发育不完整。不过，在正常情况下，若查出羊水异常，准妈妈也不必太过惊慌，定期做好监测，过一段时间后也许会恢复正常。

### 9. 子宫增长过快或过缓

如果子宫增长过快，准妈妈需警惕葡萄胎，应及时去医院做B超查证。当子宫增长速度达不到孕周应有的高度时，说明胎儿在子宫内发育迟缓，胎儿容易在宫内死亡，应立即到医院检查治疗。

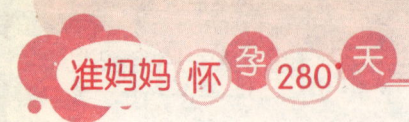

### 10. 宫高异常

监测宫底高度可判断胎儿大小是否正常。正常情况下，孕 21~34 周，宫底高度增长稍快，平均每周增长 1 厘米；34 周之后，宫底高度增长减慢，为每周 0.65 厘米。如果增长速度明显小于以上标准，应怀疑宫内胎儿生长迟缓。此数据可记在妊娠图内以判断胎儿的大小，在第 10 百分位以下，考虑胎儿在宫内发育迟缓；在第 90 百分位以上，考虑巨大儿、双胎、羊水过多。

### 11. 过期妊娠

过期妊娠是指超过预产期 14 天尚未分娩。过期妊娠胎儿的死亡率、难产率及新生儿期发病率均高于足月儿，所以，当预产期超过 10 天时，就应及时入院请医生采取措施，以保障母婴安全。

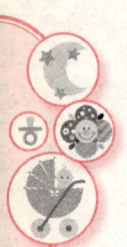

 **温馨提示**

#### 什么情况下应该做 B 超

在怀孕期间，如有以下情况，应该做 B 超检查。

（1）孕初期有阴道出血时，排除是否有宫外孕，是否有先兆流产，是否有葡萄胎。

（2）妊娠周数与腹部大小不符时，了解胎儿发育情况，是否有胎停育。

（3）要了解是否有胎儿畸形时，应该在妊娠 18~20 周做检查。

（4）要了解胎儿生长发育情况，是否有胎儿宫内发育迟缓时，多在妊娠中晚期做检查。

（5）临产前估算胎儿大小，要通过 B 超检查确定是否能够经阴道分娩。

（6）当检查怀疑胎位不正，又不能确定时，要通过 B 超检查帮助诊断。

（7）妊娠超过预产期时，要通过 B 超了解胎儿、羊水、胎盘情况。

## 怀孕第 23 周

### 摸清胎儿发育情况

本周,胎儿的身长大约 20 厘米,体重大约 450 克,并且他的骨骼和肌肉已经长成,身材也越来越匀称、健壮了,看起来已经很像一个微型宝宝,与初生时更相像了。但仍然可以看到透明皮肤下的骨骼和脏器。并且由于胎儿的皮下脂肪这时尚未产生,他的皮肤红红的,而且皱巴巴的,因此比初生时更像一个小老头。不过,胎儿的嘴唇、眉毛和眼睫毛已各就各位,清晰可见,视网膜也已形成,具备了微弱的视觉。

现在,胎儿肺中的血管已经形成,呼吸系统正在快速地建立,胰腺及激素的分泌也正在稳定的发育过程中,并且在胎儿的牙龈下面,恒牙的牙胚也开始发育了。此时,胎儿还会不断地吞咽,但是还不能排便;不过,胎儿的外生殖器已经形成,体内的内生殖器(精巢和卵巢)也已形成,并各自开始分泌激素。

此外,由于胎儿内耳的骨头已经完全硬化,因此现在他的听觉更加敏锐,能分辨出来自子宫外和准妈妈身体内部的不同声音。更让人惊奇的是,胎儿一出生,就能够通过声调和节奏,从众多声音中识别出妈妈的声音。因此,准妈妈从现在开始就要尽可能多地和胎儿说话。

###  温馨提示

#### 本周胎教须知

本周,胎儿已经很像一个足月的婴儿,如果准妈妈长期伴随有紧张、焦虑、急躁、害怕、漠视等负面情绪,即使胎儿还不会说话,不懂得表达,但他也能感受到,并会通过其他的方式,如胎动贫乏、发育缓慢等,告诉准妈

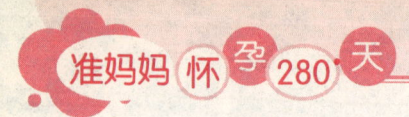

妈自己受到了不良的影响。因此，准妈妈现在应放松心情，保持良好的精神状态，与准爸爸一起想象胎儿的情况，描绘胎儿的活泼、漂亮、可爱，增进母子之间的感情，这对胎儿的健康成长非常重要。

### 准妈妈的身心变化

在这个阶段，准妈妈的体重大约增加了5~7千克，子宫已经到脐上约3.8厘米的位置，宫高约23厘米。这时，胎动次数有所增加，并更加明显，在医院做产检时可以听到强有力的胎心音。也许，有些准妈妈会发现阴道分泌物增加，并且还会发现不只是乳房、腹部的妊娠纹增多了，大腿上也出现了淡红色的纹络，甚至耳朵、额头或嘴周围也生出小斑点，下腹及外阴的颜色似乎比以往加深了些，这些都是正常的现象，不用担心。此外，准妈妈还会发现自己变成了一个真正的"大肚婆"，不仅肚子大了，而且也变得非常能吃了，可能会连一些以前本不喜欢的食品都能感到很有食欲。其实，这一点也不奇怪，因为现在胎儿在快速地成长，需要母体供给更多的营养。

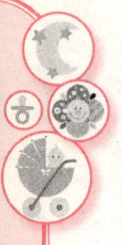

### 专家提示

**注意牙齿卫生，小心牙龈出血**

很多准妈妈在这个时期都会出现牙龈出血的现象，这种现象很普遍。这是因为血液供应增加和孕激素的作用，使准妈妈的牙龈变得肿胀，并且还会变软和像海绵一样多孔。这时，即使准妈妈刷牙或剔牙时动作很轻，也有可能导致牙龈出血。据研究显示，准妈妈的牙龈疾病可能会引起晚期流产、早产等问题。因此，为了坚固牙龈，防止破损黏膜引起的细菌感染，避免发生更严重的蛀牙，准妈妈需要增加刷牙的次数，做好日常口腔护理工作。

### 准妈妈如何安然度过三伏天

俗语说："孕妇过三伏，腹中揣火炉。"对于腹中孕育着小生命的准妈妈来说，盛夏高温闷热的气候是一个严峻的考验。为了保护好腹中的小生命，安然度过暑气灼人的三伏盛夏，准妈妈应从以下几个方面注意保健。

### 1. 心态要平和

民谚云："心静自然凉。"三伏盛夏，高温闷热，暑气灼人。在日常生活中，准妈妈要从精神、心理等方面"息其怒，静其心，安其神"，使神经系统处于宁静状态，切不可烦躁激动，因为躁能生热。

### 2. 饮食要规律、均衡、卫生

由于准妈妈的脾胃功能一般比较弱，加上抗病能力下降，一旦饮食稍有不慎，就会影响脾胃的消化吸收，对母婴均不利。所以准妈妈一定要注意饮食卫生，不要生吃海鲜类食品，街头烧烤等也要少吃，否则会引起消化道感染，严重的会导致子宫收缩，进而引发早产。

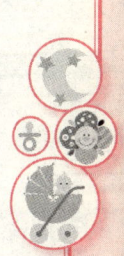

夏天的食品比较丰富，为了保证母体和胎儿的营养，准妈妈最好选择新鲜清淡而富有营养的食物，比如瘦肉、蛋类、豆类、蔬菜以及时令瓜果等。虽然补充营养很重要，但也要有规律，定时定量，不要营养过头，以免婴儿过大，造成生产困难。另外，准妈妈一定要戒烟禁酒，忌食冰砖、冷饮、凉粉等生冷食物，以免损伤脾胃。为防中暑，准妈妈可常饮绿豆汤、酸梅汤、消暑茶等。

### 3. 生活要规律

在三伏期间，准妈妈的生活要有一定的规律，尽量做到"夜卧早起，无厌于日"。早晨起床后，适当参加一些力所能及的家务活动或体育活动，这有利于提高体温调节功能，增强对热的耐受力；午饭后，应适当午睡一会儿；晚上睡觉时要特别小心，千万不要贪图凉快，睡在露天、走廊、窗前等地方，也不要长时间吹风扇，更不要迎着风睡觉，以免外邪侵袭，诱发疾病。

### 4. 衣着宽松，增加午睡

三伏盛夏，人体出汗较多，再加上准妈妈本身就比其他人代谢旺盛，因此，准妈妈一定要穿利于排汗的衣服。比如，可选择宽松的真丝或棉质衣物，这样相对比较凉快，而且出汗后也容易被衣服吸收，可防止排汗不畅引起的皮疹、皮肤感染等。

此外，由于夏天准妈妈的体力消耗较大，很容易感到疲劳，而过度劳累容易使准妈妈发生中暑晕厥、胎动不安或流产早产的危险。因此，准妈妈要

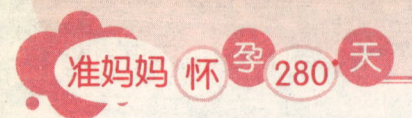

进行一定时间的午睡，工作中也要注意休息。

### 5. 防暑要防晒避温

由于准妈妈的皮肤更加敏感，更容易被晒伤，如果不注意防晒，皮肤上很容易留下妊娠斑，因此准妈妈外出时，一定要打伞或戴遮阳帽，以遮挡阳光的直接照射。最好在出门前，先涂抹上不含铅的防晒霜，但是在返回室内后要尽快洗净防晒霜。

夏季通常多雨，因此高温闷热的天气也比较多。准妈妈除了在雨天外出时有滑倒的危险外，在闷热的天气里或者在空气不流通的场所，准妈妈还易出现胸闷、气短、心慌甚至晕厥的情况。所以，准妈妈在雨天应尽量减少外出，不要去空气不流通的场所，尽量选择空气新鲜、比较凉爽的地方。对于上班族准妈妈来说，在上下班乘坐交通工具的时候，除了要注意交通安全，还应错过人多拥挤的早晚高峰期，尽量乘坐有空调的交通工具，避开酷热和拥挤。

### 6. 擦洗身子要用温水

在怀孕期间，由于各种生理变化和胎儿生长的需要，准妈妈血液流动加快，饮食和排泄量增多，新陈代谢旺盛，基础代谢率比一般人高出20%～30%，再加上身处酷暑，就比平时更觉得酷热难熬。准妈妈皮肤汗腺的分泌增多，出汗较多，因此湿衣汗衫要勤换勤洗，以防暑湿并袭，身生疮疖；并且还应经常用温水擦洗身子，以保持皮肤清洁，预防痱子等皮肤问题。尽量不要用凉水洗澡或擦洗身子，而且洗澡时间以10～20分钟为宜，不要过长。

 **专家提示**

#### 三伏天要谨防凉席并发病

凉席作为消夏的家居产品，在三伏盛夏被众多家庭广泛使用，但凉席给人们的生活带来的不仅是凉爽和舒适，同时也常常一并带来了许多疾患，比如腹泻、过敏、皮炎、肩周炎、外伤等，这些因凉席而带来的疾患被称为"凉席并发病"。

### 1. 腹泻

由于准妈妈在孕期抗病能力下降，如果长期待在温度较低的空调房内或长期使用凉席的话，很容易在寒气的侵袭下，引起腹痛腹泻。

### 2. 过敏

有些凉席虽然外观上清洁整齐，但实际上却有许多有毒化学物质，或者蜗虫、寄生虫等虫卵残留，而准妈妈的皮肤又比较敏感，如果直接和这些有毒物质和虫卵残留接触，就会导致皮肤过敏或产生皮疹。

### 3. 皮炎

即使凉席本身没有问题，一旦使用时间比较长，凉席上就会有大量的汗液和代谢废物，而且凉席缝隙里也会寄生一些肉眼看不到的螨虫，如果准妈妈使用了这样的凉席，很容易出现皮炎或斑疹。

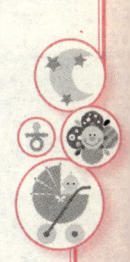

### 4. 肩周炎

人体在接触到凉席的刹那感觉到凉爽的原因是，凉席通过传导的方式吸收了人体部分的热量。准妈妈如果长时间躺在凉席上不加活动，会使关节部位血液循环速度降低，造成供血不足；过低的温度也会使准妈妈肌肉韧带僵硬，从而导致关节炎症。

### 5. 外伤

新买的凉席或者使用过久的凉席表面上往往会有一些小毛刺，一不小心就会扎伤或剐破皮肤，这虽然多是比较轻微的皮肤破损，但是由于夏季细菌滋生快，破损处易发生感染，因此准妈妈也不要忽视。

## 胎儿脐带绕颈怎么办

大家知道，脐带是联系准妈妈和胎儿的唯一通道，它一端连接在胎儿的腹壁脐轮处，另一端则附着于供给营养的胎盘上，胎儿通过脐带血循环与母体进行交换，从母体获得氧气以及所需的各种营养物质，同时排出废物。因此，脐带发育得良好与否、有无异常，对胎儿的健康发育起着无比重要的作用。

但是如果脐带太长，或者子宫内羊水过多，再或者胎儿体形太小，就容易出现胎儿脐带绕颈。因为子宫范围有限，如果脐带太长的话，就会弯曲在

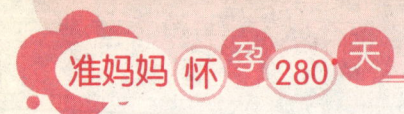

狭小的子宫内，易导致胎儿脐带绕颈；如果子宫内羊水过多的话，胎儿很容易发生翻滚，因此也易导致胎儿脐带绕颈；当胎儿体形太小时，就会使得胎儿在子宫腔内的活动空间变大，而过于频繁的翻滚也就使得脐带绕颈更容易发生。

脐带绕颈是脐带异常的一种，以缠绕胎儿颈部最为多见，是脐带异常中最重要的类型之一。一般来说，在孕期，胎儿发生脐带绕颈的概率为20%~25%，其中脐带绕颈一周的发生率为89%，而脐带绕颈两周的发生率为11%，脐带绕颈3周及以上者则很少见。虽然胎儿发生脐带绕颈并不意味着胎儿在妈妈肚子里就有危险，但也不能疏忽大意。因为脐带本身有补偿性伸展，不拉紧至一定程度就不会发生临床症状，所以对胎儿的危害也不大。但是，如果脐带缠绕较紧，影响到脐带血流的通过时，就会影响到胎儿氧气和二氧化碳的代谢，导致胎儿出现胎心率减慢症状，严重者可能出现胎儿缺氧，甚至胎儿死亡。

如果胎儿不可避免地发生了脐带绕颈，准妈妈也无须紧张，但要记住以下四点：①避免剧烈运动，同时尽量采取左侧卧位休息；②每天坚持测量胎动，当胎动次数明显异于平常时，应及时去医院检查；③按时做好产前检查，通过胎心监测和超声检查等间接方法，判断胎儿在宫内的情况，当发生异常时可以及早发现，及早治疗；④分娩时，不要因惧怕脐带意外而轻易进行剖宫产，要争取医生的意见，因为只有当脐带绕颈2~3圈以上的，才可以放宽手术指征。总之，脐带绕颈是分娩时一种常见的情况，只要按常规进行产检，有胎动异常时及时就诊，那么脐带绕颈就不会困扰准妈妈和胎儿了。

### 专家提示

**胎儿脐带绕颈是否可以避免**

准妈妈只要放下心理包袱，做一个心情愉悦的准妈妈，完全可以通过以下办法减少脐带绕颈的发生概率。

（1）适当的饮食。饮食上要注意膳食平衡，营养丰富，避免烟酒及食用过于辛辣等刺激性强的食物，对生食海鲜、没有熟透及易引起过敏的食物要忌口。

（2）适当的运动。运动不需要过于剧烈，宜选择动作比较柔和的项目，比如散步、游泳、准妈妈体操等，同时，也应尽量避开过于喧闹的运动环境。

（3）适当的休息。生活休息要养成良好的习惯及规律，不要熬夜，不能太贪玩，保证充足的休息，避免过于劳累。

（4）适当的胎教。在进行胎教时，要选择曲调优美的乐曲，声音不要太大，节奏也不宜过强，时间不能过长，次数必须适当。

如果能够做到以上几点的话，就可以有效避免对胎儿的过度刺激，避免胎儿长期处于过度兴奋、活跃状态，能很大程度地降低脐带绕颈的发生率。

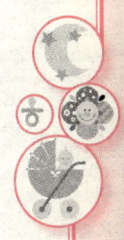

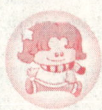

## 怀孕第24周

### 摸清胎儿发育情况

在这一周，胎儿正迅速地长大着，体重也大大增加了。现在，胎儿已经长到25厘米左右，体重约为550克。虽然胎儿看起来仍然很瘦，但他正在协调生长，已开始充满妈妈的整个子宫，身体的比例也慢慢匀称起来，很快会增加更多的脂肪。不过，胎儿的皮肤现在仍然是薄薄的、皱皱的、半透明的，上面附着白色护肤霜一样的胎脂，裹着绒毯一样的胎毛，还有很多小皱纹。

由于胎儿的听力已经形成，他不仅能听到妈妈的说话声音、心跳声和肠胃蠕动声，而且一些大一点的噪声他也能听到，比如电钻声、音响声、吸尘器发出的声音等，这些声音只要稍微大一点，就会使胎儿躁动不安。现在，胎儿的骨骼发育良好，大脑发育得也非常快，味蕾现在也可能开始发挥作用了。

 **专家提示**

**羊水与胎儿健康**

在整个怀孕过程中，羊水是维持胎儿生命所不可缺少的重要成分。一般

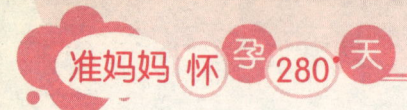

来说，羊水的数量会随着怀孕周数的增加而增多。在20周时，平均是500毫升；到了28周左右，会增加到700毫升；在32～36周时最多，约1000～1500毫升；其后又逐渐减少。因此，临床上以300～2000毫升为正常范围，超过了2000毫升称为"羊水过多症"，达不到300毫升称为"羊水过少症"。这两种状况都属异常情况：26%的羊水过多的情况合并有胎儿的先天性畸形，羊水过少也是胎儿异常或准妈妈潜在疾病的重要表现。因此，出现羊水过多或羊水过少现象时，应认真对待，立即找出病因。

### 准妈妈的身心变化

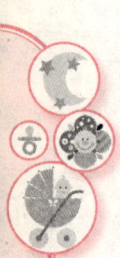

本周，准妈妈的体重将继续增加，如果饮食营养丰富，搭配合理，体重大约会增加7.2～9.9千克；并且子宫也将继续增大、加重，子宫宫顶已高出肚脐3.8～6厘米，如果从耻骨联合处测量的话，则高出24～26厘米。由于子宫增大、加重，准妈妈的体态渐渐会发生这样的变化：脊椎向后仰、身体重心向前移，别人一看就知道是个孕妇了。另外，准妈妈的乳房明显增大、有肿胀感，有些准妈妈偶尔会分泌少量稀薄的初乳，其他的状况基本和上周相似。

此外，由于子宫、胎盘和胎儿都在生长，再加上身体也变得越来越笨重，所以准妈妈会出现一些不适，比如腰痛、骨盆压迫感染等，而且这些症状以后会经常出现；由于对自己身体的这种变化还不太习惯，准妈妈可能会容易出现倾倒、腰部和背部容易疲劳、在坐下或站起时常感到有些吃力等情况，所以，准妈妈要多注意休息。

 **温馨提示**

#### 小心孕中期贫血

从第5～6个孕月开始，准妈妈容易发生贫血。其原因在于：一方面，胎盘和胎儿的发育都需增加血液量，铁的需要量甚至达到孕前的2倍；另一方面，准妈妈本身胃酸减少也影响食物中的铁吸收，加之平时月经失血使体内铁储存不多，再加上血液中水分增多，所以如果准妈妈不能通过饮食摄取足够的铁，很容易出现贫血。

## 孕24周是音乐胎教的最好时期

现在，越来越多的准妈妈开始注重胎教，在诸多胎教方法中，音乐胎教是最常见并被认为是比较有效的胎教方法之一。音乐胎教，不仅可以调节准妈妈的情绪，陶冶准妈妈的情操，而且美妙怡人的音乐还可以刺激准妈妈和胎儿的听觉神经器官，促使母体分泌出一些有益于健康的激素，促进胎儿的身心发育，并能够潜移默化地培养孩子的音乐天赋。

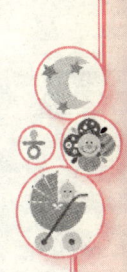

我国有关科研人员从1985年起，曾通过有音乐胎教和无音乐胎教的两组婴幼儿，对音乐胎教婴幼儿听觉脑干诱发电位检测情况进行了观察分析，结果显示：经过音乐胎教的婴幼儿的神经功能与发育成熟程度明显优于无音乐胎教者，其中有73%的儿童爱唱爱跳，比无音乐胎教者多2~3倍。另外，澳大利亚一家医院也曾对音乐胎教进行过追踪试验：医院让35名准妈妈在妊娠期间每天欣赏优美的轻音乐，结果，她们所生的子女中有7人成为音乐家，2人成为优秀舞蹈演员，其余智力均普遍高于一般水平。

可见，音乐胎教对于准妈妈和胎儿身心健康的影响颇深。

在胎儿发育到24周时，他的外耳、中耳、内耳已经基本上发育成熟，因此，音乐胎教应该在胎儿发育到24周及24周以后开始。实施音乐胎教的具体方法主要有两种：一种是播放音乐，母婴同时欣赏；二是在胎儿24周及24周以后，把胎儿喜爱的乐曲磁带，装入小录音机，放在距准妈妈的腹壁旁2厘米处播放，音量不能太大，也不宜过小，与准妈妈腹壁要保持一定距离，时间由短到长逐渐增加，但不宜过长，以5~10分钟为宜，每天定时播放几次。

音乐胎教虽然对准妈妈和胎儿的身心健康都有益处，但并不是所有的音乐都有益于准妈妈和胎儿。胎教音乐必须经过专业选择和设计，在频率、节奏、力度和混响分贝范围等方面，尽可能与准妈妈子宫内的胎音合拍、共振。总体而言，胎教音乐目前主要有两种：一种是给准妈妈听的，优美、安静，以E调和C调为主；另一种是给胎儿听的，轻松、活泼、明快，以C调为主。当然，胎教音乐还要因人而异，只有适合准妈妈和胎儿的音乐才可以称为胎教音乐。

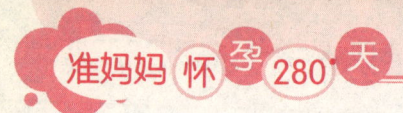

 **温馨提示**

实施胎教过程中的注意事项

胎教的过程不仅是一个语言、音乐学习的过程,也是胎儿对妈妈形成依恋关系的过程。因此,胎教实施过程中要注意以下事项。

(1)胎教要适时适量。准妈妈要观察了解胎儿的活动规律,一定要选择胎儿觉醒时进行胎教,且每次不超过10分钟,以5~10分钟为宜。

(2)胎教要有规律性。每天要定时进行胎教,让胎儿养成规律生活的习惯,同时也利于胎儿出生后再认,为其他认知能力的发展奠定基础。

(3)胎教要有情感交融。在施教过程中,准妈妈要注意力集中,完全投入,与胎儿共同体验,达到与胎儿的身心共振共鸣,以建立起最初的亲子关系。

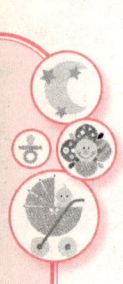

(4)胎教要注意环境。良好的环境比外界的刺激更有利于胎儿的生长发育,因此胎教不要随时随地进行。

## 近视准妈妈孕期如何保护眼睛

现在戴眼镜的人越来越多,近视准妈妈也逐年增多,尤其是超过600度的高度近视的准妈妈,往往会比别人多一份顾虑:自己的近视眼会不会遗传给宝宝,影响到宝宝的发育?据相关的资料显示:因为遗传因素而成为近视的人数仅占近视总人数的5%。可见,宝宝是否会近视,虽然与遗传有一定的关系,但后天环境和习惯的影响更加不容忽视。此外,在怀孕期间,准妈妈的眼睛会有许多的改变,比如泪液分泌量减少、眼角膜厚度增加、近视度数增加等,一不小心就会导致眼疾。因此,近视眼准妈妈(尤其是高度近视)在孕期要呵护好自己的眼睛。

### 1. 孕前注射风疹疫苗

在妊娠早期,准妈妈易感染风疹病毒,虽然这种病毒对准妈妈自身健康没有多大的危害,但却可能直接影响到胎儿眼睛的发育,甚至导致胎儿先天性白内障,因此,准妈妈可以在孕前注射风疹疫苗,以预防感染风疹病毒。

### 2. 孕期不要佩戴隐形眼镜

怀孕会影响泪液膜的质与量，导致泪液分泌量减少，从而容易造成"干眼"的症状，影响隐形眼镜的佩戴；准妈妈在孕期体质发生改变，抵抗力比较弱，若隐形眼镜使用不当，易造成角膜发炎、水肿甚至溃疡；对于妊娠合并糖尿病和患有妊娠高血压综合征的准妈妈而言，若佩戴隐形眼镜，易影响角膜和眼底的供氧，导致或加重眼底病变。因此，准妈妈在孕期一定不要佩戴隐形眼镜。

### 3. 妊娠期眼部慎化妆

经常化妆的准妈妈，睫毛根部容易长一些白色的小点点，这是因为睫毛腺被阻塞了。另外，准妈妈孕期的血液循环加速，容易发生麦粒肿，俗称"针眼"，它是由葡萄球菌所引起的眼睑急性化脓性炎症。为避免发生眼疾，准妈妈应尽量少画眼线、少涂眼影等。

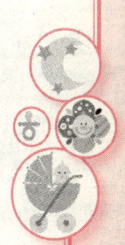

### 4. 注意摄取充足的维生素

①维生素A对细胞的生长、眼睛的发育都有着很重要的作用，当人体缺乏维生素A时，在夜间看东西的能力会有所下降，严重时还可能患上干眼症。准妈妈每天应摄取5000国际单位左右的维生素A。②维生素$B_1$不仅影响着胎儿的大脑发育，还有助于完善眼神经系统。准妈妈每天需要摄入1.5毫克左右维生素$B_1$。③维生素$B_2$中的核黄素和烟酸对人体同样很重要，其中，核黄素可以维持视网膜和角膜正常代谢，缺乏烟酸的话则可能引起视神经炎和视网膜炎。准妈妈每天需要摄入1.5毫克左右维生素$B_2$。④维生素C不仅能够增强抵抗力，还有助于黏膜组织的修复及角膜上皮的生长，还能有效预防白内障的发生。准妈妈每天需要摄入100毫克左右维生素C。

### 5. 适当进行光波胎教

光波胎教的方式主要就是要适当地进行户外运动，多出去晒晒太阳，这样有利于对钙的吸收，而且对胎儿视细胞和角膜的发育也很有好处。因此在孕期，准妈妈们要有针对性地进行光波胎教。

### 6. 要特别注意高度近视和妊娠高血压综合征

高度近视的准妈妈若进行剧烈的运动、震动和撞击，都容易导致视网膜脱落，因此应尽量避免进行剧烈的运动、震动和撞击。在分娩过程中，当高度近视的准妈妈竭尽全力时，由于腹压升高，确实也存在着视网膜脱落的危险。所以近视眼准妈妈在采用自然分娩的过程中不要过于用力，避免发生视网膜脱落。不过，即使在分娩过程中发生了视网膜脱落，经过手术也可以恢复，因此准妈妈也不必过于担心。

很多患了妊娠高血压综合征的准妈妈眼底都会发生病变，早期主要是眼底血管痉挛，如果血压增高持续不降，还会出现视网膜出血、水肿和渗出，甚至发生心脑肾组织的并发症，危及生命。因此，为了保障准妈妈和胎儿的安全，患了妊娠高血压综合征的准妈妈，要定期到医院对眼底进行检查，以确定其动脉供血和心血管系统受损的情况，发现问题及时处理。

### 7. 分娩后用眼要当心

准妈妈经过艰辛的分娩，体力消耗很大，整个身体都处于非常疲劳的状态，急需一段时间进行恢复。如果此时长时间看书、看报，或看电视的时间过久，都会让眼睛感到疲劳，导致视力减退。因此，准妈妈在分娩后要格外注意用眼卫生及健康。

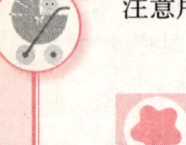

## 专家提示

### 安全使用眼药

一般来说，眼药分为眼药水和眼药膏，细分的话品种则有很多，不过，大部分眼药都含有激素，或者属于抗菌消炎药。比如主要成分为氯霉素的眼药水，由于氯霉素具有严重的骨髓抑制作用，准妈妈如果使用不当，很可能导致新生儿产生严重的不良反应，所以准妈妈最好不要使用这类眼药。再比如四环素很容易导致胎儿畸形，因此，医生往往建议准妈妈慎用，而红霉素则相对比较安全一些。但为了宝宝以后发育得更好，近视准妈妈最好不要随意使用眼药，一定要在告知医生自己已怀孕的前提下，由医生指导用药，尤其是在孕早期和即将临产的阶段。

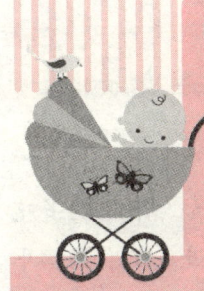

# 准妈妈妊娠七个月全护理

传统医学认为,妊娠六个月时,连缀胎儿四肢百骸的筋已经生成,妊娠第七个月是胎儿骨节动作屈伸的活跃期。所以,从这个月开始,胎儿在母体当中表现得比较活跃。此外,这个月还是胎儿大脑发育的高峰期,不仅大脑出现裂和回,而且神经系统也已相当发达,重要的中枢系统已形成,并且还能做360度的大转身。这时,准妈妈要做到"劳身摇肢,无使定止,动作屈伸,以运血气,居处必燥,饮食避寒",即准妈妈宜适当活动,使肢体得到锻炼,通过屈伸的动作使血气运行流畅,居住的场所也宜干燥一些,饮食上要尽量避免食用过于寒凉的食物。

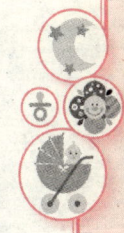

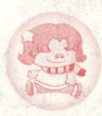 ## 怀孕第 25 周

### 摸清胎儿发育情况

现在,胎儿的体重和身长都在稳步增加,身长大约有30厘米,体重比上周多了100克左右,大约达到了570克。虽然听起来胎儿仍然不怎么重,但是,他已开始不再像从前那样又长又瘦了,而且看起来更加饱满。随着体重的增加,胎儿薄薄的、皱皱的皮肤也开始舒展开来,变得越来越像个新生儿。

此时,胎儿的大脑发育已进入一个高峰期,脑细胞迅速增殖分化,脑体积增大;他的视网膜发育完全,眼皮也会动了,小眼睛有时睁开、有时闭上,这样的小动作能帮助他完善眼的功能。此外,胎儿头发的颜色和质地现在已经可以看得见了,不过它们可能会在宝宝出生后发生变化。

### 温馨提示

**本周羊水超标该怎么办**

一般情况下，通常采用保守的方法来处理羊水过多，比如，准妈妈多吃高蛋白质物质，常卧床休息，从而避免早产。但是，若已经造成了准妈妈中度或重度窘迫，就应该根据具体情况，采取积极的措施：①如果胎儿已成熟，就可以分娩下来；②如果胎儿太小，不宜生产，就可以进行羊膜穿刺术，减少羊水量，以免造成准妈妈呼吸不适，甚至引起并发症。

### 准妈妈的身心变化

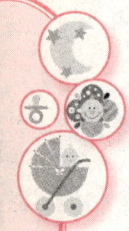

在这个阶段，随着胎儿的不断增大，准妈妈的特征已经非常明显了：身体越来越沉重，手脚也会出现酸痛的状况，会觉得更加疲倦，肚子上、乳房上会出现一些暗红色的妊娠纹，脸上也有妊娠斑，有的准妈妈会出现眼睛发干、发涩、怕光的情况。除此之外，因为血液供应增加，心、肺都要承担比以前更重的负担，甚至稍稍加快脚步准妈妈都不得不大口喘气。不过，这些都是正常现象，准妈妈不必过于担心。此外，准妈妈还会在这个阶段感觉睡眠不好，心神不宁，这主要是其潜意识中对临近生产的畏惧心理而造成的。适当地学习和阅读一些关于准妈妈生产、育儿的知识，可以使准妈妈得到一些好的建议，并保持一种良好的心态。

### 专家提示

**准妈妈什么时候做尿糖测试**

在怀孕期间，很多准妈妈都会患糖尿病，这是怀孕中身体正常的反应，并且只要在医生的指导下适当地从饮食或药物方面控制病情，宝宝的健康是不会受到伤害的，因此，准妈妈不必太惊慌。一般来说，在孕25周的时候准妈妈应当考虑进行尿糖测试，以预防糖尿病。

## 准妈妈怎样舒服地工作

很多上班族准妈妈遇到的第一个难题，大概就是在怀孕期间不能享受特殊待遇，依然需要按部就班地完成上班任务。由于工作是生活的经济来源，孕育宝宝则是一辈子的大事，为了在做好工作的同时，又不影响宝宝的健康，准妈妈不仅要在安全和饮食方面特别小心，而且也要在工作中讲究策略。

（1）穿舒适的鞋和宽松的衣服。进入怀孕中期后，上班族准妈妈有时还得去拜见客户或其他的合作伙伴，为了符合职业身份、不妨碍工作，又不影响腹中的胎儿发育，准妈妈可以穿孕妇职业服装等宽松的衣服，比如，能够隐匿身材而又合体舒服的宽松连身裙，就是一个非常不错的选择。此外，准妈妈还可以穿孕妇专用的内裤或弹力长袜来防止、减轻水肿和静脉曲张。

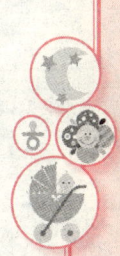

（2）多喝水，吃饭要有规律。在办公桌上准备一个水杯，并经常将其灌满，随时喝一些水，以保证体内的水分。但是在怀孕中期以后，如果小腿出现水肿，准妈妈应该减少饮水，因为小腿水肿是肾负担加重的表现。吃饭要尽量保证均衡而有营养，注意多吃含纤维的食品，以缓解便秘。此外，经常吃些有营养的零食，能防止血糖降低和孕吐反应。

（3）孕期超过6个月以后，出现越来越多的尿频现象，是一种正常反应。这是因为，胎儿的逐渐增大使子宫受到的压力也越来越大，而日渐膨胀的子宫又开始压迫临近的膀胱，造成膀胱储尿量的下降，于是准妈妈就出现了尿频的现象。准妈妈如果憋尿就会使膀胱受到"内外交困"的压力，很容易引发膀胱炎症，并且憋尿还会使准妈妈心神不宁、血压上升，而此时起身去洗手间是一种轻微的活动，也是极好的放松。因此，准妈妈如果想去洗手间的话，要尽快去，千万别因"怕麻烦"而忍着，一有需要，就应该立即去洗手间。

（4）工作中不要长时间保持一种姿势。最好工作半小时到1小时就站起身来活动活动，做一做孕妇保健操等，这样可以避免精神过度紧张、身体过于疲劳，也可以降低胎儿生长发育异常或导致流产的可能性。

（5）把脚放在舒服的位置或姿势上。如果一直坐着，准妈妈可以在办公桌底下放个鞋盒作搁脚凳，并放双拖鞋；如果一直站着，准妈妈就把脚抬一抬，并适当地走一走。这有助于减轻脚和脚踝的肿胀，以及下身水肿和静脉曲张等，让准妈妈更舒适。

(6) 只要可能就尽量休息。繁重的工作会影响胎儿和准妈妈的健康。因此，工作越是繁重、紧张，准妈妈就越需要在工作之余减少与工作无关的体力活动。如果感觉疲劳，就请病假休息一下，或者从午餐时间里挤出15分钟睡上一小觉。

(7) 接受帮助，并寻求帮助。如果同事小心地帮助、照料你，准妈妈不必感到害羞而拒绝别人的帮助；同时，还应该在需要帮助的时候，向同事寻求帮助。

(8) 避免危险的工作场所，拒绝加班，特别是要求体力劳动的工作。危险的工作场所和经常加班，都是有害准妈妈和胎儿健康的。

(9) 懂得自我减压。如果无法消除工作及工作场所中给自己带来的不适或压力，准妈妈可以尝试通过深呼吸、舒展肢体、进行简短散步等办法自我减压。

(10) 注意防辐射。现在，报纸、电视等各种媒体都在大肆宣传电磁波对孕妇和胎儿的危害，而身在职场的上班族准妈妈往往又离不开电脑、手机、打印机、传真机等。因此，准妈妈一方面要注意穿防辐射防护服，另一方面在使用电脑时，最好与其保持一定的距离，尽量不要站在电磁波辐射严重的主机侧面或后方。

(11) 计算一下上下班的时间，注意避开上下班的交通高峰期。如果必须选择乘坐公交车上下班，并且又必须按时上下班，准妈妈不妨在上班时早些出门、下班后晚走一会儿，这样可以避开上下班的高峰人群。如果准爸爸能够每天按时接送准妈妈上下班，当然是最理想的解决方案。

总而言之，为了有一个健康的宝宝，准妈妈在孕期应以营养全面、食量相当为饮食准则，同时还应经常参加一些锻炼，在工作过程中要注意调整自己的心态和工作方式，不要参加过重、过于劳累的工作，而且还应当定期做产前检查。

### 专家提示

**准妈妈为什么会出现静脉曲张**

静脉曲张是指静脉肿胀，它最可能在准妈妈的腿部出现，但也可见于外阴部或其他部位。静脉曲张的症状很明显，其表现是在接近准妈妈皮肤表面的地方凸出来，有时呈蓝色或紫色，看起来弯弯曲曲的。

准妈妈之所以会出现静脉曲张，主要是因为：在妊娠中后期，逐渐长大的子宫压迫血管，特别是处在大腿根部附近的大静脉受到很大的压力，引起了腿部、会阴部血液回流障碍，积聚的血液使这些部位的血管扩张，就导致了静脉曲张。

静脉曲张不是病，它对妊娠没有不良影响，往往在分娩后的3~4个月内，就会自动消失。如果分娩后，静脉曲张现象仍不消失，就要马上去看医生。

## 准妈妈整天在电脑前工作安全吗

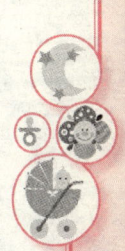

现在，电脑的使用已经十分普遍。准妈妈在怀孕后能不能使用电脑？电脑辐射是否会对胎儿造成影响？这些几乎是目前所有人都关心的话题。不过，目前说法不一，还没有明确的答案。有人说，如果准妈妈在日常工作中整天使用电脑，将很难保证胎儿安全。但是，有研究人员曾花费了数百万美元，研究准妈妈在孕期整天使用电脑工作是否会导致出生缺陷或流产，然而结果发现：没有任何证据显示，准妈妈在孕期使用电脑会发生出生缺陷或流产这两种问题。

虽然前者的说法有些言过其实，但后者的研究也未必可以全信。因为无论准妈妈在哪里连续坐上好几个小时，对自身和胎儿都是非常不利的，所以准妈妈在电脑前工作一两个小时后，就应该站起来走一走，活动活动。此外，只要准妈妈每日使用电脑不超过4小时，并做足了防辐射的准备工作，准妈妈在孕期使用电脑工作对胎儿发育其实并无大碍。尽管如此，准妈妈了解一些孕期在电脑前工作的常识还是十分有必要的。

（1）要注意用眼卫生。眼睛与屏幕的距离应保持在40~50厘米，使双眼平视或轻度向下注视荧光屏。同时，电脑屏幕还要安装防护装置，以削弱电磁辐射的强度。

（2）准妈妈每周接触电脑时间不要超过20小时，不要长时间连续操作电脑，应注意中间休息，做到张弛有度，以防长时间坐着引起盆腔血液滞留不畅，影响胎儿健康发育。

（3）电脑的荧光屏上要使用滤色镜，以减轻视觉疲劳。最好使用玻璃或高质量的塑料滤光器。

（4）电脑室内光线要适宜，不可过亮或过暗，避免光线直接照射在荧光屏上而产生干扰光线。因此，为了避免荧光屏反光或不清晰，电脑不应放置在窗户的对面或背面。

（5）电脑附近的灰尘密度要比机房其他空间高出上百倍，灰尘长时间附着于人的皮肤上，可导致各类皮肤病。因此，工作室内要保持清洁卫生、通风干爽，比如，可以在室内安装换气扇或空调，减轻溴化二苯呋喃对身体的影响，同时电脑要定期擦洗。

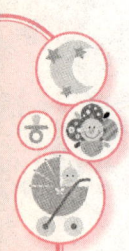

（6）电脑荧光屏表面存在着大量静电，其集聚的灰尘可转射到脸部和手部皮肤裸露处，时间久了，易发生斑疹、色素沉着，严重者甚至会引起皮肤病变等。因此准妈妈在使用电脑工作时，应在面部及双手涂抹防辐射的护肤油，并要注意保持皮肤清洁。

（7）长时间操作电脑会导致手指关节、手腕、手臂肌肉、双肩、颈部、背部等部位出现酸胀疼痛，因此准妈妈在使用电脑工作时，应每隔一小时就休息10分钟，或者做做工间操。

（8）一般人每分钟眨眼少于5次就会使眼睛干燥，在电脑前工作时眨眼次数只有平时的1/3，因而减少了眼内润滑剂和酶的分泌。所以准妈妈在使用电脑工作时，应多眨眼，每隔半个小时到一小时至少让眼睛休息一次。

（9）如果长期从事电脑操作，或者在电脑荧光屏前工作时间过长，视网膜上的视紫红质会被消耗掉，而视紫红质主要由维生素A合成。因此，为预防角膜干燥、眼干涩、视力下降甚至出现夜盲症等，准妈妈应多吃些富含维生素A的食物，比如豆芽、豆腐、牛奶、核桃、青菜、大白菜、动物肝脏、瘦肉等食物，以补充人体内的维生素A和蛋白质。

（10）茶叶不仅能帮助人体防止辐射损害，而且茶叶中的脂多糖，还能改善机体造血功能，人体注入脂多糖后，在短时间内即可增强机体非特异性免疫力。因此，准妈妈在使用电脑工作时，每天应泡点绿茶喝。

**温馨提示**

### 缩短用电脑的时间，降低辐射

在怀孕前，也许很多准妈妈从未留意过自己使用电脑的时间，即使在工作之余，也要在上网冲浪或娱乐，甚至有时候即使什么也不做，电脑也一直开着。现在，准妈妈的身份改变了，这些习惯也要改掉，首先就要养成完成工作后就关闭电脑的习惯，改变全天开着电脑的习惯，不要在电脑上浪费太多的时间，这样可使准妈妈所承受的电磁辐射至少减去一半。

此外，准妈妈要留心别人的电脑从准妈妈侧面或背面散放的辐射。由于有保护屏的遮挡，电脑显示屏正面的辐射远远低于电脑侧面、背面的辐射。所以准妈妈坐在几台电脑的围挡之中，是最危险的，不妨将座位调换到靠窗的角落里，只靠近自己的电脑。

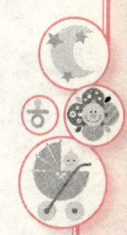

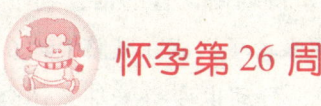

## 怀孕第26周

### 摸清胎儿发育情况

本周，胎儿比上周重了200多克，现在重约800克。从现在到出生，随着胎儿脂肪的迅速累积，他的体重会增长3倍以上。现在胎儿顶臀长（坐高）约23厘米，从头到脚长约35厘米。此时，胎儿的皮下脂肪已经开始出现，但这时候的胎儿依然很瘦，全身覆盖着细细的绒毛；胎儿耳中的神经传导正在发育，这意味着他对声音的反应将会更为强烈；此外，胎儿的肺正在发育，开始有了呼吸，但因为肺部还没有发育全，他呼出和吸入的依然不是真正的空气。这时候，胎儿已经可以睁开眼睛了，如果这时候用手电筒照准妈妈的腹部，胎儿会自动把头转向光亮的地方，这说明胎儿视觉神经的功能已经开始在起作用了。如果准妈妈怀的是男孩，他的睾丸开始下降到阴囊中，这个

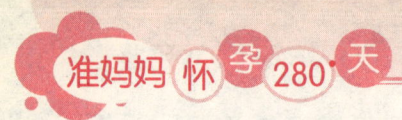

过程大概需要2~3天。

 **温馨提示**

### 本周胎教小贴士

在26周时，胎儿的听觉器官已经发育成熟，其结构基本上和出生时相同。但由于胎儿的神经发育尚存在不足，这就决定了在胎儿听音乐或者在与胎儿对话时的频谱不宜过宽。因此有人认为，准爸爸的音频以中低频为主，频谱较窄，更适合与胎儿对话，尤其是准爸爸的对话很容易透入宫内。所以，每当胎动较活跃且环境较安静的时刻，准爸爸就可以同胎儿进行对话，用语言刺激训练胎儿的听觉了。需要注意的是，与胎儿对话的内容要简单。

### 准妈妈的身心变化

如果怀孕期间准妈妈坚持均衡饮食的话，到孕26周的时候，体重约增加7~10千克，宫高26厘米，子宫底在肚脐上约6厘米处。随着腹部增大，准妈妈的体态越来越臃肿，行动也变得笨拙，还会有更多的不适感，比如腰背痛、盆腔压迫感、大腿痉挛和头痛等，极少数准妈妈偶尔还会出现心率失常。不过，准妈妈不必担心，这些不适症状将会随着妊娠的结束而消失。

在26周时，由于子宫对于迅速发育的胎儿来说已经是个小房子了，所以准妈妈在这一周最明显的感受是胎儿在肚子里不安分起来，胎儿的力气更大了，胎动越来越明显了。不过，准妈妈不用紧张，这些都是正常的变化，只要注意营养和休息，很快就会适应胎儿的拳打脚踢了。

此外，在26周时，准妈妈可能会觉得心神不安，睡眠不好，经常做一些记忆清晰的噩梦，其实，这是准妈妈在怀孕阶段对即将承担的母亲的重任感到忧虑不安的反应，是正常的。因此，准妈妈不必为此担心。重要的是，准妈妈应该为了胎儿的健康发育保持良好的心境。

准妈妈妊娠七个月全护理

**专家提示**

**保持愉快的心情很重要**

现在，准妈妈如果情绪不佳，长期过度紧张、恐惧、痛苦、忧虑，就会对胎儿产生不良影响，导致宝宝出生后好动、情绪不稳定、易哭闹。所以，为了宝宝的健康发育，准妈妈应该想办法让自己保持良好的心境，可以向准爸爸或亲友诉说心中的忧虑，也可以听一听音乐或者看些轻松愉快的电影，还可以做一做十字绣，制作小衣服、软陶等。

## 超重怀孕准妈妈的孕期保健

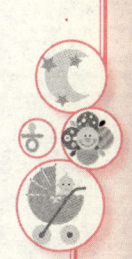

无论孕前体重如何，但在怀孕中后期，如果每月体重增加少于1千克或每月体重增加3千克以上，都是不适当的。一般来说，在理想体重下怀孕的准妈妈，其怀孕期间体重约增加8～12千克。如果准妈妈的体重在怀孕前已经有超重现象的话，那么在整个怀孕过程中将会出现如下危险。

（1）如果准妈妈吃得过多、体重增长过快，就会使妊娠纹过早地爬满肚皮。

（2）如果准妈妈体重超重，会给行动带来不便，稍微一运动，就气喘吁吁、懒得再走动，若这样恶性循环下去，准妈妈就会因为孕期缺乏运动而不利于顺利分娩，容易发生新生儿产伤。

（3）如果准妈妈在孕期毫无顾忌地想吃什么就吃什么，且体重又有超重的现象，那么一旦甜食摄入过多，就会造成血糖高，有引发妊娠期糖尿病的危险。

（4）如果准妈妈体重超重，再加上胎儿不断长大，就会因肚子太大而压迫下肢血管，影响血液循环，致使下肢水肿加重，形成静脉曲张。此外，准妈妈孕期体重的过度增加，会更容易引发孕期糖尿病、水肿等形式的并发症，并且在怀孕期间若增重过多的话，出现并发症的概率会呈直线上升。

（5）如果准妈妈在孕期有体重超重的现象，就会影响产后身材恢复。有数据显示：孕期体重增长不超过16千克的准妈妈，产后能够比较顺利地恢复

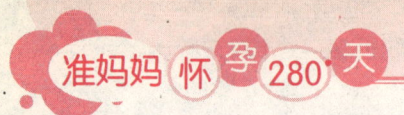

身材，即使身材恢复后有增重的话，大多数也可以控制在2千克左右；孕期体重增长超过16千克的准妈妈，产后恢复身材则比较困难，且产后继续肥胖的可能性要翻一番。

（6）如果准妈妈体重超重，就会使胎儿的脂肪细胞增长速度快，增大其日后肥胖的概率。此外，还容易导致胎儿在成年后糖尿病的发病风险增高。

总而言之，对于超重怀孕的准妈妈来说，怀孕是一个重大的挑战。如果准妈妈在孕期体重增加过多的话，不仅会使身材变形，产后不易恢复身材，还很容易导致生产困难，给自身和宝宝带来危险。因此，准妈妈应从饮食、营养、运动等方面做起，使自己的体重在怀孕期间返回到正常的增重轨道。

（1）不规律的饮食习惯很容易引起增重过多，因此，准妈妈应有规律地饮食、均衡地摄取营养，每天保持吃早餐、午餐、晚餐和两顿小食的规律饮食，摄取1800～2400卡路里的热量就足够了。

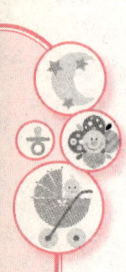

（2）每天测量体重，制作成曲线图，并设立一个饮食日记，记录每天早、中、晚餐的饮食内容。这样可以帮助准妈妈了解自己一天中所吃进的东西，以及体重的增减情况，从而达到改善食物的摄取量和控制体重的目的。

（3）每天喝8～10杯的水，以保持身体内的水分充足，且有助于减少食量。但要避免喝果汁和带甜味的饮料，尽量只喝低脂或无脂牛奶、水和不甜的饮料，因为果汁和带甜味的饮料通常会含有很多的卡路里，容易使人变胖。

（4）富含纤维的燕麦和全麦类食物更容易让人产生饱足感，准妈妈应每天摄取25～30克的纤维素；要进食健康、富含营养的食物，比如燕麦、全麦面包、蔬菜、水果等。

（5）要经常进行适量的运动，比如每天散步或慢走，即使只是十几分钟，准妈妈也能够从中得到不少的益处。

 **温馨提示**

### 准妈妈，算算你是否超重

目前，国际上最常用体质指数作为孕期合理体重的指数，来度量准妈妈是否超重。体质指数，简称BMI，它是利用身高和体重之间的比例来衡量一个人是否过瘦或过胖。其计算方法是：将准妈妈怀孕之前的体重（千克）除以身高（米）的平方，即BMI指数＝体重（千克）/身高$^2$（米$^2$），得出的孕前BMI值在18～24。

BMI＜18的准妈妈属于偏瘦型，BMI值在18～24者为标准型，24以上属于过重体型，BMI＞27时即属于肥胖型。其中，孕前BMI值在18～24间者，体重增加范围为11.5～16千克；孕前BMI＜18者，体重增加范围为12.5～18千克；孕前BMI＞24者，体重增加范围为7～11.5千克。

总体而言，准妈妈的孕期体重平均增长应该在12.5千克左右。其中，第7个月是体重增加最快的时期，妊娠前半期体重增加占增加总量的1/3，即孕1～12周，增加2～3千克；后半期占增加总量的2/3，即孕13～28周增加4～5千克，孕29～40周增加5～5.5千克。

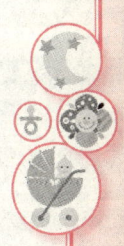

## 几种行之有效的胎教方法

胎教是优生优育的一种方法。为了使宝宝在出生后有一个良好的基础，在怀孕期间，准妈妈和准爸爸可以利用一定的方法，通过母体对胎儿施以各种良性刺激，从而促使胎儿在生理和心理上健康成长。目前，使用最广泛的胎教方法主要有音乐胎教、语言胎教、抚摸胎教、想象胎教和光照胎教等。

### 1. 音乐胎教

音乐胎教是各种胎教方法中的首选措施。音乐是准妈妈与胎儿建立感情联系的纽带，动听、悦耳、健康的音乐，能使准妈妈得到安宁与享受，给胎儿以安宁感，使胎儿心律平稳，对胎儿的大脑发育有良好的刺激。同时，它还可以促进母体分泌酶和乙酰胆碱等物质，具有调节准妈妈血流量和兴奋准妈妈神经细胞的作用，进而改善胎盘供血状况，促进胎儿发育。音乐胎教一般固定在临睡前较合适，每天1～2次，每次15～20分钟，音乐强度在65～70分贝。

### 2. 语言胎教

语言胎教也叫对话胎教，即父母通过与胎儿的对话，使胎儿接收到语言波的信息，刺激胎儿大脑的生长和发育。它不但可以刺激胎儿的大脑和生长发育，而且可使准妈妈自身进行调节，进入愉快和宁静的状态。由于胎儿在

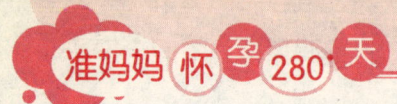

妊娠后期已经具备了最初的听力和感觉能力，对外界的语言刺激会作出一定的反应，并且出生后也会在脑子里形成记忆。所以有人主张胎儿期便给胎儿取一相应的乳名，经常隔着腹壁呼唤，并与他对话，或唱歌，或朗读诗歌给胎儿听，日久天长，胎儿便可铭记在心。语言胎教从孕5月起，每天定时进行，最好选在早上或胎动最多时，时间2~3分钟即可。语言要简洁、亲切，可多次重复，以加深胎儿印象。

### 3. 抚摸胎教

抚摸胎教即通过按压、拍打等刺激对胎儿进行运动训练，引导胎儿肌肉、关节的运动和姿势的调节，从而使胎儿形成良好的反应与互动，对提高胎儿大脑的发育很有帮助。抚摸胎教从孕4~6个月开始，抚摸的方法是：准妈妈每晚临睡前排空小便，仰卧在床上，全身放松，用双手在腹部由下而上、从左向右轻轻来回抚摸胎儿，每天做2~4次，每次5~10分钟。同时，准妈妈一边抚摸，一边与胎儿讲话，以增加母亲对孩子的关心和爱护。

### 4. 想象胎教

从受孕开始，准妈妈和准爸爸就可以共同为将出生的宝宝进行形象设计，比如，取双方相貌中最理想而且最有特点的部位加以组合，想象成未来小宝宝的形象；或找一张最喜爱的幼儿画像挂在卧室里，经常看看。此外，准妈妈要经常想象美好的事物，比如优美音乐、风景，或者文学作品、影视作品中的美好画面或镜头等，通过这些美好的想象使自己常处于一种愉快的心境中。

### 5. 光照胎教

光照胎教就是给胎儿一定的光照刺激，以促进胎儿视网膜光感细胞的功能发育。有实验表明，光照对视网膜以及视神经有益无害，并且胎儿可以感觉到射入子宫内的光亮，比如，光照后胎儿立即出现转头避光动作，同时心率有所增加，脐动脉和脑动脉血流量都有所增加。由于胎儿的感觉功能中视觉发育较晚，所以光照胎教应在孕21周及以后进行。光照胎教可采用手电筒紧贴准妈妈腹壁照射胎头部位，每次5分钟左右；此外，准妈妈应注意感受胎儿的反应并进行记录，且避免在胎儿睡眠时进行光照胎教。

总而言之，努力为胎儿营造一个优雅和谐的教育环境，能使出生后的宝宝拥有更加健康的体魄和更加聪明的头脑。

 **温馨提示**

### 准妈妈常用的几种音乐胎教方法

由于人们的生活环境、文化素质、欣赏水平等各不相同，所以准妈妈们所采用的音乐胎教方法也不尽相同。

（1）音乐熏陶法：爱好音乐并善于欣赏音乐的准妈妈，比较适宜采用这种方法。准妈妈每天欣赏几支音乐名曲或听几段轻音乐，就可以收到很好的胎教效果。

（2）朗诵抒情法：准妈妈通过朗读诗词或文章以抒发感情，具有很好的抒发感情作用，能给准妈妈和胎儿带来美的享受。

（3）母唱胎听法：准妈妈通过低声哼唱自己喜爱的、有益于自己及胎儿身心健康的歌曲与戏剧以感染胎儿，使自己在抒发情感与内心寄托的同时，也让胎儿受到美乐的享受。这是一种适宜于每一位准妈妈的音乐胎教方式。

（4）母教胎唱法：准妈妈选好一支曲子后，自己唱一句，随即充分发挥孕妇的想象力，利用"感通"途径，凝神想象胎儿在自己的腹内学唱，使胎儿得以良好的早期教育。

其实，适宜准妈妈采用的音乐胎教方法还有许多，每一位准妈妈可以根据自己的具体情况而采取相应的音乐胎教方法。

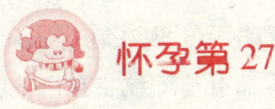

怀孕第27周

## 摸清胎儿发育情况

到这个周末，孕中期就快结束了。此时，胎儿的身体已经大得快碰到子宫壁了，他的身长大约38厘米，坐高约25厘米，体重约900克。通常男宝宝

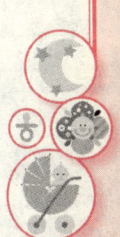

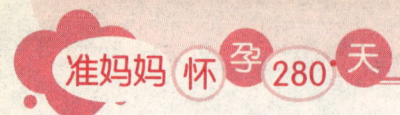

的个子要比女宝宝大一些。很多胎儿此时已经长出了头发，眼睛也可以睁开、闭上，并且形成了比较原始的睡眠周期，有时他会将自己的大拇指放到小嘴里吸吮。

很多专家认为，27周的胎儿已经开始会做梦了，但是还没有人能够说出宝宝到底做的是什么梦，但是有一点是肯定的，那就是胎儿的大脑活动在27周时非常活跃，大脑皮层表面开始出现特有的沟回，脑组织快速地增长。

除此之外，胎儿的味觉开始形成，已经达到能够分辨甜味或苦味的程度；胎儿在子宫内也已经形成嗅觉，掌握了寻找母乳的本领；但胎儿的肺还没有发育成熟，不过宝宝若在这个时候早产，在外力的帮助下，他的肺部已经能够发挥应有的机能。

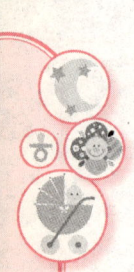

 **温馨提示**

### 开始给宝宝正式"上课"

怀孕7个月时，准妈妈每天早上醒来，可以先用手轻拍三下腹部，提示宝宝现在正式开始"上课"，然后以讲话的形式为主，对宝宝进行胎教；每天下班回家和晚上临睡前，准妈妈应采用文字训练或音乐训练的胎教形式，给宝宝"上课"。这样的"课程"一般每天进行三次，每次5~10分钟。

### 准妈妈的身心变化

现在，准妈妈的子宫接近了肋缘，在肚脐以上约7厘米的位置，宫高约27厘米。此时，胎儿的重量使母体负荷加重，身体重心偏移；而后背受压，则会引起下后背和腿部的剧烈疼痛；现在乳房胀痛的感觉也会加剧。此外，准妈妈还可能出现了胸部和腹部有萎缩纹、自己洗脚或系鞋带都很困难、腿部抽筋越来越严重等情况。不过，这些都是正常现象，不必担心。在本周，胎儿的胎动有时会让准妈妈吃惊，当他踢腿和转身时，准妈妈的腹部可能会像波浪一样地动起来，准妈妈甚至能看见胎宝宝骨骼较大的膝盖和肘部使准妈妈腹部鼓起了一个小包。

**专家提示**

### 注意护理好头发

准妈妈在孕期洗澡、洗头必不可少，但洗完之后千万不要用电吹风吹头，因为电吹风吹出的热风中含有石棉纤维微粒，准妈妈如果吸入而使其进入血液循环，再经胎盘进入胎儿体内，会诱发胎儿畸形。此外，准妈妈若想护理好头发，梳理头发时，应从前额开始向后梳，同时，要紧贴头皮部位，用力大小适中，动作缓慢柔和。一般应在每日早晨起床后坚持梳2~5回，大约2分钟内梳100次为一回。

## 准妈妈要警惕孕妇高热

胎儿在准妈妈的子宫内发育，虽然有子宫保护，但子宫时常会遭到外来因素的侵袭，其中孕妇高热就是人类先天性畸形的罪魁祸首，它可直接危害胎儿的正常发育，因此子宫并不是绝对的安全港。

旧的观点认为流感使先天性畸形发生率升高，是由流感病毒和使用药物不当造成的。但事实上，体内被流感病毒感染而无发热等症状的准妈妈生下的婴儿畸形发病率并不高。因此可以断定，先天性畸形儿发生率升高的主要原因不是流感病毒对胎儿造成的直接危害，而是因准妈妈感冒时高热引起的结果，而且高热越在妊娠早期，对胎儿危害越大；高热程度越高，持续时间越长，重复次数越多，畸形出现率越高。

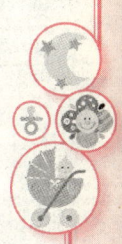

孕妇高热对胎儿的危害以孕早期和孕中期最为明显。在高温环境下，物理性有害因子会杀死早期胚胎中正处于分裂中的细胞，使该组织停止发育，造成畸胎，严重的可致胚胎死亡。妊娠早期是神经细胞繁殖旺盛时期，此时神经细胞易受损伤，一次高热可使胎儿8%~10%的脑细胞受到伤害，损伤后的脑细胞由胶质细胞来充填，这些细胞无神经细胞功能，所以会表现出脑发育迟缓。同时，高热也损害胎儿的其他器官，形成千奇百怪的畸形儿。

由此可见，凡是能够使准妈妈体温升高的一切因素都能影响腹中胎儿，最终导致畸胎。因此，为了减少出生先天性畸形儿，尤其是无脑儿、脑积水、

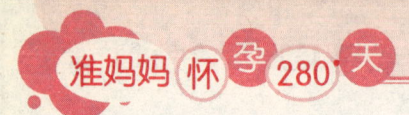

小头畸形这类中枢神经系统畸形儿的概率，准妈妈一旦体温升高，应立即就诊，解除高热，治疗原发病，以免殃及胎儿。同时，准妈妈在孕早期应注意避免感染各种发热性疾病，避免接触各类高温环境，不做劳动强度大的重活，不参加长跑及其他激烈的体育比赛。

 **专家提示**

### 孕妇高热的物理降温法

当准妈妈怀疑自己发烧时，应当马上用体温计测量体温，20分钟后再测量一次，并把测量结果记下来。如果体温没有高于38.5℃，且身体没有其他明显的不适症状，就可以考虑暂时在家中以物理方法降温。

方法1：酒精擦洗。用30%～50%的酒精或60°白酒加等量白开水，擦洗额头、手足、腋下和腹股沟等处，反复擦洗20～30分钟后再测量体温，若体温仍未下降可继续擦拭，直至体温降至38℃以下为止。

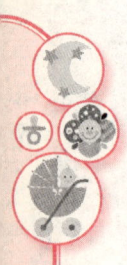

方法2：冰袋敷头。将家庭冰箱中的冰块用塑料袋包好后，再外包一块毛巾，然后敷在额头或枕后。但是，千万不要枕在冰上太久，以免因局部温度降得太快而引起其他部位的不适。

方法3：温水擦浴。用毛巾浸温水为准妈妈擦洗全身，但是千万不要用凉水擦拭。因为用凉水擦拭皮肤，会使皮肤的血管收缩，不利于散热，反而会使准妈妈的体温升高；相反，用温水擦拭皮肤的话，则会使皮肤的血管扩张，有利于散热。另外，还需要注意的是，用温水擦洗时要注意保温，如果发冷或脉搏与呼吸改变，要立即停止。

### 早产的认识和预防

胎儿尚未成熟而在28周以后、37周以前分娩的被称为早产。据文献报道，早产占分娩总数的5%～15%。早产是新生儿出生后最常见的死亡及致病原因之一，其死亡原因主要是围生期窒息、颅内出血、畸形等。

防治早产发生，最重要的工作是预防；预防早产应从妊娠早期开始，密切关注易致早产的因素，定期做好产前检查，尽早发现妊娠的合并症，并及时采取应对措施，进行适当的处理。一般来说，易致早产的因素主要有以下几种。

（1）生殖道感染。生殖道感染是早产发生的主要因素之一。因为生殖道感染中，细菌及其产生的毒素可侵入绒毛膜羊膜，进而刺激蜕膜细胞产生细胞毒素和前列腺素，引起早产发生。生殖道感染的来源是宫颈、阴道的微生物，部分来自宫内感染。此外，生殖道感染也是导致胎膜早破的重要因素，早产常与胎膜早破合并存在。

（2）子宫发育不全。子宫发育不良又称幼稚子宫，子宫畸形均因子宫发育不良而导致晚期流产或早产。

（3）子宫颈口关闭不全。孕中期时，宫颈口被动扩张，羊膜囊向颈管膨出，因张力改变以致胎膜破裂，发生胎膜早破而致早产。

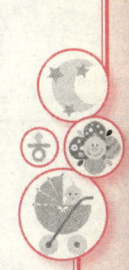

（4）子宫过度膨胀。羊水过多可使子宫过度膨胀，宫腔内压力增高，提早临产而发生早产。

另外，早产还与孕期劳累颠簸、妊娠合并症、内分泌紊乱、妊娠并发症，以及吸烟、饮酒、吸毒等密切相关。因此，要预防早产，准妈妈应从以下几方面着手。

（1）积极防治生殖道感染。在妊娠中晚期，准妈妈必须加强会阴部卫生保健，积极防治细菌性阴道炎，以防止胎膜炎和子宫内感染，避免诱发早产。

（2）关注自己的健康，重视产前监护。产前监护是一项常用的预防早产的有效方法。寻求产前监护越早，次数越多，越少发生早产。如果准妈妈患有心脏病、肾病、糖尿病、高血压等合并症，应积极配合医生治疗；有妊娠高血压综合征、双胞胎或多胎妊娠、前置胎盘、羊水过多症等情况的，一定要遵医嘱，积极做好孕期的保健工作，及时发现异常，并尽早就医。

（3）避免劳累和外来刺激，怀孕后期多卧床休息。要预防早产，最重要的是准妈妈要随时找时间休息，不要让自己处于太劳累的状态。尤其是在怀孕后期，准妈妈应多卧床休息，并采取左侧卧位，以改善子宫、胎盘的血循环，减少宫腔对子宫口的压力。此外，妊娠期间要节制性生活，妊娠7个月后应避免性生活。

（4）保持良好生活状态，增强孕期营养保健。准妈妈在妊娠期间若有吸烟、喝酒、吸毒等不良行为习惯，不仅可致低体重儿，还可增加早产发生的

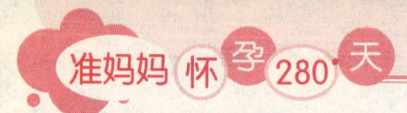

概率。因此，准妈妈必须戒除这些不良行为习惯。此外，营养不良可致胎儿生长受限，与低体重儿的发生和早产有极大的关系。因此，准妈妈要注意孕期的营养保健。

（5）加强心理保健，警惕身体不良反应。研究表明，准妈妈心理压力越大，早产发生率越高，特别是紧张、焦虑和抑郁与自然早产关系密切。因此，准妈妈应尽力保持健康、平静的心态，以预防早产发生。此外，约有70%~80%的早产是不明原因的，因此，准妈妈应小心自身的不良反应，比如子宫有不正常的收缩，未满孕周"见红"并伴有规律宫缩、持续性下腹痛、下背酸痛、阴道有温水样的东西流出等异常情况，应及时与医生取得联系，尽早到医院接受检查。

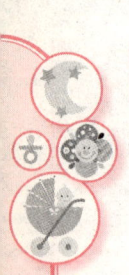

 **温馨提示**

### 哪些准妈妈易发生早产

（1）怀孕时，如果准妈妈年龄太小（小于18岁），或年龄太大（35岁以上），容易发生早产。

（2）孕前，如果准妈妈的身材太矮（低于150厘米），或体重太轻（低于45千克），都容易发生早产；怀孕时，如果准妈妈的体重超过80千克，也容易发生早产。

（3）如果准妈妈怀孕间隔太密（一般是指产后半年内再孕），容易发生早产。

（4）如果准妈妈在过去怀孕时，曾发生过早产、早发阵痛、妊娠早期或中期流产，容易发生早产。

（5）如果准妈妈曾罹患肾盂肾炎、妊娠高血压综合征、前置胎盘、胎盘早剥、胎膜早破、贫血、心脏病、阑尾炎等疾病，容易发生早产。

（6）如果准妈妈曾有"子宫颈闭锁不全"的现象，或者曾有不良的产科病史，容易发生早产。

（7）如果准妈妈一直有吸烟、酗酒的习惯，或怀孕晚期（妊娠8个月以后）过于劳累、发生外伤或者性生活不当，容易发生早产。

(8) 如果是双胎、胎位不正或羊水过多，容易发生早产。

## 怀孕第28周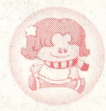

### 摸清胎儿发育情况

到这一周，胎儿的坐高（顶臀长）约26厘米，身长37厘米左右，体重约1200克，他的内脏的形状和机能已经接近成人的状态。这时，胎儿几乎占满了整个子宫，随着空间越来越小，胎动也在减弱。但假如把手放在准妈妈的腹部，仍可以感觉到胎儿的活动。当胎儿踢脚或转动时，甚至可看到他的脚及臂部形状。

本周胎儿最大的变化是：他可以睁开双眼了，他的睫毛已经完全长出来了。如果子宫外有长时间的亮光，他现在会把头转向光束。虽然胎儿现在仍通过胎盘获取氧气，肺叶还没有发育完成，但万一发生早产，胎儿在器械帮助下也可以进行呼吸。此外，胎儿的脂肪层在继续积累，为出生后在妈妈子宫外的生活做准备。

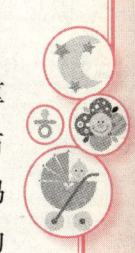

 **温馨提示**

#### 什么是围生期

第28周就是围生期。在我国，围生期就是指怀孕满28周（胎儿体重达到或超过1160克）至产后7整天的这段时期。对准妈妈和胎儿来说，这段时期是最危险的时期，很多准妈妈可能出现某些并发症，威胁着自身及胎儿的安全。如果早发现并及时治疗，一般可以安全度过这一时期。

### 准妈妈的身心变化

这时，准妈妈的体重平均增加了10~25千克，所增加的体重有一半是由

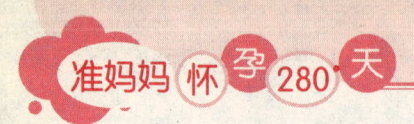

于子宫、胎儿、胎盘以及羊水量的增加，增长的部位主要位于腹部及盆腔的前方。日渐增大的胎儿使准妈妈的肚子有了明显的沉重感，宫高在21～24厘米左右，70%的准妈妈这时都会发现自己长了妊娠纹。此外，准妈妈会偶尔觉得肚子一阵阵发硬发紧，这是假宫缩，不必紧张。

现在，准妈妈的动作变得笨拙、迟缓，完全呈现出一副孕妇体态。由于身体新陈代谢消耗氧气量加大，活动后容易气喘吁吁。需要注意的是，准妈妈要避免走太远的路，不要站立的时间过长。这时，由于腹部迅速增大，向前挺得更为厉害，所以准妈妈的身体重心移到腹部下方，只要身体稍微失去平衡，就会感到腰酸背痛或腿痛，有时这种疼痛会放射到下肢，引起一侧或双侧腿部疼痛。同时，准妈妈还会感到很容易疲劳，脚肿、腿肿、痔疮、静脉曲张等接踵而至，也都会使准妈妈感到不适。

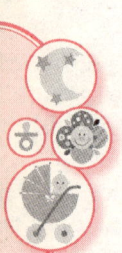

 **专家提示**

### 情绪平淡，性生活减少

在妊娠中后期，准妈妈会出现情绪平淡的状态，以一种看似冷漠的姿态出现在人们面前，对周围事物表现相对迟缓，较少关心其他人的活动，经常将主要精力集中于留心周围潜在的危险，尽量不受外界干扰，以保护胎儿的健康成长，这是准妈妈的一种自我保护的心理状态。另外，再加上现在胎儿生长迅速，子宫明显增大，准妈妈的肚子在此时会快速地膨胀起来，准妈妈会腰痛、身体懒得动、对异性的兴趣明显降低、性欲减弱、性生活减少。此时，为了准妈妈和宝宝的健康，要绝对禁止性交。准爸爸要给予理解和体谅。

### 准妈妈不可过度打麻将

打麻将、玩牌是两项大众娱乐活动，准妈妈如果只是偶尔为之，则没有多大伤害，但如果过度沉溺在麻将游戏中，通宵达旦地玩，无论是对自身还是宝宝都会造成不良的影响。

#### 1. 持续久坐的危害

准妈妈本来腹部就大，如果长时间坐在麻将桌旁，就会使隆起的腹部长时间受压，增加子宫对下腔静脉的压迫，从而影响血液循环，使子宫胎盘的血流量大大减少，很可能会使胎儿缺氧，最终导致胎儿因慢性宫内窒息而死亡。由于准妈妈的血液比普通人更容易凝固，因此，一旦坐着的时间过长，很容易发生静脉曲张和下肢水肿，并产生血栓，如果血栓随着血管流窜到肺部和脑部，可直接导致准妈妈死亡。此外，由于准妈妈的腹部很大，坐着时头部需要向前倾，如果头部长时间向前倾，且向前倾的幅度较大，就会使颈部血管收压，造成脑血流量减少，出现头昏眼花、健忘等症状，甚至还有可能引发颈椎病。

### 2. 不能按时吃饭，营养无保障

很多人（包括准妈妈在内）一玩麻将就会不知不觉地上瘾，时常不按时吃饭，或者忘记了吃饭，再或者吃得不是过多就是过少。这样的话，不仅饮食营养很难均衡，使母体和胎儿都无法得到充足的营养，并且还会损害准妈妈胃肠道的消化吸收功能。久而久之，就会造成新生儿体重过低，也会使准妈妈自身患上痔疮。

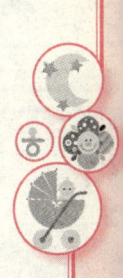

### 3. 精神亢奋，睡眠无规律

对准妈妈来说，有规律的生活是保证身体健康的重要因素之一。但是打麻将的人往往精神亢奋，以至于不能按时吃饭、睡眠，长期下去，准妈妈就会出现失眠、食欲不振、恶心呕吐、贫血、高血压、缺钙等症状，胎儿出生后，很可能会出现脑瘫、佝偻病、低体重、高死亡率等状况。

### 4. 情绪高度紧张，诱发多种病症

玩麻将时，大喜大悲、患得患失是人们常有的心理状态，而这些紧张、兴奋的情绪，会使准妈妈体内的激素分泌异常，对胎儿的大脑发育造成严重危害。如果准妈妈的情绪高度紧张，过于激动，不仅会使血压升高，诱发子痫、脑溢血等症，而且还很容易引发流产、早产或胎儿夭折。此外，胎儿也常常会因妈妈的躁动不安，出现脐带打结等异常情况，而出生后的新生儿，往往性情执拗、食欲不佳、好哭闹，严重的还会出现癫痫和精神障碍等状况。

### 5. 环境恶劣，存在疾病隐患

准妈妈所处的环境需要空气清新、噪声低、烟雾少、无射线污染。而玩

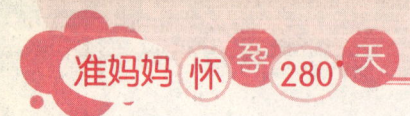

麻将的场合往往是烟雾缭绕、酒气扑鼻、空气污浊，人很容易被动地吸入大量尼古丁、一氧化碳、氰化物等有害物质。这些有害物质通常会使准妈妈的血管收缩，导致胎盘缺血、缺氧，使胎儿发育迟缓，引发早产、胎儿畸形和死胎等情形，还会使出生后的宝宝出现轻体重、行为异常等情况。而污浊的空气则会刺激准妈妈的呼吸道，引发呼吸道疾病和怀孕期间合并症。此外，麻将牌上面难免沾有多种致病菌，很容易使准妈妈感染乙肝、肺结核、风疹等病毒。

总之，准妈妈在怀孕期间玩麻将，尤其是过度玩麻将，对自身的健康和宝宝的发育都十分不利。因此，准妈妈应戒除玩麻将的嗜好。

### 专家提示

#### 如何发现胎儿宫内缺氧

正常情况下，胎儿在子宫内是有一定活动规律的，如果宫内环境不良、胎儿在宫内缺氧，就会表现为胎动异常。因此，到了妊娠晚期（特别是在孕36周以后），医生会提醒准妈妈数胎动，以监测胎儿的宫内状况。所以，准妈妈可以通过数胎动，监测胎儿在宫内的情况，一旦发现胎儿在宫内情况不良，应立即到医院就诊，寻找病因。

### 准妈妈春节健康五大纪律

春节期间，年夜饭、守岁、贺岁大片、走亲访友……各种大小活动接连不断。对于准妈妈来说，要想健康、安全、快乐地欢度春节，应注意遵守以下五大纪律。

纪律一：穿衣着装首先要保暖、健康。

过年了，人们都想把自己打扮得漂漂亮亮的，但对于准妈妈来说，健康才是第一位的，保暖则是过节穿衣的第一原则。此外，准妈妈外出参加各种聚会和活动需要化妆时，最好使用植物和纯天然类型的产品，不要化浓妆，宜化淡妆，以免铅、铜、汞等元素及激素过多。

纪律二：饮食做到"四个一"。

饮食要少油、低盐，多吃蔬菜，水果适量，不要暴饮暴食，也不要吃太多甜食。在怀孕前3个月，准妈妈每天一日三餐即可，如果觉得肚子饿，可吃一些营养丰富又有饱腹感的水果或者小点心；到了怀孕中、后期，准妈妈每天饮食摄入量以"四个一"为宜：牛奶一杯、鸡蛋一个、蔬菜水果一斤（500克）、主食一斤（500克）。

纪律三：出远门尽量别坐汽车。

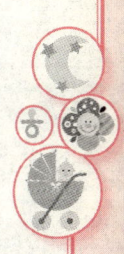

现在，越来越多的人喜欢在春节假期出门旅游，或者走亲访友，准妈妈最好不要出远门，尽量在家安心养胎。如果必须出远门，除了必须有人陪同，以确保旅途中的周全照应与安全，还应在出门前与专业的妇科医生取得联系，以便在旅途中随时得到医生的指导和帮助，同时，随身携带一些宽松、舒适、柔软的衣裤与鞋袜，以及一个软垫或枕头供旅行时使用。此外，在选择交通工具时，需格外慎重。由于汽车颠簸、跳跃，很容易引起流产，而飞机、火车、轮船等则比较平稳、舒适、安全，因此应优先选择飞机、火车、轮船等交通工具，乘坐汽车则是下策，不到万不得已尽量别乘坐。

纪律四：适量或少看电影、电视。

新春佳节期间，各个电视频道都充满了精彩的电视、电影，对于准妈妈来说，适量看一看优美、轻松的电影、电视剧，能够起到调节情绪的作用，而且利于胎教。相反，如果看情节紧张刺激的电影、电视剧，或者在音效强烈和空气不流通的电影院看，不仅不利于孕期健康，甚至还会使准妈妈出现不适的症状。因此，准妈妈在整个孕期都要尽量避免这些情况，而且也不要过度看电影、电视。

纪律五：谨记孕妇身份，娱乐要节制。

春节期间，亲朋好友之间互相走动串访，相聚、打牌、搓麻将等娱乐活动较多，如果准妈妈彻夜打牌、搓麻将，或者长时间聊天、下厨做饭等，就会阻碍下肢静脉回流，使肌肉处于紧张状态，引发疲劳，进而影响胎儿的生长发育，更严重的会导致孕妇出现妊娠高血压综合征、子痫，危及准妈妈及胎儿的生命安全。因此，不管餐桌上的饭菜多么丰富，也不论娱乐活动的气氛多么浓烈，准妈妈一定要谨记自己的孕妇身份，尽量减少应酬以及站、坐的时间，安排好休息时间。

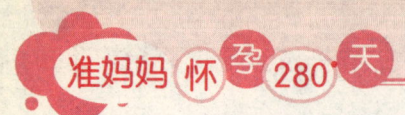

 **温馨提示**

### 准妈妈安全旅行的秘诀

为了自身及胎儿的安全，准妈妈出门旅行的话，应注意以下事宜。

（1）首先要选择合适的旅行方式，制订合理的旅行计划。准妈妈不宜参加行程紧凑的旅行团，应以定点旅行、半自助式的旅行方式为宜；在出发前应查明旅行目的地的天气、交通、医疗及社会安全等状况，制订一份合理的旅行计划。

（2）要在丈夫、家人或好友的全程陪同下旅行。准妈妈不宜一人独自出游，或与一群陌生人出游，否则，一旦累了，或者出现其他意外情况，将会给自身及宝宝带来不安全的因素。

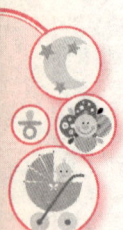

（3）要携带一些必备的药品，比如创可贴、胃肠药、晕车药、清凉药膏等。当发生皮肤轻伤、吃坏肚子或者晕车等情况时，这些药品可以救急。

（4）衣食住行时时处处要多小心注意。衣着应以穿脱方便的保暖衣物为主，鞋子以平底鞋为宜；饮食要注意卫生、营养等；住宿既要注意卫生、安全，还要避免选择交通不便的地区；登山、走路等要量力而行；乘坐交通工具时，一定要系好安全带，谨防摔倒、磕碰等。

（5）旅游途中要随时注意身体状况，不要过度疲劳，要让身体有充分的休息。一旦身体有任何不适，比如出现腹痛、破水、下体出血等，应立即停止旅行，就近看医生。

# 准妈妈妊娠八个月全护理

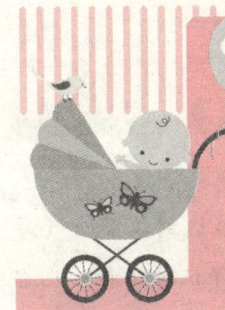

民间有个说法,叫"七活八不活"。意思就是说,怀孕7个月后,生下的宝宝比较容易存活,而怀孕8个月生下的宝宝则不容易存活。其实,这是一种迷信的说法,其真实的目的无非是要告诉准妈妈小心做事,别伤到腹中的胎儿。事实上,到了怀孕第8个月,胎儿已接近成熟,他的主要器官都已经发育完毕,虽然此时出生的宝宝死亡率很高,但宝宝到了母体外已经能够存活了。在这个阶段,胎儿迅速增重,对营养的需求旺盛,但由于子宫对胃肠的压迫,准妈妈的食欲可能下降,营养摄入容易不足。因此,准妈妈此时应更加注意饮食营养,并且还应注意做一些活动肢体的运动或体操,为宝宝的顺利出生做准备。

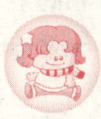 怀孕第29周

## 摸清胎儿发育情况

现在,胎儿坐高(顶臀长)约26～27厘米,身长约38～43厘米,体重约1.2～1.3千克。他的肌肉和肺正在继续成熟,胎儿皮下脂肪也初步形成,看上去显得圆润了些,不再像个小老头了;手指甲也已经很清晰;大脑正在生长着数十亿的神经元细胞,为了容纳大脑的发育,他的头部也在增大。此时,胎儿的听觉系统发育完成,视觉发育已相当完善,对外界的刺激反应更为明显:如果有光亮透过准妈妈子宫壁照射进来,他就会睁开眼睛并把头转向光源;如果在这时候放些音乐,他就会对不同的音乐作出不同的反应。

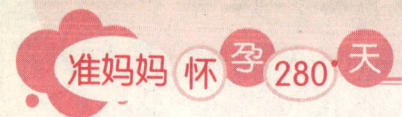

 **温馨提示**

**准妈妈宜适当吃粗粮**

由于现在胎儿成长迅速，对营养的需求在孕后期三个月达到了顶峰（每天约有200毫克的钙沉积在胎儿正在变硬的骨骼里）。为了保证母体和胎儿都能够获得全面的营养，准妈妈要选择含纤维多的食物，适当吃些粗粮，还要选择含脂肪酸、蛋白质、维生素C、叶酸、铁及钙较多的食物。

**准妈妈的身心变化**

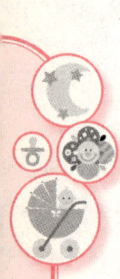

此时，准妈妈的体重约增加了8.5～11.5千克，宫高约29厘米，子宫底在肚脐上方约7.6～10.2厘米处。由于子宫所在的位置会对膀胱造成压力，准妈妈可能感觉又回到了怀孕初期的三个月，频繁地上厕所，总感觉膀胱里的尿排不净，甚至在笑、咳嗽或者轻微运动时，也会有尿排出。这时候，当走路多或者身体疲劳时，准妈妈还会偶尔觉得肚子一阵阵发硬发紧，这是假宫缩，是孕后期的正常现象，不必紧张。

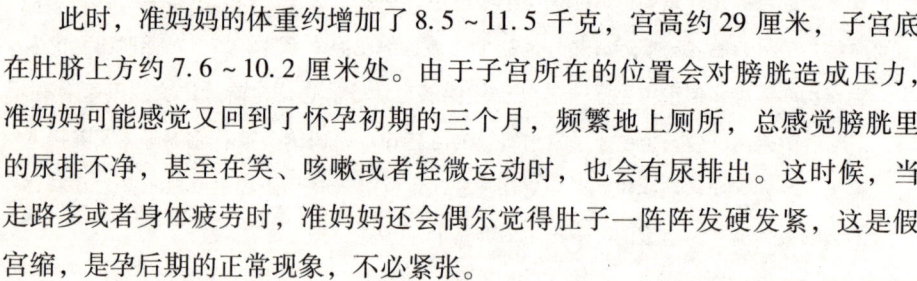

在孕期的最后三个月，大约有20%的准妈妈会发生鼻子通气不畅或鼻出血的情况，这很正常，不一定是得了感冒，大多是内分泌系统分泌的多种激素刺激鼻黏膜，使鼻黏膜血管充血肿胀引起的。一旦分娩，鼻塞和鼻出血会随之消失，不会留下后遗症。此外，如果躺久了，准妈妈可能会出现头晕、心慌、出汗等症状，这就是仰卧综合征，出现这个症状的时候，准妈妈只要改换左侧卧位就可缓解了。

 **专家提示**

**妊娠晚期不宜久站**

妊娠晚期，由于胎儿已逐渐发育成熟，子宫逐渐膨大。站立时，腹部向前突出，身体的重心随之前移，为保持身体平衡，准妈妈上身需要后仰，使背部肌肉紧张，长时间站立可使背部肌肉负担过重，造成腰肌疲劳而发生腰背痛，因此，准妈妈应避免久站，可适当活动腰背部，增加脊柱的柔韧性，可减轻腰痛。

## 准妈妈如何应对鼻出血

准妈妈流鼻血是一种较常见的现象，在怀孕的早期、中期、晚期，都可能会出现这种现象，尤其是在怀孕的中晚期会更严重，所以准妈妈不用担心，也不用着急。

这主要是因为：准妈妈体内大量的孕激素使鼻黏膜肿胀，局部毛细血管扩张充血，易于破损出血；同时，准妈妈的血容量比非孕期高，而人的鼻腔黏膜血管本来就比较丰富，并且血管壁比较薄，所以容易破裂引起出血。如果准妈妈在孕后期营养不均衡、休息不好，再加上天气干燥，就更容易出现鼻出血的现象了。

出现这种情况，准妈妈往往不知所措，既不知如何止血，又不敢轻易用药。其实，碰到鼻出血的现象，一般不用止血药，准妈妈按以下方法即可解决。

（1）若单侧鼻孔出血，可将流血一侧的鼻翼推向鼻梁，并保存5~10分钟，即可止血。

（2）若双侧鼻孔出血，可用拇指和食指紧捏两侧鼻翼部以压迫鼻中隔前下方的出血区，时间稍微长些（5分钟左右），然后在额鼻部敷上冷毛巾（不时更换）或冰袋，促使局部血管收缩，可减少出血、加速止血。

（3）左鼻孔流血，举起右手臂，右鼻孔流血，举起左手臂，数分钟后即可止血。

（4）坐在椅子上，将双脚浸泡在热水中，也可止鼻血。

需要注意的是，鼻出血时，千万别惊慌，要镇静，因为精神紧张会使血压增高而加剧出血；鼻血止住后，鼻孔中多有凝血块，不要急于将它们弄出，尽量禁止用力打喷嚏和用力揉，以防再次出血。

为预防鼻出血，准妈妈应注意以下事项。

（1）注意饮食布局，少吃辛辣的食物，以巩固血管壁，加强血管的弹性，防备破裂出血的环境产生。

（2）准妈妈切忌做擤鼻涕、挖鼻孔或使劲揉鼻子等动作，以免引发鼻炎，

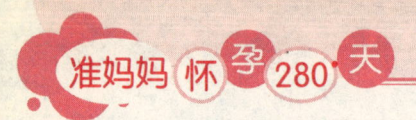

或毁伤鼻黏膜血管，引发出血。

（3）准妈妈每天用热水泡脚、凉水洗脸，能很好地预防鼻出血。

（4）准妈妈每天用手轻轻地按摩鼻部和脸部的皮肤1~2次，促进局部血液循环与营养供给，尤其是在冬天，这可以很好地预防鼻出血。

 **温馨提示**

### 准妈妈鼻出血的饮食调理

鼻出血的危害很大，准妈妈可通过饮食调理预防鼻出血现象。在日常膳食中，准妈妈应多吃富含维生素C、维生素E、维生素D、PP类食物，比如，水果类的杏、苹果、桃、杧果、红枣等，蔬菜类的丝瓜、白菜、青菜、油菜、黄瓜、西红柿等，以及豆类、乳类、瘦肉、蛋类等，以增强血管弹性。同时，准妈妈也要多加调养。尤其是在夏季，天气异常干燥，准妈妈应多吃苹果、梨、西瓜等滋阴的水果，少食一些辛辣的食物，以保持大便通畅。

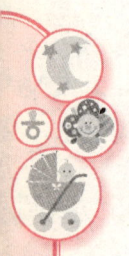

## 妊娠晚期的营养需要

在妊娠晚期，由于胎儿的快速成长，他对营养的需求达到了最高峰。这时，为了满足胎儿的生长发育和准妈妈自身的需要，准妈妈比平常需要更多营养，必须从膳食中获得足够的营养素，比如蛋白质、维生素C、维生素B族、叶酸、铁元素和钙质等，否则，如果营养不良，就会导致胎儿死亡、出生时低体重及智力发育障碍等。

妊娠晚期（最后三个月）是胎儿脑细胞和脂肪细胞增殖的敏感期，蛋白质等营养素对胎儿的大脑发育影响很大，因此准妈妈应多吃些奶类、鸡蛋、瘦肉、肝、鱼、豆类制品、青菜等，注意摄入蛋白质、磷脂等营养素，这样可使胎儿脑细胞数目增多，有利于胎儿的智力发育，如果摄入不足则可能会导致低能儿或痴呆儿。

此外，充足的维生素A有利于眼睛、毛发生长，钙、维生素D有助于胎儿骨骼、牙齿的构成，促进胎儿躯干、四肢的发育，因此，准妈妈应多吃肝、蛋黄、青菜、海带等，注意铁、维生素$B_1$、叶酸、维生素A、碘的补充，以减少婴儿贫血和呆小症的发生。准妈妈还应注意摄入充足的钙和维生素D，以免自身因缺钙而产生痉挛，也可避免胎儿畸形、宝宝个子矮小等情形发生。同时，准妈妈此时仍应避免食用含有着色剂、防腐剂的食物，以及含咖啡因、酒精的饮料等。

## 推荐食谱

### 椒盐排骨

材料：排骨500克，面粉30克，鸡蛋1个，植物油、香油、水淀粉、料酒、盐、白糖、味精、椒盐、五香粉、咖喱粉各适量。

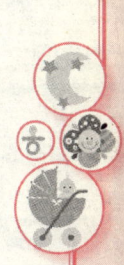

做法：

（1）将排骨洗净后剁成块，放在盆里，加入盐、料酒、咖喱粉、五香粉、白糖、味精抓匀，腌渍15分钟。

（2）将鸡蛋在碗里打散后，加入水淀粉、面粉调成蛋糊；然后将腌好的排骨块放入蛋糊中挂匀。

（3）将植物油放入锅内烧热，把挂匀蛋糊的排骨块逐一下入油锅中炸至八成熟时捞出。

（4）将八成熟的排骨再投入七成热的油锅内，逐一炸至金黄色捞出；随后放入凉熟油中浸一下捞出，沥去余油，装入盘中，淋上少许香油，撒上椒盐，即可食用。

功效：猪肉含有丰富的优质蛋白质和人体必需的脂肪酸，并提供血红素（有机铁）和促进铁吸收的半胱氨酸，能改善缺铁性贫血；排骨含有丰富的骨粘蛋白、骨胶原、磷酸钙、维生素、脂肪、蛋白质等营养物质，因而此菜具有补肾养血、滋阴润燥的功效。但由于猪肉中胆固醇含量偏高，故肥胖及血脂较高的准妈妈不宜多食。

### 鱼肉馄饨

材料：猪肉馅75克，净鱼肉125克，香菜50克，绍酒5克，干淀粉50克，葱花5克，味精0.5克，精盐1克，熟鸡油5克。

做法：

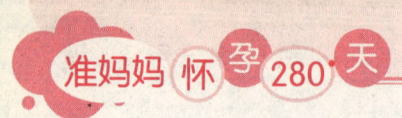

（1）将鱼肉剁成泥，加精盐0.5克拌匀，做成鱼丸。

（2）在砧板上撒一些淀粉，把鱼丸放于淀粉里逐个滚动，使鱼丸渗入干淀粉后有黏性，并用擀面杖擀成薄片，即成鱼肉馄饨皮。

（3）将猪肉馅做成馅心，用鱼肉馄饨皮卷好捏牢。

（4）在锅内放入适量清水，用旺火烧沸后，将馄饨下入锅内，用小火烧到馄饨浮上水面5分钟，捞出盛入碗中。

（5）在汤中加入精盐、绍酒，烧沸后放入香菜、味精，然后倒入盛有馄饨的碗中，撒上葱花，淋上少许鸡油，即可食用。

功效：鱼肉富含的蛋白质有利于胎儿的智力发育。

**蜜汁甜藕**

材料：蜜莲子25克，糯米150克，藕750克，蜂蜜50克，白糖200克，湿淀粉15克，蜜桂花5克。

做法：

（1）将糯米用清水漂洗干净，浸泡2小时，捞起晾干；将藕洗净，切去一端藕节，在藕孔内灌入糯米，边灌边用筷子顺孔向内戳，使糯米填满藕孔。

（2）将灌好糯米的藕放入蒸屉，在旺火上蒸30分钟后取出，撕去藕皮晾干，切去另一端藕节，从中剖开，切成0.7厘米厚的块，整齐摆入碗中，加上白糖后，再放入蒸屉，在旺火上蒸10分钟，待糖溶化透味时取出，扣入盘内。

（3）将炒锅置旺火上，倒入清水、白糖、蜂蜜、蜜桂花、蜜莲子，烧沸后用湿淀粉勾芡，然后起锅浇在藕块上，即可食用。

功效：藕含丰富的蛋白质、维生素等，营养价值很高；糯米含有蛋白质、脂肪、钙、糖类、磷、铁及维生素，且富含纤维等成分，能增进胃肠蠕动。

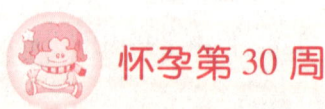

## 怀孕第30周

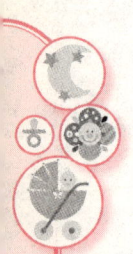

**摸清胎儿发育情况**

胎儿现在坐高（顶臀长）约27厘米，身长约44厘米，体重约1.5克。

他的周围有0.85升羊水,但随着他不断长大,占据子宫的空间越来越多,羊水会有所减少。本周,胎儿的头部继续增大,大脑发育也非常迅速,大脑和神经系统已经发育到一定程度,皮下脂肪继续增长。胎儿现在能够分辨出光亮和黑暗了,他的眼睛可以开闭自由,甚至能够来回地辨认和追随光源。此外,男胎儿的睾丸这时正处在从肾脏附近的腹腔沿腹沟向阴囊下降的过程中,女胎儿的阴蒂已突现出来,但并未被小阴唇覆盖,那要等到出生前的最后几周。

 **专家提示**

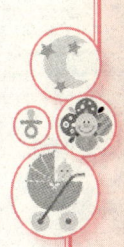

### 孕30周,胎动频繁正常吗

进入怀孕第30周,胎动开始频繁起来,正常胎儿每小时的胎动不少于3次,12小时内的胎动数约为30~40次。在正常情况下,胎动增多,是由于胎儿活动频繁,但也有可能是因为胎儿缺氧。有时准妈妈身体不佳或过于劳累,会造成宫内缺氧;有时胎儿在转动过程中出现脐带绕颈,也会出现呼吸窘迫。这些情况应去医院检查,及时处理;如果不及时发现、处理,常常会危及胎儿的生命。因此,孕30周时准妈妈一定要认真数胎动,开始进行自我监护。

### 准妈妈的身心变化

这时候,子宫已上升到横膈膜,因此准妈妈会感到呼吸困难,喘不上气来,吃饭后胃部感到不适等,这些都是正常现象,不必担心。另外,准妈妈还会感到身体越发沉重,肚子大得看不到脚下,行动越来越吃力;有些准妈妈还会出现妊娠高血压综合征、贫血、静脉曲张等症状。此时,一旦发生不规则宫缩,应立刻停下来休息,最好中午睡个午觉;如果有妊娠高血压综合征、贫血、静脉曲张等症状,应及时就医。此外,到了孕晚期,白带会越来越多,准妈妈在日常生活中应注意保持外阴清洁卫生,一旦护理不当就可能引起外阴炎和阴道炎,导致胎儿在出生经过阴道时被感染。

### 温馨提示

#### 注意产前出血

产前出血是指怀孕28周后,在临产前发生阴道出血。产前出血为产科急症,如果就诊或处理不及时,则后果严重,常危及母婴生命。因此,在孕后期,准妈妈应留意产前出血的现象。产前出血有的只是断断续续的点状出血,也有的是在睡梦中突然大量出血。对于少量的产前出血症状,不一定都是源于胎盘的病变,可通过超音波检查出问题所在。一般情况下,准妈妈只要尽量卧床休息、及时观察即可,无须过于焦虑。

### 准妈妈如何应对产前出血

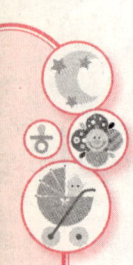

在怀孕过程中,发生阴道出血的情况多属于不正常现象。有数据显示,大约有10%～15%的准妈妈经历过阴道出血。虽然阴道出血并没有想象中的那么糟糕,一些准妈妈经过保胎治疗或很好的休息以后可以继续妊娠。但是,准妈妈不要不以为然,一定要重视在怀孕过程中发生的阴道出血现象,不管是孕早期还是孕中期、孕晚期,只要发生阴道出血的症状,都应及时检查原因,并给予正确的治疗和处理。

孕早期阴道出血称为早期流产,约占孕期阴道出血的10%。在孕早期发生阴道出血时,如果能够及时检查,并给予正确的治疗和处理、出血立即停止的话,即可继续妊娠;相反,如果阴道出血时伴随着疼痛、痉挛,或者出现大量、持续的出血,血色较深,或有凝结的血块等现象,有可能是流产或者宫外孕的征兆,应马上就医,若治疗、处理不及时,很有可能发生流产。

到了孕13周以后,准妈妈发生阴道出血的概率会大大降低,如果发生阴道出血,也不一定就意味着流产或者早产。到了孕28周以后,准妈妈如果发生阴道出血(被称为产前出血),往往是病理性的,要引起所有准妈妈的高度重视。此时,如果准妈妈出现阴道疾患、胎盘及子宫出现异常的情况,很容易导致产前出血;此外,如果准妈妈受到创伤、催产过度、难产、子宫接受过手术、多胞胎、羊水过多、胎位不正等,也容易造成产前出血。虽然孕后期引起准妈妈产前出血的原因有很多，但常见的、对母婴影响最大的是前置胎盘和胎盘早剥两种情况。

### 1. 前置胎盘

在怀孕中、晚期，阴道出血通常是由于胎盘位置异常引起的。前置胎盘是指胎盘附着于子宫的位置发生异常，胎盘附着于子宫的下段（正常情况下应附着在子宫底部、宫体的后壁、前壁及侧壁），甚至将宫颈口部分或全部覆盖，这种情况，人们称为胎盘低置状态。不过，大部分情况下，随着胎儿的生长和子宫的扩大，胎盘也会受到牵拉而上移。但也有一部分准妈妈直到孕28周以后，胎盘仍然位于子宫的下段，甚至胎盘下缘达到或覆盖宫颈内口，位置低于胎儿先露部，此时，人们称为前置胎盘。前置胎盘的出血往往是无诱因、无痛性、反复发生的阴道出血；也有第一次大出血即引起休克者，此种出血往往发生于不自觉中，比较严重，需马上手术结束妊娠。前置胎盘是妊娠晚期的严重并发症，也是妊娠晚期出血最常见的原因，大约有1/10胎盘低置状态的准妈妈会到孕晚期出现前置胎盘。

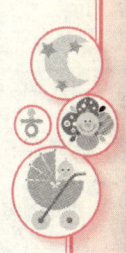

### 2. 胎盘早剥

正常情况下，当胎儿分娩以后，胎盘自子宫壁剥离娩出。胎盘早剥指的是正常位置的胎盘在胎儿娩出前，部分或全部从子宫壁剥离的现象。胎盘早剥多表现为有痛性阴道出血，它是由于外伤和特定的疾病引起的，多发生在妊娠20周以后的任何时期。严重的胎盘早剥常有产科并发症，如妊娠高血压综合征、慢性肾炎、外伤等，具有起病急、发展快的特点，表现为突然的剧烈腹痛，持续性疼痛，并伴有阵发性绞痛，有的还伴有腹胀、恶心、呕吐症状，严重者面色苍白、头晕眼花、出冷汗、血压下降、出现休克，可致胎儿死亡，此种情况需马上剖宫产，若处理不及时可危及母婴生命。

总之，在妊娠期，尤其在妊娠晚期，准妈妈即使有阴道少量出血或轻微外伤情况，也要及时去医院检查，以免耽误治疗时机。

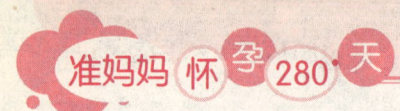

 **专家提示**

### 见红与产前出血的区别

产前出血是孕中期、孕后期阴道出血现象的统称,多属于不正常现象。见红是临产的先兆,属正常现象,它通常是粉红色或是褐色的黏稠液体,或是分泌物中有血丝,一般在分娩开始前24~48小时内出现,但也有在分娩几天前甚至1周前就反复出现见红。如果只是淡淡的血丝,量也不多,没有出现规律性阵痛,准妈妈可以留在家里观察,平时注意不要太过操劳,避免剧烈运动就可以了。如果流出鲜血,超过生理期的出血量,或者伴有腹痛的感觉,准妈妈就要马上入院就诊了。

## 孕晚期产检的内容

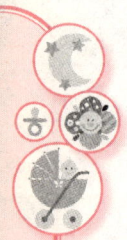

孕晚期是整个孕期的冲刺阶段,为了保证准妈妈和胎儿在生产前都拥有健康的身体,并为临产做好充分的准备,这段时间的产检变得非常有必要。虽然孕晚期产检的项目与以往每次检查的内容相比没有明显的变化,比如,测量体重、宫高、腹围、心率、血压、胎心,定期测量血、尿常规等,但这些产检项目必须定期进行,而且产检的次数也要相应增多,这对保证准妈妈和胎儿的健康和安全是很有必要的。

正常情况下,孕晚期的产检从28周之后,应每两周查一次,即孕30周、32周、34周、36周各查一次。由于这段时间是胎儿生长发育比较迅速的时期,产检主要查胎儿的生长发育状况。比如,由于母体、胎盘、脐带、胎儿自身等多方面的原因,有些胎儿可能会出现发育受限的情况。如果产检时发现准妈妈的体重没有明显增加,胎儿每次测量宫高没有明显增加,做B超检查发现胎儿的双顶径增加比较缓慢,达不到规定的速度等,准妈妈就需要赶紧就医查找原因了。

到了36周之后,准妈妈一般每周要做一次检查,即孕37周、38周、39周、40周各查一次。这段时间要更加关注胎儿在子宫内的健康状况,一方面准妈妈要自己数胎动、做胎心监护、检测胎盘功能,另一方面要通过B超监测胎盘分级、羊水情况来评估胎儿在宫内的状况。如果在此之前，胎儿的生长情况比较差，现在胎盘有老化的迹象，或者子宫内的羊水越来越少，以及胎动减少等，说明子宫内的环境已经不适合胎儿继续生长发育了，准妈妈有可能需要提前终止妊娠。

### 温馨提示

#### 如何正确使用保胎药

一般来说，准妈妈不能滥用保胎药保胎，如果因为病情需要，必须使用保胎药时，应注意用药指征，有针对性地用药，并注意使用方法，只有这样才能正确使用保胎药。在妊娠时期常用保胎药的指征是"流产"，而"流产"在临床上分为先兆流产、习惯性流产、完全流产、不完全流产、难免流产、感染性流产和稽留流产等7种，其中，先兆流产和习惯性流产两种是使用保胎药的指征，因为其他流产已不能继续保胎。另外，在使用保胎药的同时，准妈妈应注意卧床休息，减少妇科检查，禁止性生活，以便提高疗效。

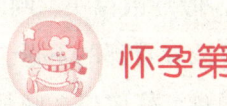

## 怀孕第31周

### 摸清胎儿发育情况

到了这一周，胎儿的身体增长减慢而体重迅速增加，他从头部到臀部长约28厘米，身长约44~46厘米，重约1.59千克。此时，胎儿的肺部和消化系统已基本发育完成，并且具备呼吸能力和分泌消化液的能力。他喝进去的羊水，经过膀胱排泄在羊水中，这是在为出生后的小便功能进行锻炼。胎儿的眼睛开始有颜色了，但出生后6~9个月才会显出真正的颜色，这是因为眼睛里的色素需要见光才会显出真正的颜色。另外，胎儿的皮下脂肪更加丰富了，正在为出生做准备，并且他在最近几周积蓄的脂肪层，会使他的胳膊和

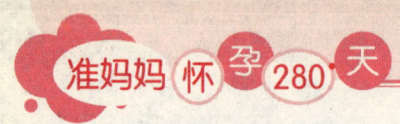

腿都变得丰满起来，看起来更像一个婴儿。

 **专家提示**

### 定期监测羊水量

在孕后期，胎儿的个头越来越大，他在子宫内的活动空间相对来说越来越小，羊水量也会随之而发生变化。由于羊水量过多或过少都会对胎儿造成不良的影响，不利于胎儿的正常发育，严重时甚至会造成胎儿死亡，所以，准妈妈现在要定期到医院做检查。准妈妈应特别注意羊水和胎儿的变化，如果觉得胎儿活动过于频繁或过于安静，以及肚子过紧，一定要及时去医院做检查。

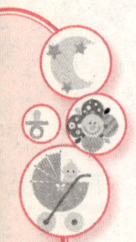

**准妈妈的身心变化**

本周由于子宫已上升到了横膈膜处，准妈妈会感到呼吸越发困难，喘不上气来，不过大约34周左右，胎儿的头部开始下降、进入骨盆，那时，准妈妈就会觉得呼吸顺畅多了。并且由于子宫对胃部的压迫，使准妈妈很容易有饱胀感，每次进食的量有所减少，但是饿得快，刚吃完，一会儿又得加餐。所以准妈妈这时最好少吃多餐，以减轻胃部的不适。很多准妈妈觉得睡眠更加不好了，起、卧、翻身都有些困难，好像怎么躺都不舒服，因此，准妈妈这时最好采用左侧卧的姿势。

此外，准妈妈在这周会发现胎儿的胎动越来越少了，这是因为随着胎儿的增大，他在子宫内的活动空间越来越小，他的手脚不能自由地伸展了，胎动自然也就有所减少了，所以准妈妈不用担心。有些准妈妈身上的妊娠纹和脸上的妊娠斑会更为明显，乳头周围、下腹及外阴部的颜色也越来越深。

 **温馨提示**

### 调节作息，放松身心

随着孕期的增加，准妈妈原有的生活规律都被打破了，比如身体更加笨重、懒得运动、睡眠变差等，此外，准妈妈情绪容易波动大等问题，也伴随着这些生活问题接踵而至。混乱的生活作息习惯，以及急躁、不安、紧张等负面情绪，不仅会对胎儿不好，还会对准妈妈造成身心压力。因此，准妈妈要注意调节作息、放松身心，使自己坚持良好的生活习惯、保持轻松愉悦的心情。

## 计算预产期的方法

预先推算出宝宝的出生日期，既方便准妈妈做好临产前的准备，也有利于准妈妈做好迎接新生儿的安排。因此，提前计算预产期十分重要，切不可忽视。

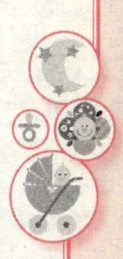

实际上，准妈妈从怀孕（即受精）到分娩大约需要经过265天，但由于大多数准妈妈都难以准确地判断出哪一天是受孕的时间，所以为了计算方便起见，医学上规定，从末次月经的第一天起计算预产期，整个孕期共为280天左右，即10个妊娠月（每个妊娠月为28天）。

目前，计算预产期的方法主要有以下五种。

### 1. 根据末次月经计算

此计算方法比较常用，其具体计算方法为：末次月经日期的月份减3或（不够减时）加9，为预产期月份数；日数加7，为预产日期。比如，末次月经的日期为1998年4月15日，其预产期约为1999年1月22日。此外，如果是按农历计算的话，月份计算同前，只是日数加15天。比如，末次月经的日期为农历1998年4月15日，其预产期约为农历1999年1月30日。

### 2. 根据胎动日期计算

如果准妈妈记不清末次月经的日期，或者哺乳期无月经受孕者，可以依据胎动日期来进行推算。一般情况下，胎动的日期约开始于怀孕后的18～20周。在此基础上再加上20周（初产妇）或22周（经产妇），就能推算出大概的分娩日期了。即初产妇的预产期约为胎动日期加20周；经产妇的预产期约为胎动日期加22周。

### 3. 根据B超检查计算

如果有条件的话，通过做B超测量测得胎头双顶间径、头臀长度及股骨

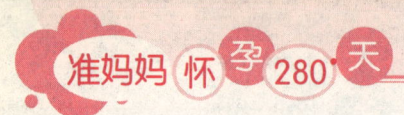

长度，可以估算出胎龄，并推算出预产期。此方法大多作为医生B超检查诊断应用。

### 4. 根据基础体温曲线计算

通过测量体温，并制出体温曲线图，将基础体温曲线低温段的最后一天作为排卵日，从排卵日向后推算264~268天，或加38周，即为预产期。

### 5. 根据孕吐开始的时间计算

准妈妈一般在怀孕6周末（即末次月经后42天）出现孕吐反应，由此向后推算280天即为预产期。

## 专家提示

### 预产期为何不是精确数字

由于整个孕期所用的280天是一个平均数字，并且每位女性月经周期长短不一，所以推测出的预产期与实际预产期往往会有1~2周的出入，凡是在预产期前后两周以内分娩者都是正常的。准妈妈在妊娠38~42周内分娩，均为足月分娩；若在37周之前分娩，可称为早产；42周以后分娩，则称为过期妊娠。

## 胎位不正的矫正方法

胎位是指胎儿在子宫中的位置。胎儿在子宫内的正常位置（胎位）应该是头位，即胎儿的头部在下，臀部在上，胎儿屈膝倒坐，胎头屈俯，下颌紧贴胸部，脊柱略向前弯曲，分娩时头应先娩出，医学上称为头位。其他任何不同于头位的胎儿体位，均被称为胎位不正（即胎位异常），比如臀位、横位、足位、枕后位、颜面位等，其中臀位和横位是比较常见的异常胎位。

胎位不正是造成难产的原因之一，如果处理不当有可能给准妈妈和胎儿带来严重的伤害，甚至危及生命。因此，胎位正常与否十分重要，它关系到分娩能否顺利进行。一般来说，在怀孕7个月（孕28周）以前，胎儿尚小，羊水相对较多，胎位不易固定，并且到了怀孕8个月时，多数胎位不正仍能转成头位，但如果在孕30~34周后胎位仍然没有转正的话，准妈妈就要在医生指导下，采取措施，及时纠正胎位了。

目前，比较常用的胎位矫正方法有 4 种。

### 1. 胸膝卧位法

这种矫正方法适用于孕 30 周后胎位仍为臀位或横位的准妈妈。其具体操作方法是：准妈妈在饭前及饭后 2 小时，或者早晨起床及晚上睡前，先排空小便，松解腰带，然后双膝在床上稍分开（与肩同宽），胸部及肩紧贴在床垫上，脸转向一侧，臀部抬高，大腿与小腿成 90°直角，双手下垂于床两边或者放在头两侧，形成臀高头低位，保持姿势（每次 10~15 分钟，每天早晚各 1 次，连续做 7 天），以使胎头顶到母体的横膈处，借重心的改变来使胎儿由臀位或横位转变为头位。

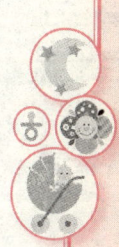

### 2. 艾灸至阴穴

这是一种中医矫正胎位的方法，有较高的胎位转正成功率，可配合胸膝卧位法一同做。其具体做法是：准妈妈先排空小便，松解腰带后，采取坐位，直腰平坐，两足踩地，用点燃的艾条熏至阴穴（双侧脚小趾外缘），这样可兴奋大脑的内分泌系统，使雌激素和前列腺素分泌增多，促进子宫活动，从而使胎儿转位。需要注意的是，艾条最好距穴位约 3 厘米，以感到温热为宜，每日 1~2 次，每次 15 分钟，5~7 日为一疗程，一周后复查。这种方法操作简便，无痛苦，经济，准妈妈也可学着自行灸治。

### 3. 侧卧位

这种矫正方法适用于横位和枕后位。其具体操作方法是：准妈妈侧卧时，同时向侧卧方向轻轻抚摸腹壁，每天做 2 次，每次 10~15 分钟，一周后复查。

### 4. 外倒转术

如果经过以上方法矫正仍不能转成头位的话，准妈妈一般可在妊娠 30 周以后，到医院由医生通过手推等动作倒转胎儿。注意此方法需要专业技术，准妈妈不可在家自行做。除此之外，准妈妈还可到医院采用胎位移正器（俗称转胎机）纠正，或由经验丰富的医师施行外倒转术，即从腹部改变胎位的方法。

> **温馨提示**
>
> **胎位不正中药矫正法**
>
> 内服或敷贴中药也是矫正胎位不正的常用方法，以下为可选用的验方。
>
> （1）车前子9克，烘干研末，用温水一次送服，1周后复查，如果胎位未成功纠正，隔1周可再服1次。
>
> （2）当归、黄芪、川芎、熟地、党参、枳壳、川续断、白术、白芍、甘草各10克，用水煎服，每日1剂，分2次服，一般服下2~3剂胎位即可转正。准妈妈服第2剂时，腹部常有隐隐的胎位移动感。
>
> （3）当归10克，苏叶8克，黄芩6克，用水煎3次，合并药液分早晚2次服，每日1剂，服药后应将裤带放松，平卧2小时为宜，一般服用5~10剂即可转胎。
>
> （4）取生姜适量，捣烂后外敷至阴穴，并用塑料薄膜包裹防止干燥。24小时后检查胎位，如果未转正，可连用2~3天。

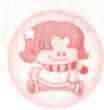

## 怀孕第32周

### 摸清胎儿发育情况

现在，胎儿的身体和四肢仍然在继续长大，从头部到臀部长约29厘米，身长约46厘米，体重约1.8~2千克。他的内脏器官正在发育成熟，手指甲和脚趾甲已经完全长出来了，头发仍在生长，有些胎儿已经长了满头的头发，有些只长出了淡淡的绒毛，不过宝宝出生后头发的浓密稀疏并不取决于这时候胎儿头发的密疏。虽然胎儿现在继续坚持练习睁眼、闭眼，但他每天有90%~95%的时间是在睡眠中度过的。需要注意的是，虽然胎儿现在占据了子宫里很大的地方，但是狭窄的空间不会降低他的活动水平，如果胎儿的活动减少过多，记得要马上去医院就诊。

**温馨提示**

### 谨防脐带扭转

虽然脐带绕颈一周或者两周不会对胎儿造成危险，但到了孕32周，有些胎儿还是会因胎盘早期剥离或脐带扭转等发生意外事故，其中以脐带扭转的发生为最多。因此，准妈妈要时刻注意胎动，以防脐带把胎儿的脖子绕住。不过，如果准妈妈定期进行产检的话，大都能够及早发现而加以处理。

## 准妈妈的身心变化

由于胎儿正在为出生做最后的冲刺，他在孕后期的生长发育相当快，准妈妈体重这时每周增加约0.5千克是很正常的。在这个时期，准妈妈会感到很疲劳，休息不好，行动更加不方便，食欲因胃部不适也有所下降，因此准妈妈每天中午最好保证有1小时的午睡时间，但午睡要有个限度，最多不能超过2小时。有工作的准妈妈睡不了午觉，在晚上就更需要多一些时间睡觉或在工作岗位上注意休息。千万别为了工作就不顾睡眠，这样会严重影响胎儿的生长发育。此外，准妈妈还会发现，孕后期阴道分泌物增多了，并且排尿次数也增多了，这是胎儿胎头下降，压迫膀胱的缘故。

**温馨提示**

### 时刻注意身体状况

虽然生个大胖宝宝是一件开心事，也是不少准妈妈的心愿，然而，宝宝出生时体重过重其实并非好事。比如，重量超过4千克的婴儿很容易因为低血糖而损伤脑部，如果胎儿个头太大还有可能在分娩过程中出现窒息、颅内出血，并为妈妈带来难产、大出血等危险。因此，为了宝宝和自己的健康，准妈妈在孕后期一定要时刻注意自己的身体状况和饮食情况，千万不要进食大量补品、营养品，使体重增加太快。此外，准妈妈一定要多注意手、脸水

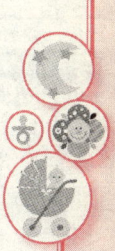

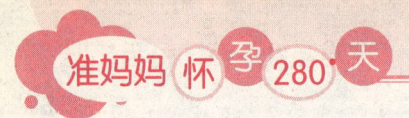

肿，头痛，视力改变等情况，这些很可能是子痫前期的信号，会引起高血压和蛋白尿，这对准妈妈和胎儿都有不利的影响。

### 孕晚期的胎心监护

在孕晚期（尤其是从怀孕第37周开始），准妈妈每周要做一次胎心监护。如果准妈妈有合并症或并发症，最好从怀孕第28～30周就开始做胎心监护。也许，有的准妈妈此时会质疑："我现在好好的，为什么要做胎心监护？"这主要是因为借助胎心监护仪记录下瞬间的胎儿心率的变化，是了解胎动、宫缩时胎心反应的依据，同时可以推测出宫内胎儿有无缺氧状况。如果胎儿宫内缺氧并发生一系列的代谢变化，就会危及胎儿的健康和生命，这是围产死亡的重要原因。而胎心监护正是监测胎儿有无缺氧的一种有效方法。需要注意的是，准妈妈在做胎心监护前不要服用镇静剂，也不要空腹。

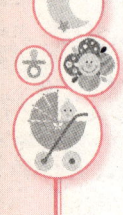

另外，在临产前准妈妈还要做一次全面的检查，其中确认胎位是临产前很重要的一项检查，这是确定准妈妈是自然分娩还是手术助产的重要依据。此时，准妈妈要对胎动异常特别警觉。一般要从怀孕第28周开始数胎动，直至分娩。这也是一种监测胎儿有无缺氧的方法。此外，如果准妈妈在38周以前阴道有流水的现象，哪怕是一点点的水，也是不正常的，这说明羊膜破裂、羊水流出了（这就是俗称的"早破水"）。如果阴道流水断断续续地持续几天或更长时间，就很有可能使胎儿在失去了完整的羊膜保护的状态下受感染，而且脐带也很容易脱垂，这样的话，胎儿的死亡率就会比较高。因此，一旦出现阴道流水的症状，准妈妈要立即平躺并及时去医院检查。

 **专家提示**

### 什么是胎心监护

胎心监护是胎心胎动宫缩图的简称，是应用胎心率电子监护仪将胎心率曲线和宫缩压力波形记下来供临床分析的图形，是正确评估胎儿宫内状况的主要检测手段。通过胎心监护可以了解胎动时和宫缩时胎心的反应，以推测宫内胎儿有无缺氧，从而反映胎儿在母体内的状况。胎心监护采用的是微波技术，对胎儿没有危害，只要购买胎心检测仪，准妈妈即可自行检测。虽然去医院产检时，都要进行胎心监护，但这样只能在特定时段监测而不能按照需要随时监测，因此准妈妈要养成每天自行检测胎动的习惯。

## 什么情况下必须施行剖宫产

自然分娩是人类分娩的自然过程，具有不需或只需局部麻醉、损伤小、产后恢复较快、住院时间短等优点，而且现在开展的无痛分娩又减轻了宫缩的疼痛，因此自然分娩目前仍然是人类生产的主要方式。但是，自然分娩又具有时间长、变化多等缺点，一些准妈妈则不能经阴道分娩。

因此，对于够自然分娩条件的准妈妈最好采用自然分娩的方式，而对于的确有高危妊娠迹象的准妈妈、孕妇年龄在40岁以上的准妈妈，或一些生理机能原因不能自然分娩的准妈妈，还是选择剖宫产为好。

如果准妈妈有如下情况，则必须施行剖宫产：①产前出血，比如前置胎盘、胎盘早期剥离，为避免产时大出血，或需要立即终止分娩；②骨盆狭窄或骨盆腔肿瘤，因阻碍产道，使产道狭窄，足月胎儿不能通过；③产程迟滞，即产程进展较慢或停滞；④高龄初产妇，由于35岁以上的准妈妈并发症多、产时宫缩乏力，可考虑剖宫产；⑤分娩过程发生问题，比如先兆子宫破裂、产妇衰竭等；⑥疤痕子宫，既往有剖宫产史、子宫肌瘤剔除或子宫破裂病史；⑦生殖道受到感染，如尖锐湿疣等；⑧不良的产科病史，比如前次为产钳助产、死产等。

如果胎儿有如下情况，也必须施行剖宫产：①巨大儿，胎儿预估体重超过4千克；②胎儿窘迫、胎心音持续小于120次或大于160次、胎心监护提示胎儿缺氧、羊水为胎粪污染；③胎位不正，比如横位、臀位等；④胎儿宫内发育受限，预计不能耐受阴道分娩者；⑤胎儿畸形，或胎儿长肿瘤，比如连体儿；⑥脐带脱垂；⑦多胞胎怀孕。

随着时代的进步和社会的发展，人们对分娩方式的选择也更加关注。那么，自然分娩和剖宫产究竟哪种分娩方式好呢？虽然随着麻醉、手术安全性的提高，剖宫产已经成为一种较为安全的分娩方式，但剖宫产并不能降低围产儿发病率和病死率，反而增加了孕产和围产儿发生并发症的可能。总之，一次顺利的阴道自然分娩，要比一次顺利的剖宫产术对母婴有利；而一次恰

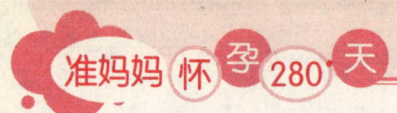

当顺利的剖宫产手术，又远比一次困难的经阴道分娩对母婴损伤少。因此，符合自然分娩条件的准妈妈应争取自然分娩，而确实属于高危妊娠的准妈妈，理所当然地要选择剖宫产。

 **专家提示**

### 什么是无痛分娩

无痛分娩在医学上叫做分娩镇痛，它是使用各种方法让准妈妈在分娩时的疼痛减轻甚至使之消失。目前，通常使用的无痛分娩方法有药物性和非药物性两种。药物性无痛分娩是应用麻醉药或镇痛药来达到镇痛效果；非药物性无痛分娩则是通过产前训练、指导子宫收缩时的呼吸等来减轻产痛。此外，在准妈妈分娩时，利用中医针灸或按摩疼痛部位等方法，也能在不同程度上缓解分娩时的疼痛，这些也属于非药物性无痛分娩。

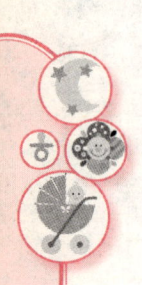

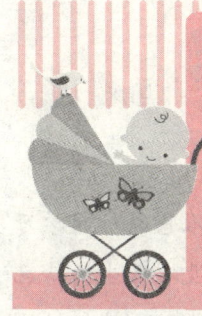

# 准妈妈妊娠九个月全护理

妊娠第九个月的时候,已接近整个妊娠的尾声,分娩的一刻终于要到了,准妈妈和胎儿都面临着分娩前的最后"冲刺"。准妈妈在怀孕了近九个月之后,此时即将成为一位新妈妈!胎儿大脑中的某些部分虽然还没有完全成熟,但已经相当发达了,并且胎儿的五脏六腑和四肢百骸也都已经长得差不多了,他已经算是一个足月的宝宝了。因此,现在准妈妈在做好胎教的同时,还要积极进行分娩前的准备工作,尤其要特别注意精神应激因素对妊娠的影响,尽量保持乐观的精神状态,怀着放松的心态等待宝宝的降生。

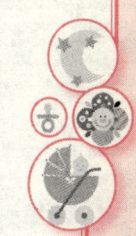

 ## 怀孕第 33 周

### 摸清胎儿发育情况

孕 33 周时,胎儿的身长约 46～48 厘米,体重约 2.2 千克。此时,胎儿呼吸系统和消化系统的发育已经接近成熟。胎儿的头骨现在还很软,并且每块头骨之间有空隙,但胎儿身体其他部位的骨骼已经变得很结实,他的皮肤也不再又红又皱了。为了在生产时候头部能够顺利通过阴道,此时准妈妈应注意胎儿的位置,因为胎位正常与否直接关系到准妈妈是否能够正常地分娩。

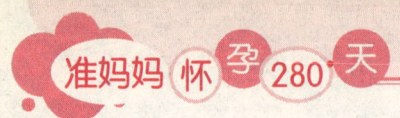

 **温馨提示**

### 孕晚期早产的预防和应对

进入33周，准妈妈除了时刻注意身体的变化外，还要和准爸爸一起学习必要的分娩知识，最好能了解些早产的预防和应对方法，在没有医生的情况下，能自己做简单处理。比如，一旦出现如下情况：①持续背酸、持续性的下背腰酸、阴道分泌物变多，或夹带红色血丝如破水或出血、肠绞痛或不停腹泻等；②分泌物中有异常分泌物增加，有水状或血状的阴道分泌物出现；③下腹疼痛、下腹部有类似月经来前般的闷痛、规则的子宫收缩及肚子变硬，每小时6次或更多次的收缩，每一次持续至少40秒，这类阵痛可能会痛、可能不会痛等。这些都是早产的征兆，不论发生的时间早晚或者轻重与否，准妈妈都要尽快就医，进而降低早产的风险。

## 准妈妈的身心变化

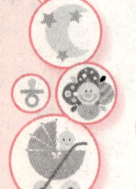

孕晚期时，准妈妈的体重以每周大约0.5千克的速度增长，到本周大约增加了10～12.7千克，不过增加的重量几乎有一半是长在了胎儿身上。虽然由于身体的长大，胎儿现在的活动受到了限制，但通过B超已能分辨出胎儿的小膝盖、小脚和胳膊肘了。

由于胎头下降，压迫膀胱，准妈妈现在会感到尿意频繁，而且还会感到骨盆和耻骨联合处酸疼不适、腰痛加重等，这些现象都标志着胎儿在逐渐下降，全身的关节和韧带逐渐松弛，正在为分娩做身体上的准备。

在这一时期，准妈妈的手、脚、腿等都会出现水肿，因此准妈妈要注意水的摄入量。对于水肿情况严重的准妈妈，要及时到医院看医生。此外，准妈妈的腹部会经常阵发性地变硬变紧，而且不规则宫缩的次数开始增多，在夜晚或早晨刚醒来时，手指、手腕和手通常可能会出现有些疼痛甚至麻木的症状。同时，准妈妈还会注意到一些有节奏的、轻微的碰撞，这是宝宝在打嗝。

此时，准妈妈可能会有胎膜早破的情况发生，尤其是在睡觉时。不过，也有可能是尿液。准妈妈一定要仔细分辨，如果出现胎膜破裂的情况，要立即与医生联系。

 **专家提示**

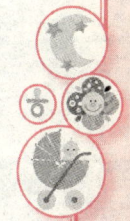

### 频繁腿抽筋并非真缺钙

大概有50%以上的准妈妈会在孕期尤其是在晚上睡觉时发生腿部抽筋，这主要有两个方面的原因：①在孕期，准妈妈的体重逐渐增加，双腿负担加重，腿部的肌肉经常处于疲劳状态；②怀孕后（尤其是在孕中期、孕晚期），准妈妈对钙的需要量明显增加，一旦膳食中钙及维生素D含量不足或缺乏日照，就会加重钙的缺乏，从而增加肌肉及神经的兴奋性，由于夜间血钙水平比日间要低，所以腿部抽筋常在夜间发作。

一旦发生腿部抽筋，准妈妈只要将足趾用力向头一侧扳或用力将足跟下蹬，使踝关节过度屈曲，腓肠肌拉紧，症状便可迅速缓解。此外，为了避免腿部抽筋，准妈妈注意不要使腿部的肌肉过度疲劳，比如不要穿高跟鞋、睡前对腿和脚进行按摩、适当进行户外活动、接受日光照射等，都可以缓解和避免发生腿部抽筋。

### 预防孕期静脉曲张的妙招

很多人认为静脉曲张是一种病，其实这是一个误区。从医学角度来讲，静脉曲张是一种临床表现，而不是疾病的名称，比如下肢静脉功能不全、深静脉血栓后遗症、动静脉瘘等都可能出现下肢静脉曲张。

静脉曲张对妊娠没有不良影响，可能也不会让准妈妈有什么不舒服的感觉，或者只是稍微有点不适而已，比如，可能会感觉到腿部沉重、疼痛，静脉曲张部位周围的皮肤也可能会有发痒、抽痛或灼热感等。

尽管准妈妈当时没有什么明显的不舒适的反应，但几年后，准妈妈可能就会出现静脉曲张的前期表现了。一部分静脉曲张的患者，就是由于在怀孕期间不注意而留下的病根。因此，准妈妈在怀孕期间不仅要注意胎儿的健康，更要关注自己的健康。

为了预防和减轻孕期下肢静脉曲张的发生，准妈妈在平时应该注意以下几点。

（1）每天坚持适量的锻炼。即使每天只是散散步，也有助于促进血液循环，起到预防静脉曲张的作用。

（2）每天注意适当休息。不要一直长时间地坐着或站着，而要经常变换体位休息，适当做做运动；不要从事过重的体力运动或工作；每次蹲厕不要时间太长。此外，总是躺着对静脉曲张症状的缓解也是很不利的。尤其是在孕中期和孕晚期，要减轻工作量，并且避免长期以一个姿势站立或仰卧。

（3）注意每天的膳食营养，坚持定期测量体重，尽量在孕期的每个阶段都将体重保持在标准体重范围内。如果超重，会增加身体的负担，使静脉曲张更加严重。

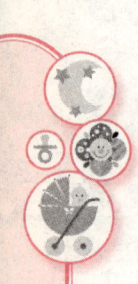

（4）在可能的情况下，随时把双腿抬起，以促进下肢的静脉血液回流。比如，坐着的时候，用一个凳子或盒子垫起双腿，千万不要把一只腿或一只脚搭在另一条腿或脚上；躺着的时候，则用一个枕头垫高双脚。

（5）睡觉的时候，采取左侧卧位，将脚放在枕头上；在背后塞上个枕头，使自己向左侧倾斜。因为下腔静脉在右侧，向左躺着，可以减轻子宫对静脉的压迫，从而降低对腿及脚部的静脉压力。此外，每天睡眠时，可用枕头适当垫高双腿，这样可以方便血液回流，减少腿部压力。

（6）每天起床前，穿专门的孕妇静脉曲张弹力袜。这种袜子也称医用循序减压弹力袜，它可以压迫下肢静脉，减少其充血，扩张血管、减少淤滞。

（7）不要提重物。重物会加重身体对下肢的压力，不利于症状的缓解。

（8）不要穿紧身的衣服。腰带、鞋子都不可过紧，而且最好穿低跟鞋。

（9）远离酒精，避免高温。饮用含有酒精的饮料和酒水，会加剧静脉曲张的程度；高温易使血管扩张，加重病情。

（10）按摩小腿。常用手法有挤压小腿和搓揉小腿两种。①挤压小腿的具体做法是：准妈妈坐在靠背椅上，腿伸直放在矮凳上，准爸爸（或家人）将拇指与四指分开放在准妈妈小腿后面，由足跟向大腿方向按摩挤压小腿，将血液向心脏方向推进。②搓揉小腿的具体做法是：准妈妈坐在靠背椅上，腿伸直放在矮凳上，准爸爸（或家人）将两手分别放在准妈妈小腿两侧，由踝关节向膝关节搓揉小腿肌肉，帮助静脉血回流。

**专家提示**

### 静脉曲张与营养饮食

在静脉曲张的治疗中，饮食起着很重要作用，准妈妈可以通过调节饮食，起到促进血循环和保持体重合适的作用。比如，水果和蔬菜中含有的维生素和生物类黄酮等天然物质，可以减轻静脉曲张，准妈妈可以通过食用杏仁、蓝莓、樱桃、燕麦等，补充维生素和生物类黄酮等。此外，过多的脂肪会增加水潴留，使腿部和腹部压力增加而加重静脉曲张，因此，准妈妈可以吃含糖、脂肪、盐含量低而纤维素含量高的食品，以减少身体脂肪。同时，也可以以水果、蔬菜和杂粮为主食，以促进营养成分和代谢产物通过身体，减少脂肪在身体内的储存。

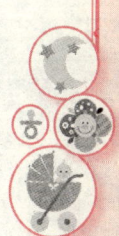

## 孕9个月的饮食与营养

进入第9个孕月，胎儿的器官系统发育特别需要营养，而这时准妈妈的胃部仍会有挤压感，每餐进食可能不多，不能充分摄取维生素和足够的铁、钙等营养素。所以，准妈妈要特别注意加强营养，可以适当加餐，以保证营养的总量，并注意膳食内所含营养素的合理搭配，切忌偏食。

在这一时期，准妈妈应多吃鱼、肉、蛋、奶、绿色蔬菜、米饭、面条、猪肝等食物，注意多吃富含钾的食物和食用植物性的食物。此外，准妈妈还必须补充维生素和足够的铁、钙、充足的水溶性维生素，其中以硫胺素最为重要。如果此时准妈妈摄取的维生素$B_1$不足，不仅会引起呕吐、倦怠、体乏，而且还会影响分娩时的子宫收缩，使产程延长，造成分娩困难。需要注意的是，准妈妈此时要控制食盐的摄取量，以减轻水肿的不适；同时，由于胃部受到子宫的挤压，容纳食物的空间不多，因此准妈妈此时不要一次性地大量饮水，以免影响进食。

现在，胎儿的肝脏正在以每天5毫克的速度储存铁，直到存储量达到300～400毫克为止。因此，如果准妈妈此时铁的摄入量不足，就会影响胎儿体内铁的存储，宝宝出生后易患缺铁性贫血。虽然准妈妈在怀孕全过程都需

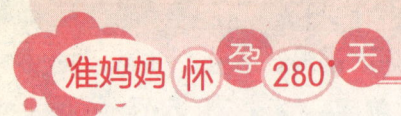

要补充钙，但由于胎儿体内的钙一半以上都是在孕期最后两个月储存的，所以如果准妈妈此时钙的摄入量不足，胎儿就要动用母体骨骼中的钙，致使准妈妈发生软骨病。因此，准妈妈现在要注意摄取、补充铁和钙。

此外，准妈妈在孕后期很容易发生便秘，准妈妈应该注意摄取足够量的膳食纤维，比如，可以多吃全麦面包、芹菜、胡萝卜、白薯、土豆、豆芽、菜花等各种富含膳食纤维的蔬菜水果，以促进肠道蠕动，缓解便秘带来的痛苦。

 **推荐食谱**

### 冬瓜排骨汤

材料：冬瓜、排骨（猪小排）各400克，生姜1小块，小葱、料酒、盐、鸡精、水各适量。

做法：

（1）冬瓜切片备用，排骨洗净斩成小段，生姜切大片，小葱切碎。

（2）将姜片放入锅内，加水；水烧开后，把排骨放入滚水中去血腥，3分钟左右后捞出。

（3）锅内重新换上新水，把新的生姜片、料酒和排骨放入水中，用大火煮15分钟左右，改用小火焖煮1~2个小时。

（4）加入冬瓜片，炖40~60分钟，直到冬瓜软烂为止；出锅之前，可以根据口味加入盐、鸡精等调味料，撒上葱花即可食用。

功效：猪小排含有大量磷酸钙、骨胶原、骨粘蛋白以及蛋白、脂肪、维生素等，冬瓜不仅营养价值很高，而且还可以利尿，准妈妈吃了这道菜，既可以补充营养，又可以减轻孕晚期水肿。

### 莲藕山药枸杞炖排骨

材料：莲藕150克，山药150克，枸杞30克，排骨（猪肋排）300克，精盐10克，生姜5克，水适量。

做法：

（1）莲藕、山药切块，生姜去皮切片，备用。

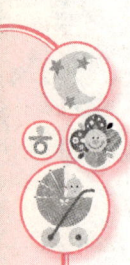

（2）在锅内加入水，烧开后，将排骨放入开水里焯一下漂去血水。

（3）在沙锅中放入焯好的排骨，加入莲藕、山药及姜片，大火焖煮20分钟后，改用小火煨2小时，至莲藕熟透。

（4）熄火后加入泡好的枸杞，再焖15分钟，加入食盐，即可食用。

功效：莲藕具有健脾、开胃、凉血、生肌、止泻、清热、散淤、止血的功效，山药具有补脾养胃、补肺益肾的功效，枸杞具有滋补肝肾、养肝明目的功效，这道菜适合准妈妈在干燥的秋季食用。

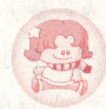

## 怀孕第 34 周

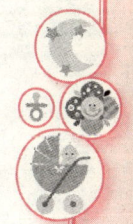

### 摸清胎儿发育情况

这一周，胎儿从头到臀部（坐高）长约32厘米，身长约48厘米，体重约2.275千克。他现在圆圆的，并且会继续变胖，手指末端非常小，但指甲锋利，免疫系统正在发育以抵御轻微的感染，皮下脂肪形成后将会在宝宝出生后调节体温。此时，胎儿正在为分娩做准备，他的头转向下方，头部进入骨盆。但是，有3%~4%的胎儿臀部或腿会朝向子宫颈，即"臀先露"。如果胎儿此时没有将身体转为头位，医生有时会用"胎位倒转术"使胎儿恢复到正确的位置。

 **温馨提示**

#### 定期进行产检

现在，进入了整个孕期的冲刺阶段，这段时间的产检变得非常必要，次数也相应增多，这对保证准妈妈和胎儿的健康非常重要。为了保证准妈妈和胎儿在生产前都拥有健康的身体和做好充分的临产准备，孕晚期重要的产检项目必须定期进行。

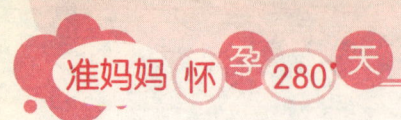

## 准妈妈的身心变化

孕34周的时候,准妈妈应格外关注胎儿的位置,因为胎位是否正常直接关系到是否能正常分娩。如果准妈妈是初产妇,这时候胎儿的头部已经降入骨盆,紧紧地压在子宫颈上;而对于经产妇,胎儿入盆的时间会较晚一些。这个时候,准妈妈的腿和脚可能会肿得更厉害了,但此时也不要限制水分的摄入量,因为母体和胎儿现在都需要大量的水分。对于水肿情况严重的准妈妈,要及时到医院看医生。

此外,由于体内激素(主要是雌激素和黄体酮)水平的改变,这时准妈妈在精神上和心理上都比较敏感,对压力的耐受力也会降低,常会忧郁和失眠。如果准妈妈情绪不稳或压力过大,都会影响胎儿的正常发育,甚至造成早产儿。因此,准妈妈应保持乐观、积极、放松的精神状态。

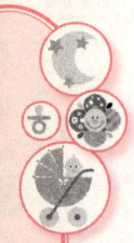

### 温馨提示

#### 准妈妈要保持适当运动

进入孕晚期,由于身体变得笨拙,行动起来很不方便,所以不少准妈妈就会减少活动,或者干脆躺着睡觉。其实,这样对准妈妈和胎儿都不利。此时,准妈妈应经常到户外走动走动,呼吸新鲜空气,而不应总是待在家中"静养"。此外,准妈妈还应选择一种适合自己的孕期运动(比如孕妇保健操),每天坚持做一些适当且适量的运动,这样既能增强抵抗力,又有助于保持一份良好的心情。

## 孕晚期脚腿肿常见护理方法

在怀孕期间,脚腿部肿胀是很多准妈妈都会面临的问题,据调查,90%以上的女性在怀孕期间脚踝和腿部都会出现水肿现象,尤其是孕晚期,甚至还引起身体其他部位肿胀。不过,这是怀孕后期出现的正常的生理现象,准妈妈不必惊慌,但也不要听之任之,因为脚腿部肿胀会给准妈妈带来一定的痛苦,给准妈妈的工作和生活带来诸多麻烦。而生活上的适当护理,则可以让准妈妈减少这种不必要的肿胀所引起的痛苦。

那么，准妈妈应如何在生活和工作中护理、预防脚腿肿，尽量减缓这种痛苦呢？

（1）怀孕之后，准妈妈要经常到妇产科做定期检查，以及时发现和解决问题，保证母婴健康。

（2）准妈妈吃的食物不宜太咸，多摄取的盐分会引起水肿，因此，口味重的准妈妈此时要注意控制盐分的均衡摄入，多吃清淡食物，尽量保持低盐饮食。由于快餐里含有大量的盐分，准妈妈在怀孕期间应尽量少食用快餐。

（3）准妈妈一般不宜走路太多，或站立太久，行走和站立的时间长了，会加重身体肿胀。

（4）上班的准妈妈要注意自己所从事的工作，孕晚期可做一些轻松的办公室工作，要避免繁重或站立的工作，繁重或站立的工作会加重身体肿胀，对准妈妈自身的健康和胎儿的成长不利。

（5）有些准妈妈在孕晚期不爱活动，总是躺在床上休息，结果导致滞产，本可以自己生下胎儿，最后只得做手术。因此，准妈妈可以在吃过饭以后，出去散散步，借助小腿肌肉的收缩力，可以使静脉血顺利地返回心脏，这有利于日后生产，也有利于预防和减缓脚腿肿。

（6）为了使腿部积存的静脉血能够回到心脏，坐着的时候，准妈妈应把脚稍稍垫高。比如，坐在椅子上的时候，可以把脚放到小台子上；坐在地板上的时候，就用坐垫等把脚垫高。此外，平躺或者睡觉的时候，准妈妈可以把脚腿部稍微放高一点，这能够使血液更容易回到心脏，脚腿部肿胀也就比较容易消除了。

（7）准妈妈在孕后期会出现脚腿部肿胀酸痛，通过腿部按摩促进血液循环，对于预防脚腿部肿胀非常有效。因此，晚上睡觉前，准爸爸最好能为准妈妈进行腿部按摩。按摩时的技巧是，从脚向小腿方向逐渐向上，这有助于血液返回心脏。

如果脚腿部肿胀得比较厉害，准妈妈可以服用一点利尿药缓解酸痛。但是，如果是很严重的肿胀现象，很有可能是血压高引起的，那就要检查血压和尿液并进行治疗了。另一种可能性就是患有产前子痫，这就更要立即进行治疗。正常情况下，准妈妈脚腿部肿胀会在产后基本消失。但也有个别准妈

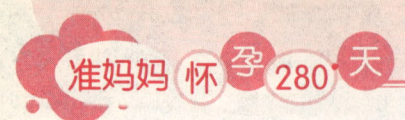

妈由于产后没有得到很好休息而致使脚腿部仍出现肿胀。不过也不必过分担心，只要休养一段时间自然就会康复了。

 **专家提示**

孕期为什么容易出现水肿

原因一：怀孕后，准妈妈体内的激素分泌量增加，使准妈妈体内积累更多的钠盐，以至于其吸收更多的水分滞留在身体里，从而导致了水肿。比如，手、脸部的水肿主要就是由这个原因引起的。

原因二：由于静脉血是借助肌肉收缩的力量返回心脏的，而准妈妈在怀孕期间由于种种原因，身体的活动量减少，小腿的肌肉收缩功能也随之减弱，代谢不畅，从而导致腿部组织积液，出现了水肿。

原因三：在孕晚期，子宫的体积不断增大，慢慢地压迫到了下半身的大静脉，使盆腔及下肢血管内的血液淤积，血流不畅，压力增加，水分在压力作用下渗透到细胞间液，从而形成了水肿。

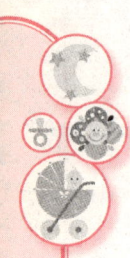

## 谨防"胎儿杀手"：子痫

怀孕以后，准妈妈如果出现水肿、高血压和蛋白尿，则说明准妈妈患上了妊娠高血压综合征。子痫是妊娠高血压综合征最严重的阶段。病情严重的准妈妈，会产生头痛、视力模糊、上腹痛等症状，如果不及早治疗，可能会引起全身性痉挛、昏迷，危及母体和胎儿的生命，因此子痫被称为"胎儿杀手"。根据最新的研究显示，子痫乃是导致每年至少1000名胎儿死亡的元凶！

目前，造成妊娠期子痫发病的原因、病理尚不清楚：以前认为准妈妈的免疫系统与胎儿之间出现了问题，导致血管窄缩、血压升高；现在则倾向于认为子痫其实是一连串疾病衍生的过程，在疾病刚发生时，人体由于生理调节作用呈现出心输出量增加和血管阻力降低的现象，一旦疾病继续恶化，最后会导致心输出量降低、血液流注减少、血管收缩。

子痫的发病与寒冷季节或温差变化大、年轻或高龄初产妇、糖尿病、严重贫血、家族有高血压病史等有密切关系。在湿冷的冬天，如果出现阴雨天，空气流通性差，气压又比较低，部分准妈妈血压就会增高，再加上气温低，准妈妈血管易收缩、痉挛，造成血液含氧量降低，引发全身缺氧、抽搐，并伴随意识丧失，对准妈妈自身和胎儿的影响极大。因此，在冬季及初春寒冷季节和气压升高的情况下，子痫发病率较高。尤其是孕前本来就患有高血压以及怀孕引起高血压的准妈妈，在冬季阴雨天气尤其容易发生子痫。准妈妈在冬季及初春寒冷季节，应加强产前检查，以防不测。

子痫发作时，孕妇或产妇抽搐发作，或伴有昏迷，抽搐发作时牙关紧咬，全身及四肢肌肉僵直，如果抽搐发作频繁且持续时间长，患者可陷入深度昏迷状态。因此，一旦发生子痫，要按照以下步骤和方法进行处理：首先，应把患者安置在安静的暗室里，避免声光刺激；其次，为了防止患者牙齿咬动时伤及唇舌，可用压舌板或筷子隔在患者上下白齿之间，并且把病人的脸部偏向一侧，以便白沫或鲜血流出；再次，为了防止患者在抽搐时从床上跌落下来，应在床上绑上护栏，并有专人看护；最后，还要禁止患者饮食，密切注意患者的体温、脉搏、呼吸及血压的变化等。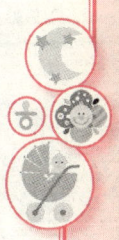

通常情况下，大多数准妈妈往往要等到症状出现后才去就诊。其实，预防子痫的最重要措施是做好产前检查，在发病前就进行干预。如果准妈妈体重增加异常，孕中、晚期每周体重增加0.5千克以上；或者准妈妈处于高血压前期（收缩压在131~139毫米汞柱、舒张压为81~89毫米汞柱）；再或者，出现不易消退的水肿，就必须及时住院就诊。此外，年轻的初产妇和高龄初产妇，体形矮胖，营养不良，特别又伴有严重贫血或原发性高血压、慢性肾炎、糖尿病的产妇，更容易发生子痫。一旦确诊为子痫前期，医生通常会选择安全有效的抗高血压药物；若病情严重，则应立即终止妊娠。

 **专家提示**

### 5类易患子痫的人群

以下5类人群是子痫前期的易患人群。

（1）初孕妇女，尤其是年龄小于20岁，或大于40岁；

（2）双胎、多胎的孕妇；

(3) 有血管性疾病、肾病及糖脂代谢异常的女性；

(4) 超重或营养不良的女性；

(5) 有高血压易感因素、遗传因素的女性。

此外，曾有重度子痫前期、因不明原因胎死宫内或胎盘障碍、胎儿生长受限的病史，以及有抗磷脂综合征的女性，若再次妊娠，也属于高危人群。

预防子痫前期就好比防范火灾，关键在于找出隐患。属于上述任何一种情况的女性，应在孕前就及早向产科医生咨询。

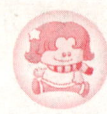

## 怀孕第 35 周

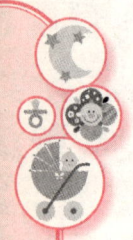

### 摸清胎儿发育情况

此时，胎儿的身长约 50 厘米，体重约 2.5 千克。现在，他在准妈妈的肚子里越长越胖，皮下脂肪开始增加，皮肤皱纹减少，颜色呈玫瑰色。皮下脂肪形成后，将会在宝宝出生后起到调节体温的作用，同时也为分娩做准备。到本周末，胎儿的内脏及性器官发育齐全，已具备呼吸和吸吮的能力，且听力也已经充分发育。准妈妈应多和胎儿说说话，或放些令人轻松愉快的音乐。

 **专家提示**

**预防早产，确保胎儿平安**

现在，虽然胎儿已经基本发育成熟，但跟足月的宝宝比起来，身体的机能还是有差距的。因此，准妈妈要尽量避免因外界刺激造成早产，同时还要多注意胎儿的活动情况，每天都要数胎动，定期到医院做胎儿检测也是必要的。此时，准妈妈要保持良好的生活状态，时刻关注自己的健康。如果患有生殖道感染疾病，应及时诊治。

## 准妈妈的身心变化

孕35周的时候,由于胎儿逐渐长大,准妈妈可能会出现腰背疼痛和腿部肌肉痉挛的症状,行动变得更为艰难。有时候,准妈妈可能还会感到身体沉重,有轻微的子宫收缩,阴道分泌物增多,小便次数变多,出现便秘,甚至经常出现心慌、气短或呼吸困难等。这些都是孕期正常现象,不过准妈妈可尝试用一些方法让自己舒服一些,比如,全身心地放松下来,什么也不做,好好地睡上一觉。

现在,由于子宫壁和腹壁已经变得很薄,胎儿在腹中活动时,准妈妈可以看到胎儿手脚、肘部在腹部凸显的样子。同样,现在会有更多的光亮透射进子宫,使胎儿逐步建立起其每日的活动周期:白天光亮照进腹部的时候,胎儿会开始活动;到了晚上的时候,胎儿就会休息。从现在开始,为了迎接宝宝的降生,准妈妈必须让自己有充足的能量储藏,而且还要注意小心活动,避免长期站立等。

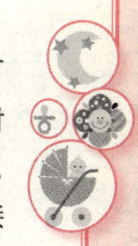

 **温馨提示**

### 做好分娩前的准备

在接近预产期时,准妈妈首先应当与准爸爸选择好分娩医院和"坐月子"的地点,并提前准备好住院的物品,比如入院押金、所需的证件材料、生活用品等。此外,还要准备好出生后宝宝要用的衣服、被褥、尿布、奶瓶等物品。至于采用何种方式分娩,医生会根据准妈妈的具体情况来决定。

## 不要把孕期腹痛当成胎动

对于准妈妈来说,孕期腹痛极易和胎动相混淆。事实上,孕期腹痛绝非胎动,而是一种常见病。因此,准妈妈千万不要掉以轻心,以免导致不良后果。孕期腹痛的病因较多,归纳起来大致可分为生理性腹痛和病理性腹痛两大类。

### 1. 孕期生理性腹痛

最常见的生理性腹痛是由于正常妊娠导致子宫增大,同时伴随着子宫圆韧带的被牵拉而引起。它一般在妊娠3～5个月时比较常见，疼痛部位多在下腹部子宫一侧或双侧，呈钝痛、隐痛或牵拉痛，大多发生在体位变动或远距离行走时，卧床休息后就能缓解。有些生理性腹痛则是由于胎儿在准妈妈腹中踢腿而引起的疼痛；也有些是因为子宫增大不断刺激肋骨下缘引起的肋骨钝痛；还有些是因为在夜间休息时子宫收缩而引起的腹部阵痛。这些都属于生理性腹痛，无须特殊治疗，通过适当的体位变化就可以缓解疼痛。

### 2. 孕期病理性腹痛

如果在孕期出现了明显的、有规律或持续性的腹痛，甚至伴有明显的宫缩、发热、阴道流血、恶心、呕吐等其他症状则多为病理性腹痛，需要尽快就医。孕期病理性腹痛原因就比较复杂了，可能引起病理性腹痛的因素主要有子宫破裂、胎盘早剥、宫外孕、流产与早产、葡萄胎、妊娠合并阑尾炎6种情况。

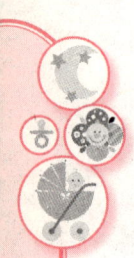

（1）子宫破裂引起的腹痛。子宫破裂时，准妈妈会感到下腹持续剧痛，极度不安，面色潮红，呼吸急促；如果子宫破裂瞬间引起剧痛，破裂后疼痛减轻，准妈妈会陷于休克状态。这主要是由于胎儿下降所致，在临产后因子宫上段肌层强烈收缩而致使子宫下段被牵拉、伸展、变薄、易破。

（2）胎盘早剥引起的腹痛。这种情况多发生在妊娠7个月以后的准妈妈身上。这样的准妈妈多有妊娠高血压综合征、慢性高血压病或腹部受过外伤，也有少数准妈妈无明显诱因而发生了胎盘早剥。胎盘早剥引起的腹痛的程度与胎盘发生剥离面积的大小、子宫肌层是否破损等综合因素有关，病情严重者腹部呈板状硬，可伴随阴道流血、胎动感消失、头晕、心慌、恶心、呕吐、烦躁、重度贫血、休克等征象。出现这些情况的准妈妈，要及时去医院就诊，否则会危及胎儿的生命。

（3）宫外孕引起的腹痛。这种情况的典型表现是有停经史，下腹部有隐痛、坠胀感，尤其是出现一侧撕裂样疼痛之后，病人会突然晕倒，并伴有明显乏力、心慌、头晕、恶心、呕吐、四肢冰冷、面色苍白等休克症状。发生此种情况的准妈妈应立即送往医院进行急救。

（4）流产与早产引起的腹痛。即将发生流产或早产的准妈妈，常会出现阵发性或持续性的腹痛，下腹部有明显的下坠感，阴道流血且伴有烂肉样组织排出。发生此种情况的准妈妈应及时到医院就诊。

（5）葡萄胎引起的腹痛。这种情况常发生在早期妊娠（怀孕4个月之内）的准妈妈身上，其表现为有停经史，停经时间与妊娠月份不符，腹部明显增大，腹部有胀痛或钝痛，常伴有阴道流血及明显的妊娠呕吐、贫血等症状，并且子宫体内并未孕育真正的胎儿，而是一种水泡状的胎块。怀了葡萄胎的准妈妈，可通过B超进行辅助诊断。

（6）妊娠合并阑尾炎引起的腹痛。发生这种情况的时候，准妈妈的阑尾随着子宫的增大，多从原来的位置向其外上方移位，随着病情的发展，患者可出现腹痛、肌紧张、体温升高、感染血象、腹膜刺激征多阳性等症状。由于妊娠期盆腔充血，炎症发展迅速，易坏死、穿孔，导致急性弥漫性腹膜炎，易引起流产及早产，准妈妈出现长期腹痛时，应及时到医院检查、治疗。特别是有慢性阑尾炎的准妈妈，更应警惕妊娠期阑尾炎的急性发作。

综上所述，由于胎动有一定的规律性，不会引起准妈妈明显的不适，所以准妈妈可以从以下几个方面来鉴别胎动和妊娠期腹痛：①在怀孕早期，如果准妈妈有下腹部坠痛、肛门坠胀、阴道流血等现象，应考虑到宫外孕、葡萄胎、流产等情况的发生。②在怀孕中晚期，如果准妈妈出现全腹下坠、肛门坠胀、阵发性腹痛并伴有阴道流血时，应考虑到早产、胎盘早剥等情况的发生；如果腹痛位于右下方或偏上、无规律性，且准妈妈有高热、恶心、呕吐等症状时，应考虑到急性阑尾炎的发生；如果准妈妈在临产后，出现全腹强直如板状，且疼痛难忍等现象时，则应警惕子宫破裂的发生。需要注意的是，一旦准妈妈出现与胎动无关的腹痛，就应及时就诊、加以鉴别，以免酿成祸患。

 **专家提示**

### 如何判断是生理性腹痛还是病理性腹痛

在妊娠期间，如果准妈妈出现明显的腹痛，呈持续性或规律性，尤其是伴有发热、阴道流血、阴道流水、恶心、呕吐等其他症状，则往往是病理性腹痛，甚至是母婴危险的征兆，需提高警惕。如果准妈妈自己不能准确判断

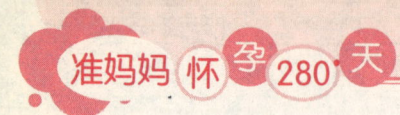

是生理性腹痛还是病理性腹痛，则应尽早就医，以作鉴别。

### 增加顺产概率的几种方法

和剖宫产相比，顺产的优势当然有很多，比如出血少、恢复快、损伤低、更有利于宝宝迅速适应出生后各器官功能的巨大变化等，可是，现实中往往有很多情况会导致一些准妈妈无法正常自然分娩。那么，有什么办法可以帮助准妈妈获得更大的顺产概率呢？

#### 1. 选择生育的黄金年龄

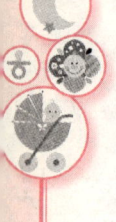

大多数医学专家认为，满35岁分娩的准妈妈已经属于高龄初产妇，而女性生育的最佳年龄是24～29岁，处于这一年龄段的女性顺产可能性较大。如果小于这个年龄段，准妈妈身体各部位的组织发育不够成熟，尤其是骨盆还没有完全固定成形，对母体和胎儿都不够好；相反，超过这个年龄段的高龄准妈妈，则由于骨盆的关节变硬，不易扩张，子宫的收缩力和阴道的伸张力也较差，以至于分娩时间延长，容易发生难产，这也是许多高龄准妈妈选择剖宫产的原因。此外，准妈妈的年龄越大，发生高血压、糖尿病、心脏病等并发症的机会越多，妊娠与分娩的危险系数也就越高，需要剖宫产干预的机会也就越多。所以，如果想要顺利自然分娩一个健康的宝宝，一定要在生育的黄金时间生育，不要拖到35岁以后。

#### 2. 合理控制营养和体重

如果胎儿的体重超过4千克（医学上称为巨大儿），往往难以通过产道，会大大增加准妈妈难产的机会。巨大儿的产生与准妈妈营养补充过多、脂肪摄入过多、身体锻炼偏少有关。如果准妈妈营养过剩，就可导致孕期胰岛素相对不足，引起妊娠期糖尿病，而血糖升高会使胎儿胸、背、腹部的脂肪堆积，变成4千克以上的巨大儿。此外，如果准妈妈不注意控制体重，营养补充过多、脂肪摄入过多，就会使产道狭窄，组织弹性下降，降低顺产的机会。

#### 3. 坚持多做运动

准妈妈在孕期适当做运动，不但有利于控制孕期体重，还有助于顺产，它可以缩短产程，降低难产概率。这是因为：①孕期适当做运动，可以缓解准妈妈的疲劳和压力，增强自然分娩的信心；②运动可以增加准妈妈腹肌、腰背肌和骨盆底肌肉的张力和弹性，使关节、韧带松弛柔软，有助于分娩时肌肉放松，减少产道的阻力，使胎儿能较快地通过产道。但准妈妈要注意运动时间、运动量、热身准备，防止过度疲劳和避免宫缩。

### 4. 定期做产前检查

从孕 14 周开始，准妈妈要定期做产前检查。通过定期做产前检查，可以了解准妈妈骨盆的大小和类型，可以了解准妈妈是否有不适合自然分娩的并发症，并对准妈妈的营养、体重增长、胎儿生长情况进行动态的监控，以便早期发现问题，及早纠正和治疗，使准妈妈和胎儿能顺利地度过妊娠期和分娩。

### 5. 及时矫正胎位

通常，在孕 7 个月前发现胎位不正，只要加强观察即可。因为在妊娠 30 周前，胎儿相对于子宫来说还小，而且准妈妈宫内羊水较多，胎儿有活动的余地，会自行纠正胎位。如果到了 28～30 周以后，还是胎位不正的话，就需要矫正了。矫正胎位要争取在胎儿没有入盆前进行，如果超过 34～36 周，胎位仍然不正，那么再纠正的机会就不大了，只能以剖宫产为主了。

### 6. 做好分娩前的准备

对于打算顺产的准妈妈来说，临近分娩前一个月，就要提前做好心理准备，多阅读一些这方面的书籍，了解顺产的过程和应对方法；要保持稳定的心情，一旦宫缩开始，积极配合医生，相信在医生和助产士的帮助下自己会安全、顺利地度过分娩，迎接宝宝的来临。此外，这段时间准妈妈要保持正常的生活和睡眠，吃些营养丰富、容易消化的食物，如牛奶、鸡蛋等，为分娩准备充足的体力。

**温馨提示**

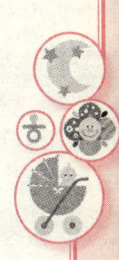

#### 影响产程的 3 大因素

（1）子宫收缩：子宫收缩的强度越好，生产进程就会越快，而收缩强度又是受准妈妈的年龄、肌肉张力和弹性、胎儿体重等多方面条件制约的。

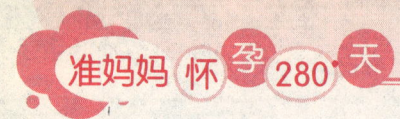

（2）骨盆大小：按照人们通常的观念，骨盆越大顺产的机会就越大，骨盆越小难产的机会就越大。但在现实生活中，骨盆的大小并不是决定因素，有时骨盆足够大也会出现分娩困难，有时骨盆不是很大，但由于胎儿小，也会顺利分娩。

（3）胎儿体重：新生儿的平均体重为2.8~3.5千克，在这个范围内分娩，产程会相对缩短，容易顺产；如果新生儿体重超过3.5千克，准妈妈的骨盆又不够大，则有可能发生难产的情况。

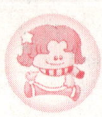 ## 怀孕第36周

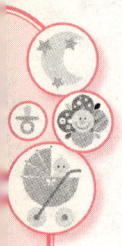

### 摸清胎儿发育情况

这周，胎儿仍然在平稳地生长，他的身长约51厘米，体重约2.8千克。现在，胎儿的肝脏已能够处理一些代谢废物，两个肾脏也已经发育完全了，并且指甲也长长了，可能会超过指尖。从本周末起，胎儿就已经可以称做足月儿了（37~42周）。为了准备和宝宝随时见面，准妈妈从现在开始要注意休息和保持个人卫生。

 ### 温馨提示

**准妈妈要格外注意安全**

本周，随着胎儿的成长，准妈妈的肚子已相当沉重，行动起来很不方便，因此，准妈妈在日常生活中要格外注意安全：上下楼梯或洗澡时，一定要注意防止滑倒；做家务时动作一定要轻缓，不要用力过猛，也不要做有危险的动作；出门时，最好有人陪同；选择交通工具时，尤其不要乘坐颠簸大、时间长的交通工具；尽量不要在人多的地方出入；也不宜出远门旅行。

## 准妈妈的身心变化

36周的时候,随着胎儿的继续增长,以及胎儿对准妈妈内脏的挤压,准妈妈可能不会再像以前几周那么容易饿了,会感到下腹部坠胀,但前一阵子的呼吸困难和胃部不适等症状在本周开始缓解。这个时候,准妈妈采用少食多餐的办法,可以让自己感觉好受一些。

现在,胎儿已是当初胎芽体积的1000倍了,他在子宫内所占的体积在增加,而羊水的比例则在减少,同时,准妈妈体重的增长也已达到最高峰,大约已增重了11~13千克。此时,准妈妈会发现自己的肚脐已变得又大又突出。此外,有的准妈妈会经常有尿意,而有的准妈妈甚至会时时有胎儿要出来的感觉,这些都是正常现象,不必担心。随着体重的增加,准妈妈的行动越来越不方便,因此走动时要格外注意安全。

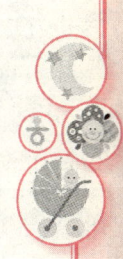

 **温馨提示**

### 试着练习助分娩运动

怀孕、临产阵痛及分娩都会给准妈妈的身体增加很大的负担,如果准妈妈在孕期经常做一些助分娩运动,就能够帮助自己顺利度过妊娠期,并且对缩短分娩过程和产后体形恢复也都有好处。

## 孕晚期常见症状及对策

进入孕晚期后,由于膨大的子宫的压迫,以及内分泌的变化,准妈妈会出现一些不舒服的症状,比如,消化功能可能变得差了,同时还可能伴有便秘、尿频、水肿等症状。不过,值得庆幸的是,这些都属于孕晚期反应;不太严重的话,可以采取一些措施予以缓解,在分娩后,这些不舒服都会自然消退。因此,准妈妈不必过于担心和烦恼。

### 1. 便秘

症状:在怀孕期间,许多准妈妈都会有便秘的烦恼,尤其到了孕晚期,由于准妈妈活动量减少,胃肠的蠕动也相对减少,食物残渣在肠内停留时间

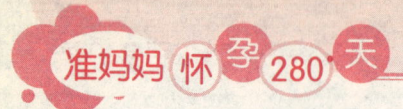

长，便秘的症状就会越发严重，甚至引起痔疮。

对策：为了缓解便秘带来的痛苦，准妈妈应该注意吃富含高纤维的食物，并喝大量的水；准妈妈还应该适当进行户外运动，并养成每日定时排便的习惯；服用医生开的任何铁剂药物时，应在饭后服用，并喝大量的水。

### 2. 尿频

症状：度过了舒服的孕中期，由于胎头下降、压迫膀胱，导致准妈妈尿频的现象又回来了，常常想要小便。不过，这是妊娠晚期的正常生理现象。

对策：及时解尿，不要憋尿；临睡前1~2小时内不要喝水，这样可以减少夜起次数。如果在尿频的同时，伴有尿急、尿痛，则属于异常情况，可能有感染，要到医院检查、就诊。

### 3. 胃口不好

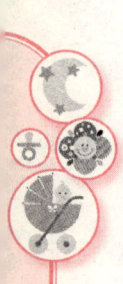

症状：到了孕晚期，有些准妈妈会感觉胃口大开，但也有不少准妈妈胃口变得差了，每次吃饭的量变得少了。胃口不好并不是说胃肠出了什么毛病，而是因为子宫在孕晚期膨大，压迫了胃，使胃的容量变小，所以吃一点就会感觉饱了。

对策：准妈妈可以改变饮食习惯，采用少吃多餐的用餐方式，比如每天可以吃3大餐和3小餐共6顿饭。

### 4. 胃灼热

症状：有些准妈妈在孕晚期每餐吃完之后，会觉得胃部麻乱，有烧灼感，尤其是在晚上，胃灼热得很难受，甚至影响睡眠。这主要原因是内分泌发生变化，胃酸反流，刺激食管下段的痛觉感受器，引起灼热感。此外，妊娠时巨大的子宫、胎儿对胃有较大的压力，胃排空速度减慢，胃液在胃内滞留时间较长，也容易使胃酸返流到食管下段。

对策：这种胃灼热属于正常的孕晚期反应，在分娩后会自行消失；在未经医生同意的情况下，准妈妈不要服用任何治疗消化不良的药物，可在医生指导下服用治疗胃酸过多的药物；避免吃大量谷类、豆类、有很多调味料的食物或油煎的食物；平时应在轻松的环境中慢慢进食，每次避免吃得过饱；吃完饭后，慢慢地做直立的姿势将会缓解胃灼热；饭后适当散步；晚上临睡前饮一杯温热的牛奶，多用一个软垫把头部垫高。

### 5. 下肢水肿

**症状**：许多准妈妈在孕晚期都会出现明显的下肢水肿现象，这主要是因为准妈妈怀孕后内分泌的改变，引起体内水钠潴留，妊娠子宫压迫盆腔到下肢的静脉，使下肢的血液回流受阻，导致了下肢水肿。

**对策**：正常情况下，准妈妈水肿如果不超过踝关节以上，不需要特别处理；如果肿胀特别明显，腿部水肿超过膝盖，需要到医院检查、治疗；吃低盐的饭菜，可减少水肿的发生；尽量避免长时间站立及蹲坐，睡眠时适当垫高下肢，采取左侧卧位；把两手高举到头部，先弯曲再伸直每个手指，有助于减轻手指的肿胀；坐在沙发或椅子上时可以把脚抬高休息，还可以转动踝关节和脚部，增加血液循环。

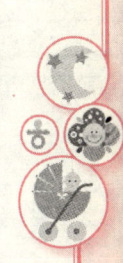

### 6. 阴道分泌物

**症状**：在孕晚期，准妈妈出现清澈或黄色阴道分泌物会比平时多，但没有瘙痒、疼痛的感觉或气味。

**对策**：这是正常的孕晚期反应，平时应该使用淡色的卫生垫；避免使用阴道除臭剂以及有香料的肥皂。但如果阴道分泌物有颜色、有气味，或者感到阴道瘙痒、疼痛，就要到医院就诊了。

### 7. 痛性痉挛

**症状**：这种症状经常发生在夜间，一般是小腿肚和脚部肌肉发生痛性收缩，通常由于伸腿伴脚尖向下的动作而激起发作。

**对策**：发生痉挛时，可按摩发生痉挛的小腿肚或脚；为了改善血液循环，可以走一走，活动一下，若疼痛减轻，可多走一会儿。如果是因为缺钙引起的，可以服用钙片及维生素D。

### 8. 皮疹

**症状**：在孕晚期，一些准妈妈的乳房下或腹股沟处被汗湿透的皮肤褶皱内常出现红色皮疹。

**对策**：这是正常的孕期生理反应，可以用痱子水减轻皮肤的不适；也可以用无香味的肥皂清洗患处并使之干燥；还可以穿宽大的棉质衣服，避免皮疹的发生。

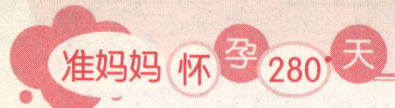

### 9. 不规则的肚子痛

症状：分娩前一个月左右，宫缩就已经开始了，有些准妈妈已经感觉到了，不过有些准妈妈可能还没感觉到，只有用手去摸肚子时，才会感受到宫缩。到了孕晚期，这种无效宫缩会经常出现，且频率越来越高。

对策：出现这种情况的时候要注意休息，不要刺激腹部；不需要服用药物，而且服用药物也一般不大能缓解；如果痛到坐立不安，工作、生活受到影响，就需要到医院诊断、治疗了。

 **专家提示**

#### 需急症治疗的孕晚期症状

在整个怀孕期间，准妈妈可能会出现很多症状，但大多是正常的孕期反应，在分娩结束后会自然消失，不过，也有一些是病理性症状，需要立即治疗。尤其是到了孕晚期，一旦出现下列症状，应立即请求急症治疗：①体温达38℃以上；②双手、面部及两踝部出现水肿；③严重频繁的呕吐；④妊娠28周后，胎动减少，12小时少于10次；⑤排尿频繁且疼痛；⑥阴道出血，或有液体流出；⑦严重而持续的胃痛；⑧不能消除的严重头痛；⑨视力模糊。

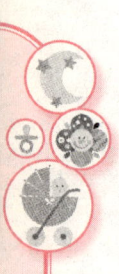

## 分娩前的征兆有哪些

到了妊娠晚期，特别是胎儿接近足月的时候，准妈妈常担心胎儿随时可能出生，因此越接近预产期，心里的压力越大，也越紧张焦虑。其实，除了早产与极少数例外，大多数宝宝在出生前都会出现分娩前的征兆。其中，胎头下降、腹部有规律的阵痛、见红、破水是最重要的四种分娩信号，当这些征兆出现时，就表示宝宝要出生了。只要准妈妈掌握这些分娩前的征兆，就可以做到胸有成竹，把握最佳的入院待产时间。

### 1. 胎头下降

如果准妈妈是初产妇，在临产前1～2周，胎儿头部下降进入骨盆，子宫底部降低，准妈妈常会觉得上腹部轻松起来，呼吸会变得比前一阵子轻快、舒畅，胃部受压的不适感觉减轻了许多，饭量也会随之增加一些。但由于胎儿头部下降压迫盆腔、膀胱、直肠等组织，所以准妈妈会感到下腹坠胀、尿频、腰酸等。

### 2. 腹部有规律的阵痛

在临产前1~2周，准妈妈常有不规律的子宫收缩，随着真正分娩的临近，宫缩会变得相对疼痛起来，疼痛一般持续30~70秒，而且每隔10~20分钟，就会发作一次，有一种马上就要生了的感觉。以后疼痛时间逐渐延长，间隔时间缩短，称为规律阵痛，是分娩前的征兆。但是，如果收缩没有变得更长、更剧烈、一次与一次之间的距离更接近，那么，这可能是所谓的"假临产"。

### 3. 见红

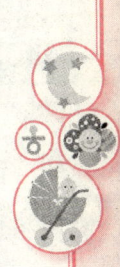

随着分娩的临近，在妊娠最后几周，子宫颈分泌物增加，白带增多。正常的子宫颈分泌物为黏稠的液体，平时在宫颈口形成黏液栓，能防止细菌侵入子宫腔内，妊娠期这种分泌物更多，而且更黏稠。随着子宫规律地收缩，这种黏液栓随着分娩开始的宫缩而排出；又由于子宫内口胎膜与宫壁的分离，毛细血管破裂出血，阴道会有少量出血。这种出血与子宫黏液栓混合，会在分娩前24~48小时自阴道排出，称为见红。见红是临产前的一个比较可靠的征兆。但如果阴道出血量较多，超过月经量，就应当考虑是否有异常情况，可能是前置胎盘、胎盘早剥等疾病，需要立即到医院检查、就诊。

### 4. 破水

当包围胎儿的羊水囊破裂以后，充满在羊水囊内的液体（羊水）会通过准妈妈的阴道流出来，俗称"破水"。羊水是无色略带鱼腥味的液体，准妈妈无论怎么用力憋尿也不能控制。大部分准妈妈在羊水破裂前，都会出现有规律的宫缩，由于子宫强而有力的收缩，子宫腔内的压力逐渐增加，子宫口开大，头部下降，从而引起胎膜破裂，使羊水从准妈妈的阴道流出。当这种情况发生时，不论羊水是大量涌出，还是少量渗出，准妈妈都要立即到医院，因为这时离宝宝降生已经不远了。

### 温馨提示

**做爱有利于早些分娩吗**

过去确实有这样的说法：过了预产期还没分娩，做爱有利于早些分娩。这是因为精子中含有诱发子宫收缩的物质，通过做爱的刺激有可能会促使早些分娩。但这首先应该考虑一个前提：准妈妈是否已经发生了破水。如果是盲目的性行为，反而会导致细菌感染，对准妈妈和宝宝的健康都不利。因此，对于进入预产期的准妈妈来说，无论是否过了预产期，都不赞成用这种方法催产。

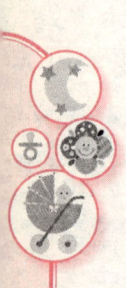

# 准妈妈妊娠十个月全护理

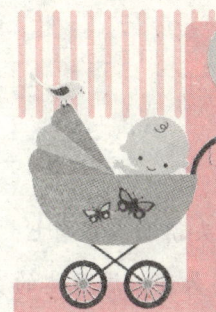

妊娠第十个月,已接近预产期,是等待分娩的时间。此时,胎儿更加丰满,大脑发育完善,心脏、肝脏以及呼吸、消化、泌尿等器官已全部形成,已做好分娩后可在体外独立生活的准备,并且胎儿的头部已经进入母体的骨盆中,等待临产。这段时间,准妈妈除每天清洁自己以外,还要做好分娩准备,比如充分休息、适量饮食以蓄积体力等。此外,还要将个人物品,以及衣服、奶具、尿垫等婴儿用品都准备好,随时准备住院分娩。

 怀孕第 37 周

### 摸清胎儿发育情况

本周,胎儿仍然在生长,他的身长已达51厘米左右,体重约3千克,肺和其他呼吸器官都已经发育成熟,大多数胎儿出生时可以自主呼吸。这时候,胎儿的头发已经长得又长又密了,但是不必对胎儿头发的颜色或疏密过多地担心,因为胎儿出生后随着营养的补充,头发会自然变得浓密光亮。

此外,胎儿的头已经开始进入母体的骨盆中。在这周,胎儿一般能够继续转动并使头转到下方。如果此时胎位不正的话,那么胎儿自行转动胎位的机会就已经很小了。如果此时医生也无法纠正,那么很可能医生会建议剖宫产,以保证母子平安。

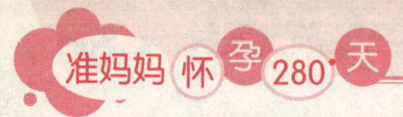

 **温馨提示**

### 胎儿入盆后多久才能分娩

在妊娠进入尾声时，胎儿会在羊水和胎膜的包围中，以头朝下、臀朝上、全身蜷缩的姿势等待时机出生。在分娩之前，胎儿被迫使其头部通过母体的骨盆入口进入骨盆腔，从而使其身体的位置得到巩固。这就是医学上所说的"入盆"。一般来说，初产妇入盆后2～3周就可能分娩，而生过孩子的经产妇则往往是入盆后随即开始分娩。

### 准妈妈的身心变化

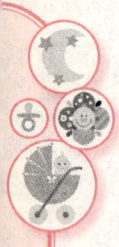

这周，准妈妈的体重约增加了11.5～15千克。胎儿在准妈妈的腹中不断地下降，甚至进入母体的骨盆中，准妈妈可能会感到腹部阵阵发紧和有坠痛感，不规则宫缩的频率增加，这意味着分娩的临近。如果准妈妈感到不规律宫缩时有不适的话，最好保持心态放松，多做呼吸练习，让呼吸更顺畅，从而缓解这种不适感。

此外，准妈妈在本周之后可能会有"现血"的现象发生。所谓"现血"，就是指子宫颈变软及变薄后，黏液栓会和血液混合流出阴道。这种出血现象是一种正常的现象，表示分娩的开始，是子宫颈为分娩做准备而扩大，不必太过担心。

 **温馨提示**

### 准妈妈分娩呼吸法

在分娩过程中，好的呼吸方法可以帮助准妈妈正确用力，保证分娩的顺利进行。因此，在日常生活中训练和掌握正确的分娩呼吸法，对准妈妈来说非常重要。

分娩呼吸法中很重要的一项为练习彻底地呼气，这样可以增强肺活量。因此，准妈妈平时可以准备一些气球，没事的时候用力吹气球，直到感觉肺部的空气全部被呼出，然后持续几秒钟，再用鼻子做深呼吸。

准妈妈在做费力的工作时，比如切坚硬的蔬菜、用力搅打鸡蛋或搅拌沙拉，可以采用腹式呼吸，简而言之就是：吸气，鼓肚子；呼气，吸肚子；然后再吸气。这样的练习有助于呼吸更顺畅。

此外，在散步的时候，准妈妈可以将手臂平举到与肩同高，然后按照呼吸的节奏将手臂向上抬20厘米，再放下。这样可以将更多的氧气带入肺部。

## 孕10月准妈妈的营养关注

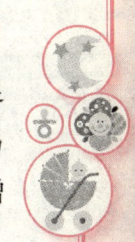

到了第十个月，准妈妈便进入了一个收获"季节"。在这一时期，保证足够的营养尤其重要，一方面，足够的营养可以供给宝宝生长发育的需要，另一方面，足够的营养还可以满足准妈妈自身子宫和乳房的增大、血容量的增多以及其他内脏器官的变化所需求的"额外"负担。

这时候，如果准妈妈营养不足，一方面会导致胎儿发育不良，所生的宝宝常常比较小；另一方面，准妈妈自身也容易发生贫血、骨质软化等营养不良症，并且这些病症会直接影响临产后子宫的正常收缩，容易导致难产。

此时，准妈妈的胃肠受压较重，可能会有便秘或腹泻出现。所以，准妈妈一定要增加进餐的次数，每次少吃一些，并且应吃一些容易消化的食物。另外，越是临产，准妈妈就越应多吃富含碳水化合物的食物，以及含铁元素的蔬菜，比如紫菜、芹菜、海带、黑木耳等，保证足够的营养，并储备能量准备分娩。

 **推荐食谱**

### 荔枝鸡翅

材料：鸡翅500克，红葡萄酒30克，料酒5克，植物油15克，盐、冰糖、花椒各2克，味精、胡椒粉各1克，大葱、姜各适量。

做法：

（1）葱切长段，姜切片，待用。

（2）将鸡中翅折为两截，用盐、料酒、胡椒粉腌制30分钟至1小时后，放入沸水中去除浮沫，捞出待用。

（3）在锅内加上油，烧热后，将葱、姜略炒一下，加入冰糖汁、红葡萄酒、盐、花椒，烧沸后，放入鸡翅，用小火慢慢煨约1小时。

（4）待汁浓肉熟时，拣去葱、姜，加入味精炒匀，起锅装盘，即可食用。

功效：鸡翅中含有大量蛋白质及钙、磷、铁等多种微量元素，是眼睛、上皮组织及骨骼的发育、精子的生成和胎儿的生长发育都必需的。

### 清汤慈笋

材料：慈笋500克，鲜桑叶数张，清汤1000克，盐、料酒、胡椒面、白矾各适量。

做法：

（1）将白矾砸碎后用凉水溶化，桑叶洗净，待用。

（2）选用鲜嫩实心慈笋，切下老根，剥去壳，削去内皮，顺切成极薄的片，放入白矾水内泡上。

（3）将慈笋和白矾水倒入锅内，加入桑叶煮一会儿，捞出后，拣出桑叶，把笋片洗去白矾的苦、涩味，再用凉水泡上。

（4）烧开清汤后，加入盐、胡椒面、味精、料酒，调好味，下入笋片，再烧开后，即可食用。

功效：具有清暑的功效，为夏令菜之一。

### 牛肉酸菜汤

材料：瘦牛肉250克（煮熟），酸白菜1000克，土豆、胡萝卜、洋葱、番茄酱、黄油各250克，奶油100克，香叶3克，盐10克，味精6克，清汤适量。

做法：

（1）将胡萝卜去皮洗净切丝，洋葱切丝，土豆去皮切块，牛肉切片，待用。

（2）在锅内加上黄油，烧热后放入洋葱、香叶，炒出香味后放入胡萝卜，焖一会儿，加入番茄酱。

（3）待出红油时，放入酸白菜丝，中火烧20分钟后，倒入清汤、土豆块，烧沸后加入盐和味精调好口味。

（4）出锅时，汤内放入牛肉、番茄酱，浇奶油100克，撒点胡椒粉，即可食用。

功效：酸白菜中的乳酸能开胃提神、促进食欲、帮助消化，还能促进人体对铁元素的吸收；牛肉中富含的蛋白质、氨基酸组成比猪肉中所含的更接近人体需要，能够提高机体抗病能力。

### 为宝宝做好孕晚期乳房护理

妈妈的乳房既是女性健康美丽的风向标，又是宝宝取之不尽、用之不竭的粮仓。每一位准妈妈都应在孕期重视乳房护理，这样才能在分娩后成功进行母乳喂养。乳房护理在孕期每个阶段都是不容忽视的，不管是在孕前还是在孕期，准妈妈都应做好乳房的保健工作。尤其是到了孕晚期，随着分娩期的临近，准妈妈的身体各方面都在发生着变化，乳房护理工作更加不可忽视。

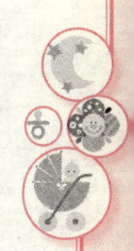

怀孕晚期，许多孕妇经常出现乳房胀痛，乳房的体积也明显增大。这是由于乳房在孕激素和雌激素的作用下，腺体增大，脂肪沉着，结缔组织充血的结果。进入怀孕中晚期，为准备授乳，准妈妈应开始保养乳房和乳头。此时，除了正常的清洁外，还可以适当进行乳房的按摩。具体操作方法有三个：①用一只手托住乳房，另一只手的拇指和食指捏住乳头，先向左，再向右，轻轻扭动乳头。②用一只手托住乳房，另一只手的拇指、食指及中指捏住乳房，三指靠拢，轻轻用力压迫乳晕；然后，改变位置，重复上面的动作。③在乳头部位涂一些冷霜膏或橄榄油，用拇指和食指按顺时针方向轻轻按摩乳头及乳晕部位，每天2次，每次10分钟。需要注意的是，此时准妈妈的乳房，尤其乳头是非常敏感的，在护理和按摩时，一定要用力适当，以免引起宫缩。如果出现宫缩和腹痛，应停止按摩。

到了孕晚期，由于内分泌激素的刺激，准妈妈乳房中乳腺管增生，乳腺泡增多，乳房增大，重量增加。由于胸罩可以支持和扶托乳房，有利于乳房血液循环及乳房增大，防止因局部血液循环壅滞而患乳腺疾病，还可以保护乳头，防止摩伤和碰疼，并且维持乳房美观，避免下垂，减轻在劳动和行走时乳房的震荡。为了防止乳房下垂，准妈妈白天应该戴胸罩，晚间松解，避免胸罩紧束压迫胸部。

此外，准妈妈在孕晚期选择和佩戴胸罩时，需要注意以下几点：①胸罩

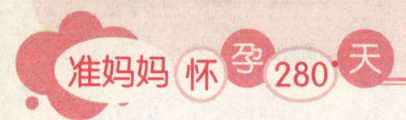

宁大勿小,一定要选用不压迫乳房的大号胸罩,有利于淋巴液的正常流通;并选用宽的肩带,以便能有效地拉起乳房的重量。②不要佩戴化纤布、不透气或不吸水的布料做的胸罩,应选用细软的棉布制作的胸罩,以免发生湿疹。③选择全罩杯、包容性好的款式,最好是有侧提和软钢托的胸罩,这样可以将乳房向内侧上方托起,防止外扩和下垂。④由于此时乳头变得敏感脆弱,且可能有乳汁分泌,必要时可以选用乳垫来保护。⑤不要将胸罩放在洗衣桶中与其他衣物混洗。⑥每次戴胸罩前,应该将内侧绒尘拂尽,以防内衣纤维堵塞乳管,导致产后缺乳。

 **温馨提示**

### 成功的母乳喂养从孕期开始

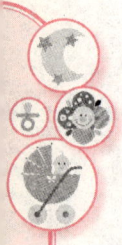

在整个孕期,准妈妈营养不良不仅会造成胎儿宫内发育不良,而且还可能影响产后乳汁的分泌,不利于母乳喂养。因此,准妈妈在整个孕期都需要摄入足够的营养,多吃含丰富蛋白质、维生素和矿物质类的食物,特别是豆制品。因为豆制品中所含的蛋白质矿物质和维生素成分高,更重要的是豆制品中所含的异黄酮有调节雌激素的作用,有助于母乳分泌,从而为产后泌乳做准备。

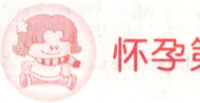 怀孕第38周

### 摸清胎儿发育情况

此时,胎儿的身长约52厘米,体重约3.2千克,心、肺、肝为首的循环、呼吸、消化器官等已全部形成,已经具备了在母体外独立生存的能力。他身上覆盖着的一层细细的绒毛和大部分白色的胎脂,在这周逐渐脱落,同时,皮肤上的皱纹也逐渐消失,皮肤开始变得光滑。这些脱落的物质和

分泌物会随着羊水吞入胎儿的肚子里，储存在胎儿的肠道中，渐渐变成黑色的胎便，在胎儿出生后随身体排出。现在，胎儿的头已经完全进入母体的骨盆中，头部在骨盆内摇摆，周围有骨盆的骨架在保护，这样胎儿会很安全，并且这样的位置也有利于胎儿有更多的空间放自己的小胳膊和小腿。

 **专家提示**

### 不可随便注射催产针

催产针是指产科医生常用的催产素，它能增强子宫收缩，如果应用恰当，确有催生作用，但若使用不当，对产妇和胎儿都不利，严重时可威胁生命。这主要是因为：①催产素可使子宫收缩过强或不协调，使胎儿在子宫内缺氧窒息。由于宫缩不协调，不但不能使分娩加快，反而会使分娩停顿。②催产素可引起子宫破裂，当胎位不正或骨盆狭窄时，用了催产素后，即使子宫收缩很强，但由于骨盆小，胎位不正，胎儿还是无法通过产道，而最后导致子宫破裂。因此，准妈妈不可随便注射催产针。如果一定要用催产针，在使用之前，一定要检查清楚骨盆大小、胎位情况。

 准妈妈的身心变化

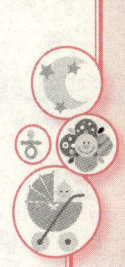

从本周开始，准妈妈会感到上腹部的闷胀有所缓解，食欲变得逐渐好起来。但是，准妈妈可能又开始经历腿部水肿，这是怀孕必经之路，尤其是在末期。如果出现手、脸水肿或是突发的、严重的脚部、脚踝水肿，这很可能是患上妊娠高血压综合征或血毒症，准妈妈要尽快向专家、医生咨询。

另外，随着日子越来越近，由于胎儿进入骨盆，膀胱受到挤压，准妈妈不得不增加去卫生间的次数，而且准妈妈可能会因为宝宝即将降生，变得越来越紧张和焦急，甚至恐惧。其实，准妈妈现在最需要做的应该是适当活动，充分休息，密切注意自己身体的变化。

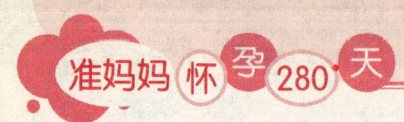

 **温馨提示**

**适当活动，善待自己**

这段时间，准妈妈既要注意身体的变化，同时也要注意自己的情绪，尽量保持愉悦、积极的心境。此时，准妈妈最好多在平地散步（一般一次走20分钟），以帮助胎儿下降入盆，为分娩做好准备；最好不要爬楼梯锻炼，因为楼梯一高一低的，准妈妈在爬楼梯时的脚步也一会儿高一会儿低，这会给腹中的胎儿造成压力，容易导致早产或发生大出血。

## 双胎妊娠的注意事项

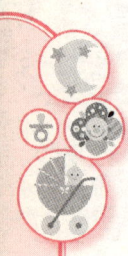

双胎妊娠是指一次妊娠同时有两个胎儿，即妈妈一次可以有两个宝宝。双胎妊娠的发生率在不同国家、地区、人种之间有一定差异，并且双胎妊娠有家族史，胎次多、年龄大者发生的概率比较大。据统计，在我国双胎与单胎之比为1:104～1:66。也许，生一对双胞胎的宝宝，是很多准妈妈、准爸爸的梦想吧！如果你幸运地怀上了双胞胎宝宝，那么，在欢心、喜悦的同时，更要加倍地关注自己和宝宝的健康。

因为双胎妊娠妊娠期及分娩期并发症与合并症较单胎妊娠明显增多，比如，双胎妊娠的母体一般早孕反应较重、持续时间较长，下肢水肿及静脉曲张，羊水过多，出现贫血等，并且在分娩时，可导致产程延长、胎盘早期剥离、产后出血、新生儿死亡率高、胎位异常、脐带脱垂、难产等。如果这些情况处理不当的话，就会严重影响准妈妈及胎儿健康，甚至发生生命危险。

因此，对于父母来说，不管生一个、两个还是多个宝宝，只有自然健康的宝宝才是最最重要的！尤其是确诊为双胎妊娠的准妈妈更应加强围产期保健，使自己和胎儿安全地度过妊娠与分娩这一特殊时期。

具体来讲，双胎妊娠的准妈妈应注意以下7个方面的事项。

### 1. 加强营养和休息

双胎妊娠时，两个胎儿生长发育所需的营养量比较大，如果准妈妈营养摄入不足，会影响胎儿生长发育和母体健康。因此，双胎妊娠的准妈妈既要注意增加营养的量与质,还要注意基本营养素搭配合理。此外,双胎妊娠时,准妈妈和胎儿在妊娠期与分娩期比单胎妊娠易发生疾病,因此,准妈妈在加强营养的同时,还要特别注意休息(每天的睡眠时间应不少于10小时,睡眠以左侧卧位为宜),以保证充足的睡眠,促进身体健康。

### 2. 防治贫血

准妈妈一般都有生理性贫血,尤其在双胎妊娠时,两个胎儿不仅所需要的营养比单胎多,而且血容量也比单胎者明显增加,所以双胎妊娠的准妈妈极易发生贫血。有数据显示,双胎妊娠合并贫血发病率约为40%。因此,双胎妊娠的准妈妈要多吃含铁较多的动物性食物,比如,猪肝和其他动物内脏,以及蔬菜中的白菜、芹菜等,预防贫血。但千万不要多吃菠菜,因为菠菜中的鞣质会妨碍铁元素的吸收。此外,还应常规补充铁剂和叶酸。贫血情况比较严重者,要在医生指导下治疗。

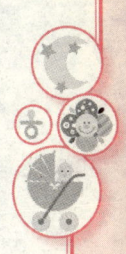

### 3. 预防流产与早产

双胎妊娠时,由于两个胎儿同时在子宫内发育成长,会使子宫过度膨胀,子宫内的空间相对狭窄,胎盘血液循环会受到阻碍,并且子宫也难以拉长到适应双胎过大生长的程度,因此,易发生流产、早产,其流产发生率较单胎妊娠高2~3倍。所以,双胎妊娠的准妈妈应加强孕期保护与监护,其中注意休息是避免流产、早产的主要措施。此外,由于双胎易发生早产,准妈妈应提前住院待产,以免发生意外。

### 4. 定期做产前检查

双胎妊娠时,准妈妈易患妊娠高血压综合征,表现为不明原因的高血压、水肿、蛋白尿,严重者可引发子痫抽搐,严重危害准妈妈及婴儿的生命安全。双胎妊娠高血压综合征,较单胎妊娠的发病率高3倍,子痫则高5倍。因此,双胎妊娠的准妈妈应加强产前检查,以便及早发现异常,并及时给予适当处理。

### 5. 注意产前出血

双胎妊娠时,容易发生前置胎盘。这是一种无痛性的、妊娠后期的胎盘与子宫内膜剥离而造成的出血,它一般是渐进性的,先是有小量出血,停止

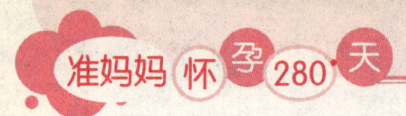

数天后再增加,最后大出血,所以有些准妈妈会在睡眠中大量流血而得不到救治。因此,有产前小量出血史的准妈妈,要时刻注意,防止发生意外。

### 6. 预防产后出血

由于双胎妊娠子宫过于膨胀,易发生宫缩乏力,造成产后出血而危及母体生命安全。所以,双胎妊娠的准妈妈一定要住院分娩,并注意预防和及时治疗产后出血。正常情况下,双胎妊娠一般可经阴道分娩,少数情况下由于子宫过度膨胀引起收缩力差,而发生产后出血、胎位异常时,需剖宫分娩。

### 7. 预防新生儿疾病

双胎妊娠胎儿发育较单胎妊娠相对差一些,因此准妈妈应注意预防呼吸窘迫综合征、新生儿硬肿症、吸入性肺炎等新生儿疾病,并应为新生儿喂养做好充分的思想和物质准备。

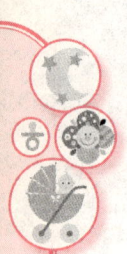

 **专家提示**

#### 双胎妊娠一胎宫内死亡,是否可以继续妊娠

双胎妊娠一胎宫内死亡是一种并不罕见但又很重要的妊娠并发症,发生率为0.5%~6.8%,其发生原因主要有:①胎儿畸形;②双胎输血综合征(简称TTTS);③脐带病变,如脐带打结、脐带缠绕、脐带扭转、脐带帆状附着等;④胎盘因素;⑤原因不明。其中,因双胎输血综合征引起的双胎妊娠一胎宫内死亡较常见。

双胎妊娠一胎死亡的处理,与胎儿死亡的时间和双胎类型有关。①如果双胎妊娠在孕早期出现一胎死亡而另一胎正常的情况,那么死亡的孕囊逐渐被自行吸收,对母体和胎儿无不良影响,可严密观察继续妊娠;②如果这种情况出现在孕中期,那么死亡胎儿的组织水分和羊水未被完全吸收,将被吸收或挤压成纸样儿随正常胎儿娩出,不必担心害怕,更不要引产终止妊娠;③如果在孕晚期出现这种情况,存活的胎儿将会面临神经异常、多脏器缺血、坏死等风险,在此期间,要严密监测母婴情况,并给予促胎肺成熟治疗,至胎儿达到成熟或母婴出现异常情况时,再终止妊娠,这对改善存活胎儿的预后具有重要意义。

## 几种需要引产的情况

由于某些特殊原因，为了确保母体健康或使胎儿脱离宫内险境，也为了实现优生优育，有以下几种特殊原因的准妈妈，必须实施引产手术，终止妊娠。

### 1. 准妈妈患有慢性肾炎

由于怀孕后会增加准妈妈的肾脏负担，使各种症状加重，如果准妈妈在怀孕前肾脏就不太好，那么在怀孕后肾脏的负担会加重，这不仅对准妈妈自身不利，而且对于处于发育中的胎儿也会有负面的影响，胎儿可能在发育过程中出现异常。所以，患有慢性肾炎的准妈妈不宜生育，一旦影响到了胎儿的正常发育，需要检查后做引产手术。

### 2. 当孕妇羊水过多

如果准妈妈出现羊水过多的情况，子宫底会急剧升高，不仅会压迫准妈妈的胃，甚至还有可能影响心脏，这样有可能会导致准妈妈出现心悸、憋气、饮食不顺、难以平卧等不良症状，严重者还会引起胎儿发育畸形。如果经检查羊水过多，可能造成准妈妈异常或是胎儿畸形时，要及时做引产手术，终止妊娠。

### 3. 胎儿发育不良或死胎

如果在B超检查时，发现胎儿有严重畸形或有宫内生存障碍等情况时，需要及时施行引产手术。此外，如果准妈妈感觉胎动消失，经医生检查后确定胎儿已死在宫内，也应立即引产，以确保准妈妈的生命安全。死胎做引产是准妈妈的必然选择，如果手术不及时，可能会影响准妈妈的生命安全。

### 4. 母体对胎儿的孕育不济

有的准妈妈在怀孕后，体质比较弱，会出现精力不济、体弱乏力等情况，或者有的准妈妈患有糖尿病或其他严重器质性疾病，如果继续妊娠，不仅对母体本身不利，而且还会使胎儿的生长受到阻碍，最终导致发育不完全。为了实现优生，有母体对胎儿孕育不济的不良情况时，应当考虑及时引产。

### 5. 异常病症治疗无望

在妊娠期间，有的准妈妈可能会出现重度妊娠高血压综合征，患此病症

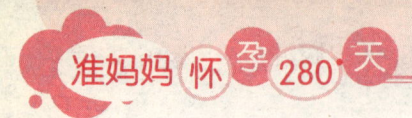

的准妈妈会出现全身小血管收缩，导致血压升高、头痛呕吐、下肢水肿、尿蛋白等恶劣反应。如果短时间治疗后效果良好，可以继续妊娠；但如果经过治疗后病情无好转，或短时间内不能治愈，继续妊娠的话，不仅会对胎儿的健康造成严重的影响，胎儿不能正常发育，而且也容易发生抽搐（子痫）或胎盘早剥，继而引起子宫内大出血，并会导致胎儿窒息甚至死胎。因此，如果准妈妈患有重度妊娠高血压综合征，在治疗无效的情况下，应做引产手术。

 **温馨提示**

### 正确认识引产手术

在怀孕12周以后，由于母体或胎儿方面的原因，须用人工方法诱发子宫收缩而结束妊娠的方法，称为引产。目前，临床上常用的引产方法就是无痛引产、水囊引产和利凡诺引产。

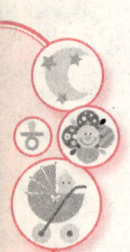

（1）无痛引产。这是在静脉麻醉下进行的一种引产手术，它采用短效麻药物，在40~60秒内使接受手术的准妈妈进入睡眠状态，在无任何痛苦情况下轻松结束分娩及清宫术，接受手术的准妈妈既避免了心理及精神创伤，同时又避免了引产所致的各种并发症。

（2）水囊引产。感染和出血是这种引产手术最常见的并发症。因此，准妈妈在手术后，应严密观察体温及恶露情况，如果体温超过38°，恶露有臭味，应及时服用抗生素治疗感染。此外，手术后出血过多，主要是由于胎盘早剥流产后宫缩不良或胎盘胎膜残留引起的，准妈妈应在预防休克、治疗病因的基础上，加强宫缩或清宫。

（3）利凡诺引产。这种引产手术最常见的并发症是胎膜残留。一般情况下，手术后按常规清理宫腔，即可避免发生胎膜残留。另外，有少数接受手术的准妈妈有发热的现象，不过一般会在胎儿排出后24小时迅速下降，但如果24小时后仍持续体温升高，准妈妈应排除由其他因素导致的发热。

## 怀孕第 39 周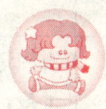

### 摸清胎儿发育情况

39周时，胎儿的身长约53厘米，体重约3.2~3.4千克，他的体积几乎占据了整个子宫。现在，胎儿的所有器官已发育成熟，尤其是肺，它是最后一个发育成熟的器官，通常是在宝宝出生后几个小时内它才能建立起正常的呼吸模式。

现在，胎儿的肌肉还在继续生长，脂肪还在增加，这些脂肪的储备会让宝宝在出生后进行体温调节。胎儿的头部已固定在骨盆中，他更多地将会向下运动，压迫准妈妈的子宫颈，想把头伸到这个世界上来。现在出生的宝宝是足月儿。不过，预产期并不是宝宝出生的准确时间，只有1/4的宝宝会按期投入妈妈的怀抱，有1/4以上的宝宝会比预产期出生得晚。

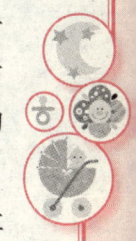

###  专家提示

#### 如何分辨真假分娩

多数准妈妈能预测预产期是哪一天，但却无法预测是什么时刻。并且有的准妈妈会时而出现分娩的假象，或子宫无规律地收缩。一般来讲，真假分娩是难以辨别的。通常，将分娩时子宫会以固定的时间周期收缩，并且收缩时腹部变硬，停止收缩时子宫放松，腹部转软。假分娩宫缩无规律，且宫缩程度不如真分娩剧烈。辨别的办法是检查阴道，看子宫颈的变化；还有就是进行宫缩计时，计算连续两次开始宫缩的时间间隔，持续记录一小时。

下表是真假分娩之间的差别。

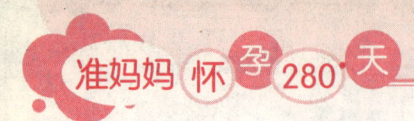

| 类别<br>表现 | 假分娩 | 真分娩 |
| --- | --- | --- |
| 宫缩时间 | 无规律，时间间隔不会越来越小 | 有固定的时间间隔，随着时间的推移，间隔越来越小，每次宫缩约持续 30~70 秒 |
| 宫缩强度 | 通常比较弱，不会越来越强。有时会增强，但然后又会转弱 | 宫缩强度稳定增加 |
| 宫缩疼痛部位 | 通常只在前方疼痛 | 先从后背开始疼痛，而后转移至前方 |
| 运动后的反应 | 产妇行走或休息片刻后，有时甚至换一下体位后都会停止宫缩 | 不管如何运动，宫缩照常进行 |

### 准妈妈的身心变化

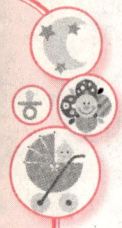

从本周开始，准妈妈的子宫已经充满了骨盆和腹部的大部分空间，在最后这两周中，准妈妈的身体会越来越沉重，活动更加不方便，准妈妈可能会因此产生许多不舒服的感觉和思想负担。在临近分娩的这段日子里，多数准妈妈会产生再也不希望怀孕的想法，甚至还有少数准妈妈已经在设想永久性节育的问题了。不过，准妈妈这时一定要注意小心活动，避免长期站立，避免洗澡的时候滑倒等，并且要好好休息，密切注意自己身体的变化，随时做好临产的准备。

 **温馨提示**

#### 分娩前的"软件"准备

在接近预产期时，对多数准妈妈来讲，分娩前的准备越充分、越周密，越有利于分娩或母婴生活。除了要做好（如选择好分娩医院、备好住院的物品等）"硬件"准备工作外，还应做好以下"软件"准备工作。

(1) 是否已经安排好工作的事情（应该让上司和同事知道准妈妈的预产期）。

(2) 是否有人时刻守护在准妈妈身边。

(3) 应什么时候打电话给医生；如何能够在医生和护士下班后找到他们。

(4) 即将分娩时，是先给医生打电话还是直接去医院。

(5) 家离医院有多远；乘什么交通工具去医院；从家大约需多长时间到达医院（在上下班时间交通拥挤时，该怎么办）。

(6) 最好预先演练一下去医院的路程和时间；寻找一条备用的路，以便当第一条路堵塞时能有另外一条路供选择，以尽快到达医院。

(7) 是否将家里的事情安排好，请人帮助照顾孩子、宠物和料理家务。

## 准爸爸也要做好产前准备

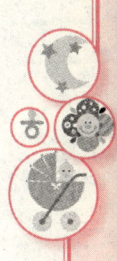

分娩前，准妈妈的心理通常会很矛盾，一方面对怀胎十月即将出生的宝宝充满期待，另一方面又非常惊慌、担心，害怕分娩不顺。此时，准妈妈十分需要准爸爸的陪伴和安慰。因此，准爸爸要关心准妈妈的思想情绪，鼓励准妈妈树立分娩信心，同时还要做好产前的准备工作，帮助准妈妈愉快、安心地度过这个特别的时期。

当预产期临近的时候，准爸爸要提前做好以下准备工作。

### 1. 提前学习相关知识

虽然准爸爸不用具备非常专业的孕产知识，但一些基本的临产常识还是应该知道，这样在准妈妈出现临产迹象时，可以果断地采取正确的措施。为了不至于在准妈妈临产时惊慌失措，准爸爸应在产前1个月（甚至更早），通过翻阅孕产书籍或者上育儿网站，获得、学习孕产的相关知识。如果条件允许，可以带着准妈妈一起参加产前辅导班，以便学习到更多的孕产知识。

### 2. 做好心理准备，决定是否陪产

在生产过程中，准爸爸的陪伴可以在精神上给予准妈妈很大的安慰，并能适时地表达准妈妈的需求，同医务人员做好沟通和配合。不过，在决定陪产之前，准爸爸不仅要了解一些基本的生产知识，还要做好心理准备，因为不是所有的准爸爸都有进产房的勇气。因此，进产房之前，准爸爸一定要先做好充分的心理准备，以免由于心理准备不足，吓得落荒而逃。

### 3. 确定分娩方式，并给宝宝取好名字

现在，不少准妈妈由于担心自然生产时的疼痛，以及自然生产会让阴道

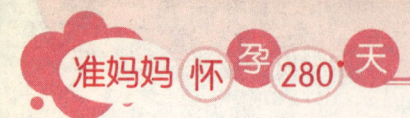

松弛,而不愿意选择自然生产,所以准爸爸此时的意见很重要。为了避免产前忙中生乱,究竟是选择自然分娩还是剖宫产,准爸爸应提前和准妈妈商定。此外,由于宝宝出生后,医院要给宝宝出具一个《出生医学证明》,上面要写上宝宝的名字,所以,准爸爸和准妈妈最好提前给宝宝取好名字。

### 4. 安排好交通工具,确定好联系人

最好在分娩前就确定好医院、医生,并把医生的联系方式写在最明显的地方;如果自己家里没有车,一定要提前预订两个可靠的出租车,以备不时之需,或者提前跟有车的亲戚朋友打好招呼,并把联系方式储存好。

### 5. 准备好钱(银行卡)及住院用品

准妈妈一旦分娩临近,就需要到医院待产,在办理住院手续时,一般都需要交6000~8000元押金,虽然医院一般都能刷银行卡,但为了防止银行卡不好用,或需要买其他用品,准爸爸最好准备一些现金带在身边。此外,还要给准妈妈准备好饭盒、洗脸盆、牙具、毛巾、拖鞋等洗漱用具,衣裤、卫生用品,以及身份证、结婚证、户口本等证件,也要给宝宝准备好奶粉、奶瓶、湿巾、浴巾、毛巾、纸尿裤等宝宝用品。

### 6. 安排好产后家里人员分工

宝宝出生后,准妈妈和宝宝都需要人来照顾。通常,两边的父母都会自告奋勇地担当护理"重任",这样的话应尽量明确每个人的分工,以免大家都太累;如果由于种种原因,两边的父母都不能分担看护任务,准爸爸要提前请好月嫂。

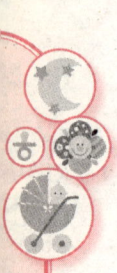

 **温馨提示**

#### 产前给宝宝取名字的注意事项

给宝宝取名字,是一件让准爸爸和准妈妈既快乐又烦恼的事情,不少准爸爸和准妈妈常为此绞尽脑汁。在产前给宝宝取名字时,一定要注意以下事项:①男孩和女孩的名字各备一个;②字义要吉祥,尽量避免谐音效果不好的字;③要想名字叫得响亮,字音要悦耳,注意阴阳平仄,富于节奏感;④

字形要搭配协调、富于变化，但不要使用一些生僻字，以便于书写。

## 如何选择分娩医院

分娩是一件大事，选择分娩医院自然不能小觑。对于准妈妈来说，选择一家合适的分娩医院十分重要。医疗水平的高低、医院环境的舒适程度、选择病房的自由度及服务的好坏等，都是选择医院时的重要参考依据。因此，准爸爸和准妈妈在选择医院时，可以参考以下五条原则。

### 1. 多方了解，衡量医院水平

医院的医疗水平如何，外行人很难判断。因此，准爸爸和准妈妈可以通过多种渠道，收集相关信息，了解当地多个产科医院的情况之后，再做选择。比如，可以听听一些过来妈妈的建议，详细了解医院的生产费用、住院条件、医生护士的服务态度等情况；也可以通过网络查询，分别了解一下医院的相关情况。

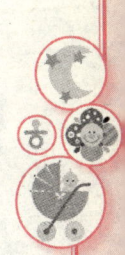

### 2. 从家到医院的距离

这条原则很重要，如果离得太远，即使医院的条件、技术、服务、口碑等都很好，但也会给家人的照顾带来很大困难，并且也不利于在紧急情况下及时赶往医院。此外，在分娩时车子是否可以很方便地抵达医院，也是要考虑的问题。总之，在选择分娩医院时，最好本着就近的原则，选择离家比较近的医院。

### 3. 是否可以自主选择分娩方式

一般来说，选择分娩医院的时候，也要选择分娩方式。对于孕期检查一切正常，想要自然生产的准妈妈，一定要选择剖宫产率低的医院。因为有一些医院为了收费及省力，在生产时会找一些借口让准妈妈最终选择剖宫产。此外，由于在正常的分娩方式中，有不用任何药物的自然分娩和进行麻醉的无痛分娩，而有些医院在夜间不提供麻醉服务，如果宝宝在夜间出生，准妈妈恰恰又需要进行无痛分娩的话，就会非常被动。所以在选择分娩医院时，一定要咨询清楚医院的相关规定。

### 4. 医院设施及服务

这主要包括以下三点：①医院是否有新生儿室。如果没有，分娩后往往会母子同室，妈妈可以陪伴着宝宝，但不利于妈妈休息；如果有，宝宝往往会被放在卫生的新生儿室，妈妈在产后能得到较好的休息，但妈妈不能及时了解宝宝的状况。②医院是否有新生儿服务。这主要看医院是否在分娩的全过程提供胎心监控；宝宝出生后，医院是否提供新生儿游泳和按摩、抚触等服务；针对新生儿的检查制度是否完善。③医院是否倡导母乳喂养。一般来说，在倡导母乳喂养的医院，医生和护士会鼓励新妈妈母乳喂养，并及时给予相关指导，教新妈妈哺乳的方法和乳房按摩法等。

### 5. 根据自身情况，选择合适的医院

选择分娩医院时，除了要参考医院的情况，最重要的是考虑准妈妈自身的身体情况，比如，有妊娠期高血压疾病、妊娠期糖尿病、胎膜早破等产科并发症和合并症的准妈妈，适宜在妇产专科医院分娩；如果患有妊娠急性脂肪肝、急性重症肝炎等疾病，或者各类肝炎、梅毒、艾滋病、澳抗阳性等合并传染病的准妈妈，则应前往消毒和隔离条件较好的传染病专科医院的产科待产。

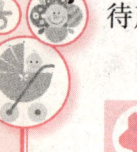

## 温馨提示

### 有计划地在家分娩

婴儿高死亡率往往归咎于与医院分娩相比较多的在家分娩数量。但据一项对50万多名妇女做的调查显示，在家分娩与在医院分娩一样安全。这是一项关于在家分娩安全性的大规模调查，调查表明婴儿高死亡率与在家分娩并无联系。约有1/3的荷兰妇女在家分娩，远远多于西方其他国家。

尽管在家分娩的观念正为越来越多的人所接受，调查数据也显示，一次有计划地在家分娩和一次有计划的在医院分娩是同样安全的。但在家分娩并不适合于所有的准妈妈。只有那些产前检查一切正常、没有剖宫产史的准妈妈才可以考虑在家分娩。而那些患有妊娠合并症，或者有慢性疾病、多胎妊娠、胎儿巨大的准妈妈，最好还是在医院分娩比较安全。

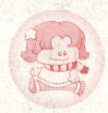 **怀孕第40周**

### 摸清胎儿发育情况

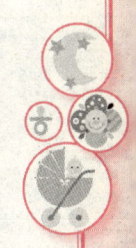

40周是宝宝降生的时间，大多数宝宝会在这周和妈妈见面。不过，这并不绝对，提前三周或推迟两周都是正常的。据统计，真正能准确地在预产期出生的婴儿只有5%。但是，如果宝宝在预产期推后两周依然没有要出生的迹象，要到医院咨询医生，因为胎儿过熟，有时也会有危险。

此时，胎儿内脏和神经系统功能已经健全，手脚肌肉发达，富有活力，脑细胞的发育基本定型；胎儿的胸部会变得更凸出，由于肝在血红细胞生产中的特殊作用，胎儿的肝会自然变大。胎儿所处的羊水环境也有所变化，由于胎儿身体表面绒毛和胎脂的脱落，及其他分泌物的产生，原来清澈透明的羊水变得有些混浊，呈乳白色。胎盘的功能也逐渐退化，直到胎儿娩出即完成使命。

到本周出生的胎儿被认为是足月儿，宝宝出生时的身长大概有51厘米，平均体重在3.3～4千克。随着现在营养给予的提高，宝宝出生时体重越来越重，有的宝宝出生时体重可以到4千克以上。通常情况下，男孩出生时的体重会比女孩重一些。一般来说，新生儿头部通常都是暂时的畸形（通过产道时挤压所致），浑身覆盖着胎脂和血液，还可能肤色不匀，有胎记或皮疹，这些现象都是正常的。

 **温馨提示**

#### 分娩时刻

一般来说，整个分娩过程分为三个产程：第一产程最长，大约10～12小时；第二产程大多1～2小时；第三产程最短，多数准妈妈在10～30分钟内

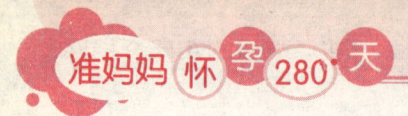

结束。

产程长短是由多方面的因素造成的。①如果准妈妈年龄较大（特别是35岁以上的初产妇），软组织弹力减低，产程便比年轻的初产妇长些。②胎儿的位置和胎儿的大小也是影响产程长短的因素。③准妈妈的精神状态也会影响产程，如果准妈妈害怕、乱叫、乱闹，或者有心理负担，这样不仅会使自身疲劳，宫缩无力，而且还会使产力不协调，影响产程。

因此，每位准妈妈在经历产前等待的紧张时刻时，一定要镇静，不要慌张，尽量保存体力，顺利完成分娩。

### 准妈妈的身心变化

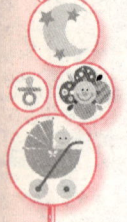

这一周，是准妈妈充满期待与不安的一周。现在，准妈妈会感觉到下腹部压力越来越大，突出的肚子逐渐下坠。这就是通常所说的胎儿开始入盆（即胎头降入骨盆），是在为分娩做准备。由于胎儿位置向下降，准妈妈腹部凸出部分有稍减的感觉，同时胃及心脏的压迫感减轻。但是，胎儿下降后，膀胱及直肠的压迫感却增强，腰疼、脚跟疼等不适症状会比较明显，有的准妈妈会出现下腹部轻微胀痛，常在夜间出现，清晨消失，或上腹部较前舒适，但又发生尿频，或阴道分泌物中有少量血液（即见红），都预示着准妈妈不久将要临产了。

 **专家提示**

#### 准妈妈何时入院待产

一般来说，准妈妈怀孕40周即到了预产期，不管是否有临产先兆，都应住院待产，在医院监测胎心、检查胎盘功能等。有一些准妈妈怀孕未满40周，即出现了阵发性下腹部坠胀、突然间阴道大量流水，以及出现阴道血性分泌物（俗称见红）等症状，这时准妈妈也应住院待产。还有一些准妈妈突然感到头昏、眼花和胸闷等不适，门诊检查显示有血压高的症状，应赶快住院治疗，否则会危及母婴生命。

## 超时生产的危险和对策

正常情况下,胎儿从受孕、生长发育到娩出大概需要280天,即40周左右的时间。如果超过41周(即超出预产期1周),还没有分娩迹象,就属于过期妊娠了。过期妊娠会有以下三种危险。

(1)胎儿过大。虽然是过期妊娠,但是胎盘功能正常,胎儿持续生长发育,体重超出正常值,造成胎儿过大,易引起难产。

(2)胎盘老化。因为准妈妈的胎盘是有一定寿命的,预产期过后约两周,胎盘的功能就开始减退,容易造成输氧不足,以及胎儿循环供血不足,使胎儿经常处于缺氧状态,胎心音变得慢而不规则,严重者甚至可能出现胎儿缺氧窒息,甚至死亡的情况。

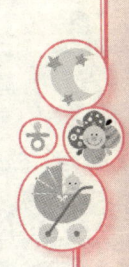

(3)羊水过少造成子宫内胎儿窘迫。怀孕期间,羊水是胎儿最佳的保护环境,羊水量会随着妊娠周数的增加而增加,但到37周左右(孕7~9个月)羊水开始慢慢减少。对于超过41周的过期妊娠,羊水会呈现显著减少的现象,容易有胎儿窘迫的情形发生。

据统计,大约有10%的宝宝在过了预产期后还不出生。由于孕期超时,胎儿的死亡率要比正常情况下高出3倍,并且超时生产的胎儿的死亡率、难产率及新生儿期发病率也均高于足月儿,所以,这个时候就要采取催生措施,以保障母婴安全。

一般医院较常用的催生方法是药物催生。药物催生之前,准妈妈要接受一系列的检查和监测,以便对胎儿的状况和胎盘的功能进行评估,保证最终作出正确的决定。如果超音波测量发现胎儿过大或子宫颈已经相当柔软者,可以考虑尽早开始催生;而如果子宫颈成熟度佳、胎盘功能好、羊水量正常的话,则可以再等待一段时日。

除了药物催生之外,准妈妈也可以自己进行一些简单的运动进行催生,比如散步、做体操等。因为运动能促使胎儿入盆,同时还能锻炼盆底肌肉、增加产力,所以,如果到了预产期宝宝还没有动静,准妈妈就应加强运动了。但在运动时,一定要有人陪伴,以防发生意外的情况。

(1)散步。散步是孕晚期最适宜的运动方式。准妈妈可以每天早晨、晚上各散步一次,每次约30分钟,也可以每天早、中、晚各一次,每次约20

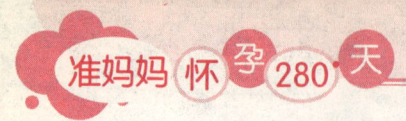

分钟。这样可以帮助胎儿下降入盆，松弛骨盆韧带，为分娩做准备。

（2）做体操。产前体操是国外比较流行的一种运动方式，它不但可以增加骨盆底肌肉的韧性和弹性，而且可以促使胎儿下降入盆。其具体的操作有以下三种：①划腿运动。准妈妈以手扶椅背，右腿固定，左腿做360°转动（画圈），做毕还原，换腿继续做，每天早晚各做5~6次。②腰部运动。准妈妈以手扶椅背，慢慢吸气，同时手臂用力，脚尖立起，腰部挺直，使下腹部紧靠椅背，然后慢慢呼气，手臂放松脚还原，每天早晚各做5~6次。③阴道肌肉运动。准妈妈仰卧，慢慢收缩阴道肌肉，同时往上收臀部，数到5下慢慢落下，反复10次。

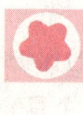

### 温馨提示

#### 催产时间最好在上午

准妈妈在上午催生，比较符合生产的自然时间表，可以在晚上或是第二天凌晨顺利生产。另外，在早上接受催生的准妈妈当中，需要医生利用器械帮助阴道生产的比例要低一些，而且早上接受催生的准妈妈比晚上接受催生的准妈妈往往分娩的时间也更短一些。此外，对需要引产的准妈妈来说，在白天分娩更有利于选择医务人员，因为他们多数都在白天而不是傍晚或晚上工作。因此，准妈妈应该考虑在上午进行催生。

### 了解有关剖宫产的知识

剖宫产是一种手术产，它是通过外科技术切开母体腹部及子宫，以便取出胎儿。虽然随着医疗技术的不断进步，剖宫产的刀口越来越小，手术并发症也越来越少，但它只是一种万不得已的分娩方式，是用来解决难产、保全胎儿和准妈妈生命的一种应急措施，并不是最理想的分娩方式，不能盲目选择。

由于人们普遍对剖宫产缺乏正确认识，认为剖宫产儿比正常产儿聪明、母亲体形恢复好；还有一些准妈妈对自然分娩有恐惧心理，无法忍受分娩过程中的疼痛，从开始就拒绝自然分娩；再加上一些医生为避免承担风险，发现可能对母婴不利的某些异常情况，就会动员产妇做剖宫产手术。这些都是造成越来越多准妈妈进行剖宫产手术的原因。

因此，为了正确看待剖宫产，合理选择分娩方式，准妈妈有必要对剖宫产的相关知识有一定了解。

### 1. 剖宫产全过程

实施麻醉→切开皮肤、皮下脂肪、筋膜→分开腹壁肌肉→进入腹腔→切开子宫→吸出羊水→取出胎儿→清除婴儿口腔及鼻腔的液体→夹住脐带并剪断→进行护理使呼吸顺畅。

### 2. 实施剖宫产的时间

实施剖宫产一般有两种情况：在怀孕的过程中计划实施剖宫产和在分娩过程中决定剖宫产。如果是有计划地实施剖宫产，一般会在妊娠37周以后实施手术，这时子宫还没有开始收缩，手术会比较容易实施。如果经过试产，自然分娩遇到困难，就需要在分娩的过程中实施剖宫产手术了，这时由医生来选择手术时间。

### 3. 术前应该注意什么

首先，在手术前，准妈妈要注意保持身体健康，最好不要患上呼吸道感染和发热的疾病。其次，在实施剖宫产前一天晚饭后，就不要再吃任何东西了；术前6～8小时不要再喝水，以避免麻醉时出现呕吐症状。

### 4. 麻醉方式

麻醉是剖宫产手术中的一个关键环节，常用的有硬外麻、腰麻、全麻等几种麻醉方式，医生会根据准妈妈的身体情况来决定麻醉的方式。其中，硬外麻比较常用，这种麻醉还可以配合术后的镇痛泵，缓解术后的伤口疼痛。

### 5. 伤口会有多大

手术时，医生会根据宝宝的大小来决定刀口的长短，一般是13厘米左右。从美观的角度出发，一般都会采取水平切口，即俗语说的"横切口"，如果准妈妈不属于疤痕体质，术后会恢复良好。

### 6. 产后如何进行护理

手术结束的时候，麻醉医师拔除硬膜外导管后，对有需求的准妈妈，麻醉医师可以给予术后镇痛，以减轻疼痛。同时，医生会在产后检查准妈妈的出血情况，并会用手按压准妈妈的子宫底部，帮助宫内积血排出。准妈妈在术后的几天内会感觉到下腹部的不适，这是子宫收缩良好的表现。

手术后，准妈妈的消化道功能不能立即恢复，暂时不能进食，由于每个人的情况不同，快的需要6小时，慢的则需要1~2天。消化道功能恢复一般以术后肛门有排气作为标志，因为麻醉的作用会使肠蠕动减弱，出现肛门排气则证明肠蠕动功能在恢复。需要注意的是，手术后的6小时以内是禁止枕枕头以及进食任何东西的，术后6小时可以喝水，这时可以喝适量的果皮水和米汤，出现肛门排气后就可以喝稀粥了，等到术后有第一次大便后，肠开始正常蠕动，便可以恢复正常的饮食了。不过，这时的饮食应该以容易消化、清淡、含纤维丰富的饭菜为主。

此外，剖宫产的产妇住院的时间比自然分娩的产妇时间会长些，根据医院的不同，住院的时间一般为4~10天。一般会在术后第5天或者第6天拆线。回家后，要小心、逐渐地重新恢复活动。

### 专家提示

#### 产后多久才能再次怀孕

第二次怀孕的时间，一般认为要取决于切口的恢复情况，最好要等上18~24个月，让伤口有时间痊愈，以减低因子宫壁未完全恢复后再次增大而引起子宫破裂的危险。

# 产后保健，让妈妈开心

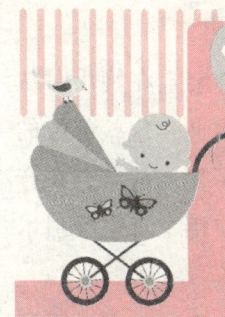

经过了怀胎十月的辛劳，准妈妈终于产下了健康、可爱的宝宝，这是一件令人骄傲、欣喜、甜蜜的事情。由于产后恢复及哺乳关系到妈妈和宝宝的健康，因此，为了宝宝的幸福，也为了妈妈的健康，产后一个月内的保健是非常重要的，千万别忽略了产后的护理工作。只有产后保健做得好，妈妈才能健康美丽、没有烦恼，才能有健康的身体来哺育自己的宝宝。

## 缓和产后痛的方法

在整个孕期里，准妈妈们往往对身体的不适都比较关注，可到了产后，对身体上的一些疼痛就不太了解了。不少准妈妈以为生完宝宝就万事大吉，再也不用忍受身体上的各种不适了。然而，就在这时候，一些准妈妈身体疼痛的症状便出现了。

### 1. 大腿根痛

症状：生完宝宝后，有的准妈妈会一直感到大腿根部有些疼痛。这主要有三个原因：一可能是产后形成下肢静脉血栓，引起了大腿疼痛；二可能是产后发生了盆腔感染，大腿根部出现疼痛，但只是按压时出现，局部并无疼痛感；三可能分娩时采取的是剖宫产，在进行硬膜外麻醉穿刺时一旦损伤神经根，就会在手术后出现大腿根疼痛和麻木感。

对策：出现大腿根部疼痛，要及早到医院骨科确诊，检查是否有骨科疾病，如果没有，及早找出疼痛原因，以便尽快采取相应的治疗措施。如果是深静脉血栓引起的，抬高疼痛侧大腿，同时进行抗凝和抗炎治疗；如果是盆腔感染所致，要积极治疗原发感染；如果是神经根损伤，最好到神经科看医生，采用理疗或维生素 $B_{12}$ 注射治疗。

### 2. 阴部疼痛

**症状**：这是一般人都会料到的痛处。如果是自然分娩，宝宝在娩出时从阴道一直到直肠部位都要扩张，然后再逐渐恢复到原状。由此，这些部位的肌肉或许会肿胀，就会让人感到疼痛。如果在分娩时进行了侧切缝合，在产后更会感到疼痛，在最初几天甚至行动都很不方便。如果使用了真空吸引术和产钳，那么肌肉肯定会受到更多的伤害，也就会更疼了。

**对策**：在产后立即冷敷，对会阴处的恢复很有帮助。另外，坐浴对缓解这类疼痛也很有效，在家里就可进行坐浴治疗。此外，如果是剖宫产后伤口发生感染引起的疼痛，可采用1:5000的高锰酸钾进行局部坐浴，并进行红外线照射，促使疤痕组织尽快变软和吸收。如果疼痛真的难忍，必须用药止痛，一定要先问问医生。

### 3. 四肢痛

**症状**：生完宝宝以后，经常觉得胳膊、腿及脚跟酸痛，这些疼痛症状一般与妊娠、分娩和哺乳有关。由于怀孕使准妈妈内分泌系统发生变化，导致关节韧带松弛，弹性下降，加之胎儿需钙量增加，使准妈妈骨密度降低；分娩造成气血两虚，受凉后容易引起肌肉和关节炎症；产后为宝宝哺乳，需钙量继续增加，使腰和四肢的骨密度继续下降；产后休息不当，过早站立、端坐，或长时间抱宝宝，或以某一固定姿势喂奶造成肌肉疲劳等，都容易使准妈妈在产后出现四肢疼痛。

**对策**：为避免产后发生疼痛，准妈妈在妊娠期和哺乳期要坚持补钙；产后要多休息，不要过早站立或做过多家务；每天坚持做一些力所能及的保健操，注意身体保暖，但也不宜捂得太严实；为减轻疼痛不适，每天都要注意摄入富钙食物，或服用钙剂；疼痛明显时，局部可进行热敷，也可采用针灸、中药熏蒸等方法，或到医院做理疗。

### 4. 头痛

**症状**：产后头痛，很可能是由于激素分泌水平的改变而引起的。还有一种可能是，如果在分娩时采用了硬膜外腔分娩镇痛或脊椎穿刺，也会引起剧烈头痛。不过，这种情况并不多见。

**对策**：对于因激素分泌水平的改变而引起的头痛，最好的方法是放松，头痛症状会随着激素分泌逐渐恢复正常而消失，如果需要，准妈妈也可以适当地吃些止痛药。如果是后一种原因引起的头痛，准妈妈应平卧几天，必要时可使用咖啡因止痛。

### 5. 尿痛

症状：生宝宝后不久，出现排尿时疼痛。这是因为女性尿道短而直，靠近肛门，容易被污染；分娩后膀胱和输尿管肌肉暂时松弛，容易储存残留尿液；妊娠晚期体内潴留水分，分娩后主要从肾脏排出，增加了膀胱负担，降低了抗病力。这些因素容易致使细菌侵入膀胱引起炎症，出现尿痛、尿频、尿急等症状。

对策：为了防止尿痛症，准妈妈在产后要保持会阴部清洁，注意经常排尿，不要让尿液在膀胱里储存过久；每次排尿要留意是否已排净尿液，以免细菌在膀胱里繁殖；产后要及早下床活动，让膀胱肌肉功能尽快恢复；发生排尿困难时，可以热敷下腹部膀胱部位，缓解和松弛肌肉。

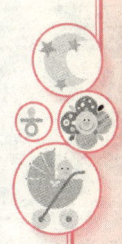

  温馨提示

#### 产后用药需小心提防

很多准妈妈在妊娠期用药非常谨慎，而生下宝宝后，用药也就不那么注意了。殊不知，准妈妈在哺乳期吃药仍要谨慎注意，否则药物很可能通过母亲的乳汁影响宝宝，对宝宝的身体健康造成威胁。准妈妈在用药时，一些可用可不用的药物最好不用，而抗肿瘤药物、氯霉素、四环素、锂盐、雌激素等药物多具有内在的高毒性或较严重的副作用，准妈妈应避免使用；对于解热镇痛药、抗组织胺药、抗结核药、抗精神病药、抗甲亢药等药物，准妈妈应慎用。

### 如何防治产褥热

产褥热是由于分娩后致病菌侵入生殖器官而引起的疾病，医学上叫做产褥感染，是产妇在产褥期易患的、比较严重的疾病。其症状表现为：患者持续发烧不退，体温超过38℃，或突然高热寒战，体温超过39℃。多数患者在分娩48小时后开始发烧，伴有下腹隐痛、恶露混浊并有恶臭味，恶露量多；子宫肌炎严重的，恶露无臭味，量少，子宫大而软，有压痛。当病菌蔓延至子宫邻近组织时，患者会有发烧、腹痛加重症状，子宫旁一侧或双侧增厚有触痛，发展为腹膜炎或败血症者，可出现寒战、高烧、脉快、腹胀、全腹部剧烈压痛、反跳痛、腹肌紧张等症状。如果细菌毒力强而机体抵抗力低，可发生感染性休克甚至死亡。

引起产褥热的致病细菌可能来源于以下几个方面：①接生人员的双手或接生器械消毒不严；②妊娠末期阴道有炎症；③产程过长，肛门或阴道检查次数过多；④产妇的衣服被褥不清洁，或用未消毒的纸或布做会阴垫。由于引起产褥热的主要原因是产后感染，因此产褥热应以预防为主。但由于产褥热产生的病因、时机各不相同，防治措施也不尽相同，因此，准妈妈应根据自己的具体情况，采取适当的防治方法。

总体而言，防治产褥热应注意加强以下八个方面。

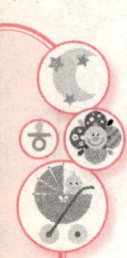

（1）做好产前检查，早发现感染性疾病并早做治疗，及时补充营养，防止贫血；及早发现妊娠中毒症和其他并发症；预防和治疗阴道滴虫病和霉菌性阴道炎。

（2）加强孕期保健，在怀孕的最后一个月禁止性交和洗盆浴；接生用具要彻底消毒；接生时避免过多和不必要的阴道检查及肛诊。

（3）临产时，应尽量进食和饮水，抓紧时间休息，避免过度劳累，以免身体抵抗力降低；如果胎膜早破过久，或产程过长，或因胎盘胎膜残留行刮宫手术，应该用抗生素预防感染。

（4）接生人员要经过严格训练，接生时注意无菌操作，避免把病菌带入准妈妈体内。

（5）产后发热时，切不可滥用退烧药，要经医生检查后针对病因进行治疗；产妇应在产后24小时至10天内，每4小时量体温一次，若有二次体温超过38℃，须立即求医诊治。

（6）产后要注意卫生，保持外阴清洁，尽量早期起床，以使恶露尽早排出；同时，产后要加强营养，以增强身体的抗病力，这也是预防产褥热的重要措施。

（7）产褥期注意个人卫生，保持外阴清洁，每日用温开水或1:5000高锰酸钾溶液清洁外阴，以防逆行感染；解便用纸时需由前向后，如方向相反，则粪便容易污染外阴部；产褥期内必须禁止性生活。

（8）产褥感染的妈妈应采取半卧位，有利于恶露的排出和将炎症局限在盆腔内；能活动者要经常坐起，使炎症及炎症渗出液局限在最低处的盆腔内，减少炎症扩散和形成不易治疗的膈下浓疡。

 **温馨提示**

### 教你做产褥体操

妈妈做产褥体操既有利于较快地恢复生理机能，又有利于恢复健美身材。一般来说，经阴道自然分娩的妈妈，在产后6~12小时内即可起床稍事活动，产后第2天可在室内随意走动；行会阴侧切或行剖宫产的妈妈可推迟至产后第3日起床稍事活动。从产后第2周开始，准妈妈即可做产褥体操，以锻炼盆底肌肉和腹部的肌肉。

（1）仰卧，双手平伸，做深吸气。一边呼气一边把手举到胸前，手掌合拢，再吸气，胳膊恢复原状。

（2）仰卧，双膝直立，大腿和床成直角式弯曲，呼吸一次。大腿更靠近肚子；然后腿伸直，呼吸一次放下腿。

（3）俯卧，手放在身体上，上半身和腿向后抬起，坚持5秒钟。站立，使身体向后仰，用力做5秒钟。

（4）在床上仰卧，双手扶住床沿。扭动腰部，把左腿伸向床铺的右侧。脸向左侧，上半身尽量平放在床上。

（5）两腿稍分开，一边呼气一边将腰部慢慢地向前弯曲，双手碰到地板。起身，一边呼气一边将上身慢慢地向后仰。

如果没有特殊情况，自然分娩的准妈妈可从产后第2天开始锻炼，开始每天做5~10次，以后运动量逐渐增加；产后10~14天后作膝胸卧位，每天2~3次，每次10分钟左右，以防止子宫后倾。

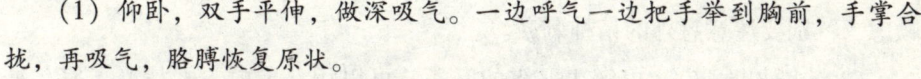

### 产后恶露的处理

无论是顺产还是剖宫产，胎儿娩出后的3~4周内，子宫腔内的组织物、

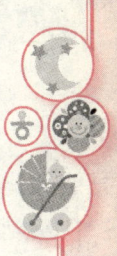

黏液和创面排出的血液都会混合在一起，从阴道内排出，俗称恶露。在产后最初的几天里，恶露为血性恶露，颜色鲜红，就像是大量的月经，大部分是血液和脱落的子宫内膜组织；3~4天后逐渐变淡，呈褐色、淡黄色或白色，形状变得像水一样；到产后第10天左右，应该只有少量白色或浅黄色的分泌物——主要是白血球和子宫内壁脱落的细胞，这可能会持续几天到几周不等。

正常恶露一般经过4~6周流干净，准妈妈产后应每日观察恶露的量、持续时间、颜色和气味，发现有异常，及时给予相应的处理。如果有时恶露排出不顺利，比如，子宫收缩不良等导致血性恶露或褐色恶露持续不断、气味难闻，或者恶露量多或慢慢减少后又突然增多，红色恶露持续时间较长，这时就要到医院找医生治疗。如果发现恶露颜色灰暗、欠新鲜或有臭味，且子宫有压痛时，则说明子宫合并感染，应及时请医生检查，用抗菌药物控制感染。

一般情况下，对于产后恶露，可以采取以下措施。

（1）分娩后要卧床休息静养，避免情绪激动，保持心情舒畅，消除思想顾虑，特别要注意外的精神刺激。

（2）多按摩子宫，以解决恶露的问题，可以用环形的方式按摩子宫，增加子宫收缩。

（3）产后未满50天绝对禁止房事。

（4）恶露多者要注意阴道卫生，每天用温开水或1:5000高锰酸钾液清洗外阴部；也可能是子宫的收缩不良引起的，可使用药物。

（5）选用柔软消毒卫生纸，经常换月经垫和内裤，减少邪毒侵入机会；如果使用垫纸，质地要柔软，更严格消毒，防止发生感染；使用棉垫则2~3小时更换一次。

（6）保持室内空气流通，但要注意保暖，避免受寒；若患血热证者，衣服不宜过暖。

（7）恶露减少，身体趋向恢复时，妈妈应适当起床活动，这样有助于气血运行和胞宫余浊的排出。

（8）加强营养，以清淡为宜，忌生冷、辛辣、油腻、不易消化食物，可多吃新鲜蔬菜。

**温馨提示**

### 产后恶露不尽小偏方

（1）脱力草30克，鸡蛋10个，红糖30克。将脱力草（若无，可用党参30克、黄芪60克代替）先熬水，去渣，再用滤液、红糖与鸡蛋同煮，以蛋熟为度，每天吃蛋2~3个，吃完可再制。本方适用于产后气虚所致恶露不尽。

（2）小蓟（全草）、益母草各60克。两者洗净，同加水煎汤，去渣再煎至浓稠服下。本方适用于血淤所致恶露不尽。

（3）藕汁100克，白糖20克。先将鲜白嫩藕榨取藕汁，冷藏备用，再将白糖兑入藕汁中，冷饮。本方适用于血热所致产后恶露不尽。

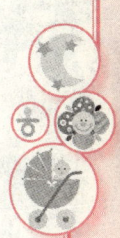

## 产后检查不可少

产前检查的重要性，绝大多数准妈妈都已经明确地意识到了，并且充分地重视了。然而很多妈妈却忽略了产后检查的重要性。其实，产后检查的目的是观察妈妈的身体是否恢复正常，对妈妈进行健康教育和避孕指导，同时，医生还会指导妈妈哺乳期注意事项、怎样带孩子等，使新妈妈能得到正确的指导，因此，产后检查也是十分重要的。

一般来说，自然分娩的妈妈在产后6~8周进行检查，剖宫产的妈妈在产后4~6周进行检查。产后检查的地点一般只要选择离家比较近又正规的社区医院即可，无须非要到大医院排队，也不一定非要在哪个医院生的宝宝，就必须去哪个医院做产后检查。检查项目也不仅仅是B超和妇科检查两项，实际上有五种检查不可少。

### 1. B超

首先要做B超或阴超，看子宫的恢复情况，大小便是否正常，特别是宫腔有无积血、胎膜残留等。通常做妇科B超要先憋足尿，这样子宫和附件（输卵管+卵巢）才能看得清楚，而很多人就害怕憋尿。不过，现在许多医院有经阴道做B超。如果能憋尿，最好还是做普通B超。

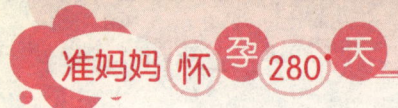

### 2. 血、尿常规检查

新妈妈刚刚生下宝宝，生理系统及免疫系统都处于恢复变化期，非常容易引发感染，给各种疾病以可乘之机。通过血、尿常规检查可以检测新妈妈身体各系统的运作情况，在微观上为身体把关。血常规检查不只是在检测血液病时才需要，其测量数据也是其他系统疾病进行诊断和鉴定的重要依据。同样，尿常规检查也是临床最常用的检查方法之一，可以直接、迅速地反映泌尿系统的情况。比如，患妊娠中毒的妈妈，要注意其恢复的情况，并做尿常规检查；对妊娠合并贫血及产后出血的妈妈，要复查血常规，如贫血，应及时治疗；患有心脏病、肝炎、泌尿系统感染或其他合并症的妈妈，则应到内科或有关科室进一步检查和治疗。

### 3. 白带（阴道分泌物）的体检

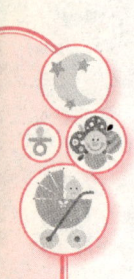

白带体检就是取少量白带，由医生在显微镜下体检是否有阴道炎症，可以准确地诊断阴道炎，以便指导治疗。还可以将白带送到化验室体检衣原体、支原体、淋病等性传播疾病。同时，还可做妇科检查，看切口、盆腔等恢复情况是否良好，恶露是否干净，分泌物是否正常等。

### 4. 子宫、卵巢和宫颈

进行此项检查是为了保证妈妈的生殖系统恢复到产前的状态，也就是子宫恢复到一个拳头的大小。同时医生还会检查妈妈的子宫有没有发炎的症状，同时还可能需要对卵巢内的细胞进行一个抽样检查，以观测卵巢的情况。从怀孕到生产、恢复，妈妈已经有近两年时间没有做宫颈防癌检查，而这项检查应该每年做一次，因此需要引起妈妈的重视。

### 5. 盆底检查

分娩时对盆底肌肉、神经的损伤，可能导致妈妈在产后面临一系列问题。这不仅给妈妈带来很多生活上的不便，而且会导致阴道松弛，进而影响到妈妈的性生活质量。如果产后出现了尿失禁问题，一定要及时进行检查和治疗。盆底康复锻炼可以有效地收缩盆底松弛的肌肉，恢复肌肉的张力和弹性，治愈尿失禁等问题。而产后三个月是做盆底康复的最佳时机。同时，还应进行盆腔体检，即医生用肉眼来观察外阴、阴道、宫颈是否有异常，并触摸肚子里的子宫、卵巢有没有异常。这种最基本的体检可以发现外阴和阴道炎症、病毒感染（如尖锐湿疣）、宫颈炎、子宫肌瘤、卵巢囊肿、子宫脱垂等常见的疾病。

 **专家提示**

### 产后多久才会来月经

一般来说，产后月经的到访与产后是否哺乳、哺乳时间的长短、妈妈年龄的大小及卵巢功能的恢复程度有一定的关系。比如，如果有规律地喂母奶，月经没有来，这是正常的现象。不哺乳的妈妈，大约在产后6~8周会重现月经，而哺乳的妈妈，在产后12周约有25%会恢复排卵与月经，而大多数哺乳妈妈则要到18周才完全恢复排卵机能。由于在哺乳的妈妈体内，泌乳激素维持在高于孕前的状态，而且还会因受到宝宝吸吮的刺激而增加，因此哺乳新妈妈的月经一般比未哺乳新妈妈的月经来得晚。

## 产后日常饮食与营养

产褥期营养非常重要，一方面要保证妈妈自身的营养需要，另一方面还要考虑哺乳宝宝所需的乳汁的质量。如果妈妈能好好地进食，不仅可以有足够的体力和精力照顾好家庭及宝宝，还可以分泌更多的乳汁。因此，中国有"坐月子"食补的传统。科学证明，妈妈在产后的营养需要比妊娠时还要多。为了补充足够的营养，妈妈必须加强日常饮食调养，多进食营养丰富的食物，合理安排一日三餐，补充足够的营养素，以满足产后身体营养的需要。

（1）补充高热量饮食。因为妈妈分娩时，有大量液体排出，如羊水、胎盘等，在生产过程中出汗较多，所以产后应多进食高热量的流质饮食，多喝汤水，如鸡、鱼或肉汤等，以促进身体恢复和促进乳汁的分泌。

（2）补充维生素及无机盐。妊娠期，准妈妈大部分患有缺铁性贫血症，在分娩时许多妈妈都有不同程度的失血，因此产后应加强食补，动物血肝、深绿色蔬菜都属于含铁量丰富的食物。一般的习惯是妈妈产后吃红糖炖鸡蛋，这是比较科学合理的习惯，因红糖含铁量较多。另外，小米所含的胡萝卜素、

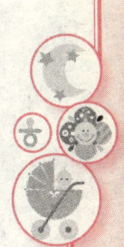

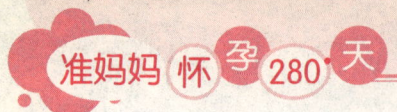

铁、锌、核黄素等营养素比一般米面都多，因此妈妈吃小米粥也比较合适。

（3）补充蛋白质。因为妈妈产后都呈负氮平衡，所以在产褥期要大量补充蛋白质，其饮食中的蛋白质含量应比平常的饮食高50%以上，每天的摄取量应在100克左右，可以多吃鸡蛋、牛奶及其制品、大豆及其制品，或者动物性蛋白质，这些都是蛋白质和钙较好的来源。

（4）营养均衡，粗细搭配。妈妈在补充蛋白质、脂肪、糖类外，还需要各种维生素及矿物质，因此，妈妈同时应多吃新鲜蔬菜和水果。如果在产后一个月内忽视了蔬菜与水果，就容易造成维生素C及膳食纤维的缺乏，对乳母喂奶、婴儿生长发育都有一定的影响。

## 推荐食谱

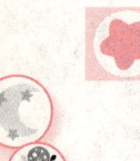

### 三鲜豆腐

**材料**：豆腐500克，虾仁100克，冬笋50克，鸡蛋35克，水发海参、鸡蛋清各20克，香菜25克，面粉15克，葱花、姜丝、精盐各3克，味精、香油各5克，酱油15克，花生油50克，鸡汤200克，太白粉10克。

**做法**：

（1）将海参、冬笋拣好，洗净，切成蚕豆丁大，用开水氽过，放入碗中。

（2）将虾仁洗净，切丁，用适量蛋白、太白粉及精盐拌好，用温油滑透，捞出待用。

（3）将豆腐切成7厘米×3厘米×1.5厘米的长方块，用热油炸成金黄色后捞出，从其上面各取一薄片，下面一片揪成桶状，然后将海参、冬笋及虾仁丁加入适量精盐、味精、姜末、香油拌匀，分别填入豆腐内，再用掺入蛋黄的少许面粉抹在切下的豆腐片上，将豆腐盖封好，上笼蒸10分钟后取出，滤出汤汁，摆入盘中。

（4）在炒锅中加入鸡汤、调味料，煮沸加入太白粉勾成薄芡，淋在豆腐上，加入香油，撒上事先切好的香菜，即可食用。

**功效**：由于三鲜豆腐含蛋白高，对于自然分娩的妈妈产后身体康复极为有利，对于剖宫产的妈妈而言，既可补充营养，又因其具有清热解毒的功效而可预防感染。

### 麻油鸡

材料：老母鸡1只，每100克鸡肉需老姜10克，每100克的鸡肉需米酒水100毫升，每100克的鸡肉需纯麻油10毫升。

做法：

（1）鸡去胆、鸡肚内膜与爪，鸡肉用米酒洗净，切成块状。

（2）老姜洗净后切成薄片，待用。

（3）将麻油倒入锅内，用大火烧热。

（4）放入老姜，转小火，爆香至姜片的两面均"皱"起来，呈褐色，但不焦黑。

（5）转大火，将切块的全鸡放入锅中炒，直到鸡肉约七分熟。

（6）已备好的米酒水由锅的四周往中间淋，全部倒入后，盖锅煮，酒水滚后即转为小火，再煮上30~40分钟，即可食用。

功效：鸡肉中蛋白质的含量比例很高，而且消化率高，很容易被人体吸收利用，有增强体力、强壮身体的作用。

### 红糖小米粥

材料：小米150克，西米100克，红糖35克。

做法：

（1）将小米用清水反复洗净；西米洗净后用清水浸泡约2小时。

（2）取瓦煲1个，注入适量清水，待水煮沸后加入小米，用小火煲至九成熟。

（3）再下入西米，调入红糖，续用小火煲透，盛入碗内即可食用。

功效：红糖富含铁、钙、胡萝卜素等营养物质，其所含的大量葡萄糖能供给妈妈能量，使产后的子宫尽早修复。此粥营养丰富，对在分娩过程中消耗了大量体力和营养物质的妈妈有很好的补益作用，并能使妈妈的身体恢复速度加快。

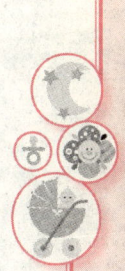

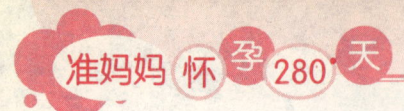

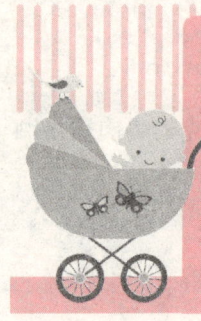

# 精心护理，让宝宝幸福

自从脱离母体娩出，到出生后4周（28天）以内的小儿，叫做新生儿，医学上称这一时期为新生儿期。新生儿期是宝宝开始独立生活的第一阶段，身体变化很大，所以保健护理非常重要；同时，新生儿期也是人类死亡率最高的时期，因此，新出生宝宝的衣、食、住、行等各个方面，都需要妈妈和家人精心护理。

## 新生儿护理的主要方法

新生儿的护理方法主要包括以下九个方面。

（1）脐部护理。新生儿的脐带，一般1~7天后脱落。脐带未脱落前，要注意检查包扎脐带的纱布有无渗血；脐带脱落后，如果发现脐孔窝里有渗出物，或者血水、脓，可涂75%酒精，保持干燥，及时去医院治疗。

（2）保暖护理。①因为新生儿调节体温的功能差，易受冷引起肺炎、感冒等症状，因此，出生后应立即采取保暖措施，方法因地制宜，如采用辐射式保暖床、暖箱、热水袋等，一般以20℃~24℃为宜。②早产儿应根据体重、日龄选择适中温度或中性温度（它是一种适宜的环境温度，能保持新生儿正常体温，而耗氧量最少），可以用热水袋，有条件的可用空调设备取暖。早产儿出生体重越低，越要注意保暖，适中温度应越高，如出生体重1.0千克的早产儿，适中温度随日龄应为35℃~33℃；2.0千克的早产儿为33℃~32℃，维持体温36.5℃，相对湿度50%~60%。

（3）口腔护理。①新生儿口腔黏膜柔嫩，血管丰富，较干燥。在宝宝的上腭中线两旁及牙龈切缘上常可见黄白小点，叫做上皮珠，俗称马牙，是由上皮细胞堆积或黏液腺潴留肿胀引起的。这些小点千万别挑擦，挑擦后轻者可引起局部溃烂，重者可引起败血症。②口腔黏膜不宜擦洗，可喂温开水清洗口腔。

（4）呼吸道护理。①新生儿的呼吸特点是浅而快，节律不同，因此，必须保持新生儿呼吸道通畅。如果新生儿鼻腔内有黏液，可用消毒棉花轻轻擦去；感冒时，常引起严重的鼻塞，影响吃奶，可在吃奶前用0.5%的麻黄素溶液，每次一滴，严禁用成人的滴鼻净药水，以免中毒。②早产儿仰卧时可在肩下置软垫避免颈部曲折，以保持呼吸道通畅；如果早产儿呼吸暂停，可采用拍打足底、托背呼吸、放置水囊床垫等方法，无效时可使用药物治疗，常用氨茶碱静脉滴注，负荷量为5毫克/千克，每日维持量2毫克/千克。

（5）皮肤护理。①新生儿皮肤柔嫩，易擦伤引起感染，特别是颈下、腋下、大腿根部和臀部，每天应清洗，防止感染。②刚出生新生儿可用消毒植物油轻拭皱褶及臀部，24小时后去除脐带夹，体温稳定后即可沐浴，每日1次，以减少皮肤菌群集聚。③胎脂不要清洗，它有保护皮肤的作用，并且出生后数小时可逐渐吸收。④脐部残端应保持清洁干燥，脱落后如有黏液或少量渗血，可用碘伏涂抹，覆盖明胶海绵包扎，如有肉芽组织可用硝酸银烧灼局部。⑤每日大便后用温水洗臀部，以免发生红臀。

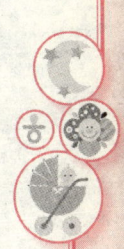

（6）用药护理。新生儿用药要慎重。要在医生指导下治疗疾病，不要随便给小儿用药。喂药时，应注意以下几点：①用手固定新生儿的头和手，不让其过度活动，然后用小勺将药液放在舌根部，让其自然咽下，切勿捏鼻灌药，以防药物吸入气管而发生呛咳、窒息；②如药液过浓、过苦，可在药液中加适量白糖，以增加口感；③喂药后要注意观察新生儿10分钟左右，以防因药物刺激胃部而发生呕吐；④不可将药物与乳汁搅拌后同时喂服，因乳汁中的蛋白质可使许多药物的药效降低；⑤一定要按医嘱服药，不可随意增减药量和品种。

（7）洗澡护理。新生儿新陈代谢旺盛，经常洗澡可使皮肤清洁，改善血液循环。洗澡时应先洗头面部、颈部，然后洗全身；还要注意耳后、颈、腋下、肘部、腹股沟等皱褶处的清洁卫生。女婴外阴部冲洗应按照由前到后的顺序，以防止肛门周围的粪便污染阴道及尿道。洗完澡后要用干毛巾擦干身体，并在皮肤皱褶处扑上婴儿用粉。

（8）喂养护理。目前，主张早期足量喂养，体重过低或一般情况下弱者可推迟喂养，但应静脉补液，以防低血糖。正常足月儿生后半小时左右即可

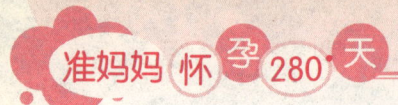

抱至妈妈处给予吸吮，鼓励妈妈按需哺乳。在无法由妈妈喂养的情况下则可首先试喂10%葡萄糖水10毫升，吸吮及吞咽功能良好者可以给配方乳，每3小时1次，乳量根据所需热量及婴儿耐受情况计算，遵循由小量渐增的原则。患病儿不宜胃肠道进食者，应静脉补充葡萄糖液。

（9）睡眠护理。新生儿时期，宝宝除了吃奶、换洗外，几乎都在睡眠中。宝宝睡眠时应避免光线直接刺激眼睛。此外，睡眠姿势与宝宝的健康与体形的发育关系很大。经研究证实，长期处于仰睡姿势的婴儿，长大后在体形容貌定型阶段，大多五官端正，面容秀丽。

 **温馨提示**

### 生理性黄疸勿当肝炎

宝宝在生后2~3天，开始出现黄疸，4~5天后最明显，7~14天自然消退，一般情况良好，无不良反应，称做"生理性黄疸"。新生儿一般在出生后第4~5天出现，一周左右消失，早产儿黄疸可持续到第14天消失。其产生原因是：①宝宝体内红细胞破坏增加，使血中间接胆红素增加，使皮肤发黄；②新生儿肝脏发育不成熟，肝细胞产生的酶（葡萄糖醛酸转移酶）活性不足，不能有效地将间胆转化为直胆而由胆道排泄，间胆在血中浓度增高，引起皮肤黄染。总之，生理性黄疸属正常生理过程，不需要治疗。

## 新生儿特有的16个生理现象

### 1. 溢乳

由于新生儿胃容量小，呈水平位，胃入口处贲门肌松弛，而出口处幽门肌肉却相对紧张，因此，进入胃内的奶汁，不易通过幽门进入肠道，却容易通过贲门反流回食道，溢入口中，造成溢乳。解决溢乳的办法是，吃奶后竖着抱起，轻拍后背，听到打几个嗝、排出胃内气体后再平放。

### 2. 生理性黄疸

正常的生理性新生儿黄疸一般在出生72小时后出现，这是因新生儿胆红素代谢的特殊性引起的，到第10天左右就基本消退，最晚不会超过3周。

### 3. 生理性体重降低

新生儿出生后一周往往有体重减轻的现象。这是因为新生儿出生后的最初几天，睡眠时间长，吸吮力弱，进食量少，肺和皮肤蒸发大量水分，大小便排泄量也相对比较多，使体内一时失去平衡，造成暂时性体重减轻。一般情况下，10天内即可恢复。

### 4. 乳房增大

不论是男婴还是女婴，出生3～5天后，都会出现乳腺肿胀的生理现象。这是因为在胎儿期通过胎盘受到母体雌激素影响而引起的，一般2～3周内即可自行消退。因此父母切忌紧张，更不应挤乳头，以免发生感染。

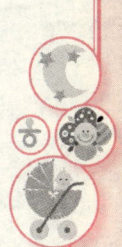

### 5. 皮肤红斑

新生儿在出生后的前几天，可能会出现皮肤红斑。这些红斑大小不等，形状不一，颜色鲜红，以头面部和躯干为主，分布全身。新生儿红斑对健康没有任何威胁，不用处理，一般几天后即可自行消失。有些新生儿出现红斑时，还伴有脱皮的现象。

### 6. 肢体卷曲

新生儿出生后，往往是四肢屈曲，这是因为新生儿出生后仍暂时保持着原有的胎儿体形，大约到满月后消失。正常新生儿的姿势都是呈英文字母"W"和"M"状，即双上肢屈曲呈"W"状，双下肢屈曲呈"M"状，这是健康新生儿肌张力正常的表现。

### 7. 假月经

女婴出生3～7天后，阴道会有少许血性分泌物或黏液流出，一般持续1周左右。这是由于胎儿在体内受母体雌激素水平作用，出生后雌激素水平迅速下降，使子宫及阴道上皮组织脱落，医学上称为"假月经"，属正常生理现象。

### 8. 打喷嚏

新生儿鼻黏膜发达，毛细血管扩张且鼻道狭窄，有外界微小物质，如尘埃、绒毛、棉绒等进入，均可刺激鼻黏膜引起打喷嚏。新生儿洗澡或换尿布时，受冷也可引起打喷嚏。这是身体的自我保护，并不一定就是感冒。

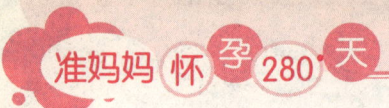

### 9. 先锋头

经产道分娩的新生儿，头部受到产道外力的挤压，引起头皮水肿、淤血、充血，颅骨发生顺应性变形而被挤长，医生们称之为"先锋头"，也称产瘤，是正常的生理现象，一般在出生后数天可自然消退，不需要处理。

### 10. 容易出汗

新生儿的中枢神经系统发育尚未完善，体温调节功能差，易受外界环境的影响，因此，手心、脚心极易出汗，睡觉时头部也微微出汗。所以，妈妈要给宝宝补充足够的水分，要注意居室的温度和空气的流通。

### 11. 呼吸不规律

新生儿胸腔小，气体交换量少，主要靠呼吸次数的增加来维持气体交换，所以呼吸较快，每分钟可达40～50次。由于新生儿中枢神经系统的发育还不成熟，呼吸节律有时会不规则，会出现呼吸快慢不均、屏气等现象，这些都属于正常的生理现象。

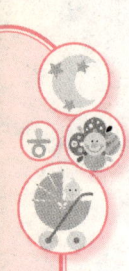

### 12. 鼻尖上的小丘疹

在新生儿的鼻尖及两个鼻翼上，可以见到针尖大小、密密麻麻的黄白色小结节，略高于皮肤表面，医学上称为粟粒疹。这是由于新生儿皮脂腺潴留所引起的，属于正常的生理现象，一般在出生后1周左右就会消退。

### 13. 马牙

新生儿齿龈边缘或在上腭中线附近常会有乳白色小珠，看起来像刚刚萌出的牙齿，这种现象俗称"板牙"或"马牙"。这是由上皮细胞堆积形成的，一般经两周左右可自行吸收或脱落。

### 14. 生理性脱皮

新生儿在出生两周左右，就会出现脱皮现象。由于新生儿皮肤的新陈代谢，新的上皮细胞生成，旧的上皮细胞脱落，而出生时附在皮肤上的胎脂也随着上皮细胞的脱落而脱落，这就形成了新生儿生理性脱皮的现象。

### 15. 挣劲

新生儿总是使劲，尤其是在快睡醒时，通常憋得满脸通红，这是因为新生儿在伸懒腰，是一种正常生理现象，妈妈不要大惊小怪。

### 16. 打嗝

新生儿吃得急或吃得不舒服时，就会持续地打嗝。有效的解决办法是：用中指弹击宝宝足底，令其啼哭数声，哭声停止后，打嗝也就随之停止了。如果没有停止，可以重复上述方法。

## 专家提示

### 了解新生儿的"哭"与"笑"

新生儿的语言就是啼哭，每日一般4~5次，每次时间较短，累计可达2小时。这种啼哭声抑扬顿挫，声音响亮，节奏感强，常常无泪液流出，因此被称为运动性啼哭。

新生儿的笑，一般出现在睡眠中，有时是微微地笑，有时只是嘴角向上翘一下。当新生儿的身体处于最佳状态时，出现的笑也就多些；当身体不舒服时，笑就会少，甚至会皱眉、哭闹等。因此，妈妈可通过表情来判断宝宝的健康状况。

## 早开奶有益

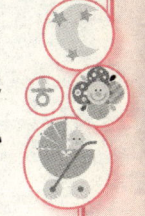

所谓的"开奶"，是指产后第一次给宝宝喂奶。以往，人们为了让产妇和婴儿能得到充分的休息，主张"晚开奶"，一般在产后12小时之后才开始给小孩喂奶。近年来，联合国儿童基金会提出的母乳喂养新观点认为，新生儿应该早开奶，最好在出生后半小时就让他吸吮母亲的乳头，最晚也不应超过6小时。

早开奶在母乳喂养是否成功中起着关键作用。乳汁分泌是一个神经反射的过程，新生儿强有力的吸吮，对乳房能产生最良好的刺激，促使乳房分泌乳汁。因此，开奶越早、喂奶越勤，乳汁分泌就开始得越早，乳汁也比较充足。而且吸吮反射是人类的本能，此反射在新生儿出生后的10－30分钟时最强，如果在宝宝出生后的30分钟内，让他吸吮母亲乳头，可练习和巩固吸吮反射。

早开奶对婴儿的成长也有着重要的意义。一般而言，出生后30分钟内开

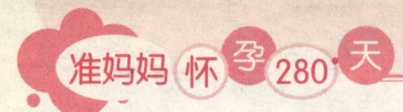

奶的新生儿，其逐月体重增加量明显高于12小时后才开奶的新生儿。早开奶对母亲产后的康复也起着一定的作用，因为吮吸乳头可以使子宫收缩，减少产妇产后出血，促进子宫的恢复。此外，早开奶也有利于较快建立适应母婴感情，一般在分娩后的1~2小时内，母婴之间的感情交流和联系最为强烈。如果产后立即让婴儿吸吮乳头，母婴间目光交流，皮肤接触，可以缔结母子之间感情的纽带，使母乳喂养的成功率大大增加。

晚开奶对新生儿的健康有着严重的影响。有的新生儿因出生后两天不进食，发生低血糖，致使脑部受到损害；有的新生儿发生脱水热；而大部分新生儿会造成严重的黄疸。因此，无论是晚间还是白天分娩，最好在分娩后6小时内开奶。

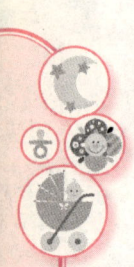

 **专家提示**

### 母乳喂养注意事项

当新生儿吸吮比较困难时，妈妈千万不能急躁，要树立信心，坚持频繁地让宝宝吸吮；在混合喂养时，不要使用奶瓶而用小勺喂养，以避免乳头错觉；混合喂养期，应尽量选择味道不过于香浓的、近似母乳的奶粉；要保证妈妈的营养，多食用蛋白质丰富的汤水类食物，如鸡汤、鲫鱼汤、排骨汤等。

### 初乳的营养价值

初乳是指妈妈在产后7天内所分泌的乳汁。它的乳汁较稠，颜色呈黄白色。在最初3天，乳房中的初乳量很少，每次喂乳量大概仅有2~20毫升。有些人认为开始的乳汁质稠、色黄不干净，而主张把它挤出扔掉，这是不对的，因为初乳的营养价值非常高。

初乳内含丰富的蛋白质和矿物质，以及含有比成熟乳较少的脂肪和乳糖，适合新生儿消化吸收。初乳中免疫球蛋白的含量很高，还含有比成熟乳高得多的免疫因子，能增强人体免疫功能，保证新生儿免受病原菌的侵袭。此外，初乳中还含有大量的抗体和白细胞，它们有直接吞噬生物异物、参与免疫反应的功能，是新生儿抵抗各种疾病的保护伞。

此外，初乳还含有丰富的微量元素，如铁、铜、锌等。这对新生儿的生长发育特别是神经系统的发育，十分有益。初乳中还有生长因子，可以促进肠道的发育。

初乳还有轻泻作用，它可以帮助新生儿尽早排泄胎粪。由此可见，初乳是婴儿最好的营养食品，是母乳中的"精品"，所以应让新生儿及时吮吸，不宜把初乳弃掉。

 **温馨提示**

### 母乳成分的变化

母乳并不是一成不变的，它有以下四个阶段性的营养成分变化。

（1）初乳期。产后前1周的乳汁称为"初乳"，乳汁较稠且色黄，分泌量少，含有较多的蛋白质、抗体和白细胞。

（2）过渡乳期。产后1~2周的乳汁，是"初乳"向"成熟乳"的过渡乳。乳中的脂肪、乳糖量逐渐增加，蛋白质的含量逐渐减少。

（3）成熟乳。产后3~4周后，乳汁分泌量增加，呈绿色的水样液体，这就是含有丰富营养物质并供宝宝生长所需的"成熟乳"。

（4）前奶与后奶。乳汁的成分在每一次哺乳时也有变化，即前奶和后奶。前奶是每次哺乳开始时的奶，外观是淡绿色的水样液体，内含丰富维生素、乳糖、蛋白质、无机盐和水分。后奶是每次哺乳结束时的奶，色白，含大量脂肪。

## 如何呵护早产儿

早产儿指胎龄未满37周的婴儿。早产儿体重多在2.5千克以下，各个器官发育尚未成熟，尤其是脑部、肺部、肾部与大肠、小肠。因此，早产儿的体质会比健康的足月儿差一些，所以早产儿出院后家长的早期护理非常重要。

早产宝宝在0~1岁时必须加强营养，积极防病，家长的护理要注意五个方面。

### 1. 保温

由于早产儿体温调节中枢的发育不完善，皮肤过薄，皮下脂肪少，容易

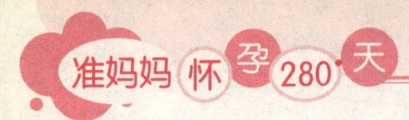

受到外界温度变化的影响。因此,室温要保持在24℃~28℃,湿度在55%~65%,空气要干净清新。每隔4~6个小时测一次体温,保持体温稳定在36℃~37℃。

### 2. 创造适宜环境

早产儿视听觉发育不成熟,喜暗好静,应减少光、声对早产儿的影响。房间内光线不宜过强,要避免灯光直射宝宝眼睛。要保持安静,避免不必要的刺激和干扰。

### 3. 喂养

早产儿胃容量小,消化能力弱,易发生溢奶、呕吐、腹泻等,并且早产儿生长快,各种维生素又储备不足。而母乳易于消化,初乳中含有各种人体必需的元素,蛋白质、抗体、脂肪的含量都很高,因此,有吸吮能力的早产儿应尽早哺乳。如果没有母乳,应喂早产儿专用配方奶,少食多餐,由少到多,由稀到浓,尽量根据宝宝的作息时间来喂养。

### 4. 皮肤护理

早产儿的皮肤薄,容易受细菌感染,应注意清洗,洗后要涂少许润肤油。清洗时要特别注意其褶皱部位,如颈部、腋窝、腹股沟、会阴等。口腔要用凉开水清理,预防口腔感染。父母与宝宝皮肤接触可以促进亲子关系的建立和刺激宝宝的皮肤感觉,因此,清洗后可以进行轻柔的抚触。

### 5. 预防感染

房间内要保持通风,少让宝宝处于人多的环境中,避免交叉感染。接触刚出生不久的早产儿前任何人须洗净手。接触宝宝时,大人的手应是暖和的,不要随意亲吻、触摸。因为早产儿抵抗力相对较弱,很容易受到外界的感染。

早产儿的父母,应从宝宝一出生就开始注意观察、了解早产儿各部位的动作、智力发展情况,以便在问题出现时可以求医,作出适时的补救,将伤害减至最轻。

**专家提示**

### 早产儿矫正月龄的计算

早产儿的心智发展，必须以矫正月龄来评估。矫正月龄计算：矫正月龄＝出生后月龄（40－出生时孕周）/4。例如，孕周只有28周的小宝宝，现在已经出生5个月，那他的矫正月龄＝5－（40－28）/4＝2个月，这时可将宝宝的身高、体重和头围与正常婴儿生长曲线表中2月龄的相关数据进行比较。矫正月龄使用到宝宝满2岁时。

## 新生儿的脐部护理

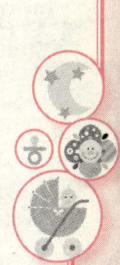

脐带是新生儿出生以前的生命线，直径约1厘米。新生儿出生后剪掉脐带，而脐带残端是和新生儿的血管相通的，如果护理不好，细菌可能侵入，轻者引起脐周发炎，重者引起新生儿破伤风、败血症等疾病，进而危及新生儿的生命。因此必须做好新生儿脐部的护理工作。

脐带残端一般在新生儿出生的1～7天脱落。在新生儿脐带残端脱落之前，注意不要沾湿和污染，要保持脐部干燥和清洁。洗澡后，要用75%酒精擦洗消毒，消毒时要让脐带根部露出来，然后依脐带根部→脐带→周围皮肤的顺序进行擦拭，不可来回乱擦，以免把周围皮肤上的细菌带入脐根部。如果脐部有脓性分泌物，周围皮肤发红，要用75%酒精擦洗3～4次，千万不要涂龙胆紫等药物。如果脐根部发现有肉芽组织、脓性分泌物、红肿或臭味等，就是脐炎，应及时到医院就诊，防止发生败血症。

护理脐带时，要注意以下几项：①婴儿尿布的前片要放在他的肚脐下面，这样不会刺激或弄湿脐带的残余部分；②脐带没有脱落完全时，婴儿不能放在澡盆里洗；③每次更换尿布后，要用干净的药棉蘸酒精擦净脐带；④不要随便把药膏抹在脐带上，要按照医生的吩咐来做。

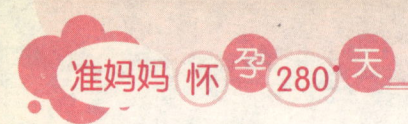

 **温馨提示**

### 如果脐带不脱落，怎么办

一般情况下，宝宝的脐带会慢慢变黑、变硬，1~7天脱落。如果宝宝的脐带2周后仍未脱落，妈妈首先要仔细观察脐带有没有感染迹象，比如有没有红肿或化脓，或者有没有大量液体从脐窝中渗出，如果没有感染迹象，就不用担心了。另外，妈妈可以用酒精给宝宝擦拭脐窝，使脐带残端保持干燥，加速脐带残端脱落和肚脐愈合。

## 新生儿不宜洗澡的几种情况

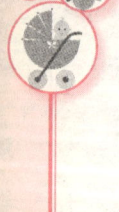

妈妈们都希望自己的宝宝每天都是干干净净的，因此天天给宝宝洗澡成为了妈妈们的习惯，但是，专家们指出，以下几种情况不能给宝宝洗澡。

### 1. 发热或烧退48小时以内不宜洗澡

由于新生宝宝的抵抗力较低，因此当宝宝生病的时候不宜洗澡。尤其是在发热时给宝宝洗澡，很容易使宝宝出现寒战，甚至有的还会发生惊厥。而在给宝宝脱衣服时，会由于温度过低而导致皮肤毛孔关闭，使得体内温度更高，严重时会使全身皮肤毛细血管扩张充血，致使宝宝身体的主要脏器供血不足。另外，由于发烧后的宝宝抵抗力极差，如果马上洗澡就很容易遭受风寒，引起再次发热，因此应当在烧退48小时后才给宝宝洗澡。

### 2. 皮肤受损时不宜洗澡

当宝宝出现皮肤损害，如生疮、烫伤、湿疹、溃烂等皮肤病时，不宜洗澡，因为皮肤损害的局部会有创面，洗澡会使创面进一步扩散或受到污染，甚至还会感染其他部位的皮肤。如果病变皮肤范围很小，则可以对其他部位进行擦洗，但不能使用沐浴液。

### 3. 刚打完针后不宜洗澡

宝宝刚打完针后，皮肤上会暂时留下用肉眼难见的针眼，需要两个小时以上，其皮肤进针处的针口才能闭合。如果刚打完针就给宝宝洗澡，未愈合的针眼处容易感染，引起发炎。

### 4. 喂奶后不宜马上洗澡

以喂奶后1~2小时再给宝宝洗澡为宜。因为喂奶后宝宝的胃呈扩张状态，如果马上洗澡则容易引起呕吐。而且喂奶后马上洗澡，会使较多的血液流向被热水刺激后扩张的表皮血管，而腹腔血液供应相对减少，这会严重影响宝宝的消化功能。

### 5. 低体重儿洗澡要慎重

低体重儿一般指出生体重小于2.5千克的宝宝，这类新生儿多为早产儿。低体重儿往往发育不成熟，抵抗力低下，体温调节功能差，容易受环境温度变化的影响。因此，在给低体重儿洗澡时，要经过慎重的考虑。

此外，患肺炎、呼吸衰竭、缺氧、心力衰竭等严重疾病时，应尽量避免洗澡。

  **专家提示**

#### 宝宝洗澡的环境

给宝宝洗澡时，除了宝宝自身因素之外，还受到周围环境的限制。专家们提出，给宝宝洗澡时的环境温度应以26℃~28℃为宜，而水温最好在40℃~42℃。

## 新生儿乙肝疫苗的接种

由于新生儿免疫功能不健全，一旦感染乙肝病毒，90%左右会引发慢性乙肝病毒感染。因此，新生儿注射乙肝疫苗越早越好，最好在出生后24小时内就接种乙肝疫苗。

新生儿接种乙肝疫苗应该按照0、1、6方案进行，即出生后24小时内第一次接种，1个月大时接种第二次，6个月大时接种第三次。一般情况下，接种第一针乙肝疫苗后，只有30%的人能够产生乙肝表面抗体，而且抗体效果很不稳定；接种第二针后，有90%的人能够产生抗体，抗体的效果相对比较稳定；接种第三针后，抗体的阳性率可达96%以上，并且抗体效果会维持在较高的水平。因此，在三针注射完以后，应到医院检查体内产生抗体的情况，若没产生抗体或抗体滴度较小，则要注射乙肝疫苗加强针。

乙肝病毒除了可经过胎盘或产道传播给婴儿，还可能会通过哺乳、喂养等方式传播给婴儿。因此，对于母亲乙肝表面抗原呈阳性的宝宝，应在出生后12小时内及时在不同部位接种乙肝免疫球蛋白与10微克重组酵母或20微克乙肝疫苗，即进行联合免疫接种。1个月后，同时在不同的部位注射第二针乙肝免疫球蛋白和第一针乙肝疫苗，6个月后再接种一支乙肝疫苗。

乙肝疫苗有以下五种禁忌。

（1）乙肝疫苗不可与麻疹疫苗同时接种。如果最近注射过乙肝免疫球蛋白的婴儿，6周内不能接种麻疹疫苗。

（2）发热、体温超过37.5℃应暂缓接种乙肝疫苗。

（3）有免疫缺陷或正接受免疫抑制药物治疗的婴儿（低体重、早产、剖宫产等非正常出生的新生儿），以及有血清病、支气管哮喘、过敏性荨麻疹及对青霉素、磺胺等一些药物过敏的婴儿，不宜接种乙肝疫苗。

（4）空腹饥饿时不宜预防接种。

（5）患有皮炎、化脓性皮肤病、严重湿疹的婴儿，应等待病愈后方可进行乙肝疫苗接种。

### 温馨提示

#### 打完乙肝疫苗后不可马上洗澡

新生儿打完乙肝疫苗后，无论天气有多热，都不能马上洗澡，最好在第二天再洗。注射乙肝疫苗属上臂三角肌肌肉注射，一般情况下，要在两小时后其皮肤进针处的针口才能闭合。因此，为了防止疫苗注射部位感染，不能马上给新生儿洗澡。